杏林薪传
典藏版

一位中医师的不传之秘

王幸福 编著

中国科学技术出版社

·北 京·

图书在版编目（CIP）数据

杏林薪传：一位中医师的不传之秘 / 王幸福编著. —北京：中国科学技术出版社，2017.1（2025.3 重印）

ISBN 978-7-5046-7305-3

Ⅰ．①杏… Ⅱ．①王… Ⅲ．①中医临床－经验－中国－现代 Ⅳ．① R249.7

中国版本图书馆 CIP 数据核字（2016）第 283640 号

策划编辑	焦健姿　王久红
责任编辑	焦健姿　王久红
装帧设计	华图文轩
责任校对	龚利霞
责任印制	徐　飞

出　　版	中国科学技术出版社
发　　行	中国科学技术出版社有限公司
地　　址	北京市海淀区中关村南大街 16 号
邮　　编	100081
发行电话	010-62173865
传　　真	010-62173081
网　　址	http://www.cspbooks.com.cn

开　　本	710mm×1000mm　1/16
字　　数	323 千字
印　　张	17
版　　次	2017 年 1 月第 1 版
印　　次	2025 年 3 月第 9 次印刷
印　　刷	北京博海升彩色印刷有限公司
书　　号	ISBN 978-7-5046-7305-3/ R・1947
定　　价	35.00 元

（凡购买本社图书，如有缺页、倒页、脱页者，本社销售中心负责调换）

内容提要

本书是中医原创畅销丛书——《王幸福临证心悟系列丛书》的第一分册之典藏版。全书按秘法薪传、用药传奇、医方真谛、医案解读、辨证心悟、杂谈医话、医林采撷7讲，阐述了作者数十年行医之心法，详细介绍了作者在临床实践中对方药的使用方法及疗效、24味中药的新用法、13则经过临床验证的医方新功效、8种疾病的临床辨治方法及用药心得、中医学习途径与提高医术的方法、38则疑难病医案的分析与指要及作者对他人经验的积累与研究等，并配有大量的医案以验证其医学心法与临证思路。本书内容丰富，通俗易懂，理法方药兼备，具有重要的临床意义及较高的学术价值，是广大中医师及中医爱好者研习中医的上佳读物。

典藏说明

此书自2011年出版至今已7年余，承蒙读者关爱和支持，已加印9次，畅销近6万册。闻此，我一方面颇感欣慰，另一方面诚惶诚恐。欣慰的是，为中医初学者，尤其是基层中医工作者，提供了一些实用知识和技能，帮助大家更好地了解中医、热爱中医；惶恐的是，此书还有很多不足和欠缺，没有满足读者的需求，因此有必要加以修订和增补。

借此番机会，在原版的基础上，删去个别疗效不确定的医方，增补说明原著论述不详的部分，同时添加一部分医案，以便于广大读者理论联系实际，更好地运用中医技术，发挥中医治病的显著疗效。由于能力有限，书中难免存在不当之处和值得探讨的地方，敬请读者批评指正。

自　序

　　余不敏，无特殊才能，亦无建树，仅一普通临床中医师，对于著书立说之事从未想过。一日上网浏览，偶入中医论坛，看到不少中医好文，甚为惬意。但也看到很多临证经验缺乏、理论空泛、不切实际的文章，均为青年中医学子所著。而这些学子求知欲又非常强，于是余萌发了将几十年的临床点滴经验写出来供其参考的想法。每日工作之余，操笔试作几篇发帖到论坛上，不意深受抬爱，被诸看客要求多写一些，于是一路写来，累积渐多。为方便阅读，诸网友提议将文章结集出版。为不拂大家的好意和厚爱，遂决定把这些不成系统的浅陋文章归集起来整理成册出版，权当青年学习中医的课外参考书吧。

　　回顾余在中医这个行道里，仅是把前圣后贤们的理论和经验，拿到临床上再实践和检验一下，正确的有效的留之扬之，错误的、不全的弃之更之。临证几十年，读书不可谓不多，发现书中虚言不少，同时也有大量真实有效的东西被淹没在冗文中，后学者要想觅得真经，非皓首穷经不可。为此，余大胆地走一步，先将自己多年实践的点滴成果写出来，目的是想让青年中医学子省点时间、省点精力，直接掌握中医之精华，从而学习更多的知识。这本书的内容可以说都是自己经历和验证过的，书中的验案也都是真实可信的。余一生信奉的宗旨乃唯实、唯真、唯简，不唯名、不唯大、不唯全。人不分有名无名、职位高低、年龄大小、在朝在野，只要有真才实学、真知灼见，即学之用之扬之。书中很多的经验就是这样得来的，诸位同道切莫轻之。望诸公在临床上进一步验证，继续丰富完善。有效者留下自用，无效者弃之太平洋。

　　需要说明的一点是，书中所载的见识和经验仅为余临床中很少的一部分，奉之是为抛砖引玉，希望更多的同道把自己的绝招和独到经验贡献出来，供青年中医学习。书中若有错误之处，还望读者不吝指正。

目 录

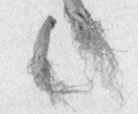

杏林薪传
一位中医师的不传之秘

秘法薪传 • 用药传奇 • 医方真谛 • 医案解读 • 辨证心悟 • ……

001　第一讲　秘法薪传

> 古云：千方易得，一效难求。一个"效"字不知难倒多少医中人。本讲所述，乃余临证几十年从众方中检验出的有效之方，有祖传，有名方，有验方，一句话，全是真金白银，传世家藏，可谓笔者的看家本领，吃饭的营生。现不愿私秘，贡献大家。

特病专方 / 001

开胃进食灵验汤 / 001
消谷善饥专用方 / 003
溃疡散专方 / 003
慢性结肠炎灵方 / 004
治肾阳虚泄泻方 / 005
治消化系统息肉方（济生乌梅丸）/ 005
风热感冒通用方 / 006
特效前胡止嗽方 / 006
空洞型肺结核效方 / 007
治疗肝腹水有效方 / 008
治脑积水方 / 010
治癃闭尿不出偏方 / 010
高血脂、高血黏、脂肪肝效方 / 010
治丹毒效方 / 011

治痔新方 / 011
带状疱疹特效方 / 012
局部无名肿胀偏方 / 013
治急性软组织扭伤方 / 013
祖传主治跌打损伤方 / 014
泌尿系感染速效方 / 014
脉管炎治疗特效方 / 015
治小儿疳积秘方 / 015
小儿口疮速效方 / 016
回乳特效方 / 016
治子宫肌瘤方 / 017
治卵巢囊肿方 / 017
民间灵验保胎方 / 018
宫颈糜烂速愈散 / 019

壹

治崩漏西医"宫血"秘方 / 019
治口臭效验方 / 020
治复发性口腔溃疡方 / 021
眼皮跳专治方 / 021
治眼压过高验方 / 022
灵验生发丸 / 022
头癣专治方 / 023

治汗斑偏方（花斑癣）/ 023
治白癜风效方（如意黑白散）/ 024
手足皲裂特效方 / 024
皮肤瘙痒速效方 / 025
阴囊潮湿速愈散 / 025
外洗皮肤湿疹方 / 026

单方小技 / 026
胃脘急痛时找元胡止痛片 / 026
急性痢疾时莫忘利福平 / 027
冰糖紫菀冬花水治咳嗽 / 027
一味鲜地龙治痄腮 / 028
五倍子胶囊治蛋白尿 / 029
草果是立化腻苔之妙药 / 031

心痛定巧治妇女痛经 / 033
红参APC汤治疗体虚感冒 / 034
马钱子外敷治面瘫 / 035
鲜藕取汁治鼻衄 / 036
吴茱萸外敷巧治高血压 / 038

039　第二讲　用药传奇

古人云：中医不传之秘在于量。本讲所述，就是医中真秘，即余临证多年研究探索出的部分用药经验，全为亲身体验和临证之效，其中之药量不为一般书所记载，也不为一般人所掌握，学者如能习之，将有益于医术的提高。

堪当重任之半夏 / 039
起死回生说仙鹤 / 044
神奇之药话竹沥 / 048
敛阴收汗山茱萸 / 050
力大无比数黄芪 / 054
增水行舟借白术 / 060
化痰妙药属薏仁 / 067

尿浊味臊找萆薢 / 070
开胃化食取莪术 / 073
尿床重用益智仁 / 075
补虚定喘煮蛤蚧 / 078
血虚便秘用当归 / 082
引火归元话龟甲 / 085
治高血压重坤草 / 090

理气止痛九香虫 / 093
痛风就用土茯苓 / 096
治结核莫忘蜈蚣 / 099
治癌效药重壁虎 / 102
制酸不忘败酱草 / 106

通络难忘鸡血藤 / 107
止痛妙药有麻黄 / 110
红藤专治少腹疾 / 114
强心通阳靠桂枝 / 117
蒲黄巧用疗口舌 / 119

121　第三讲　医方真谛

> 一位好医生不仅要擅长用药，更要擅长用方。同样一方，有人用之无效，有人用之高效。其奥妙何在？本讲就这个问题作出回答。论中或为高手用方之诀，或为笔者施方之窍。均为临床治病用方的独有心得，亦是掌握运用医方的关键之处。

通窍活血汤临床发挥 / 121
天仙藤散临证新识 / 124
龙胆泻肝汤临床广用 / 126
加味导气汤临床运用 / 133
养阴清肺汤古方新用 / 135
独活寄生汤千金之良方 / 137
翘荷汤专灭五官冒火 / 139

滋肾通关丸古方今用 / 141
礞石滚痰丸治怪病之妙方 / 142
黄芩汤专治手足烦热 / 144
手足冰凉就用当归四逆汤 / 146
小议六味地黄丸（汤）/ 148
谈十枣汤丸运用的窍门
　（转文）/ 150

151　第四讲　医案解读

> 本讲主要记述了一部分具体的治疗疾病的医案，分三个方面写：一为成功的医案；二为失败的医案；三为先失误再治愈的医案。余认为，这是一个医生治病的真实过程。天下没有神医，包治百病、十疗十痊不现实。有成功有失败是正常的，甚至有时失败的病例更能说明问题，对医者更有启发。窃认为这也是研习中医的一种方法。

胃癌腹痛／151　　　　　　病久发热／169
夜间高热／152　　　　　　高压头痛／170
手掌发黄／153　　　　　　脑梗头晕／170
尿口息肉／155　　　　　　双手湿疹／171
口吐大量清水／156　　　　眼肌无力／171
全身常年疼痛不休／157　　重度阳痿／172
动则挥汗如雨／159　　　　乳腺增生／173
失眠心悸／160　　　　　　昼夜不眠／174
虚则挥汗如雨／162　　　　老妇阴吹／174
左足跟腱痛／163　　　　　结膜出血／175
甲状腺功能亢进症／164　　静脉曲张／175
耳鸣眩晕／165　　　　　　荨麻疹案／176
心悸腿肿／165　　　　　　浅静脉炎／176
痞满胃痛／166　　　　　　血管痣瘤／177
呃逆频繁／167　　　　　　半夜心悸／178
失眠遗尿／167　　　　　　再障贫血／178
恶露不净／168　　　　　　过敏鼻炎／179
头痛欲裂／168　　　　　　糖尿病症／180
多年抽搐／169　　　　　　冠心重症／180

182 第五讲　辨证心悟

一位好的中医都有些拿手的绝技及擅长的方面。本讲主要收录了几篇笔者看病最有体会的病证，也可以说是诊治比较有把握的病证。其中一些辨证用药之法也是多年临证之精华，按此思路识证治病，一方面方向不会错，另一方面掌握得好，疗效会有所提高。此乃笔者多年心法，亦是授徒要点，可谓辨证用药规律之真经。

浅谈对阴疽治疗的认识／182　　对低血压治疗的思考／186
头痛治疗的关键之药／184　　　胀满治疗三步曲／188

托法在外科疮疡中的运用／189　　便秘治疗的几种方法／196
崩漏治法之我见／193　　　　妇女更年期调理方药谈／199

201　第六讲　杂谈医话

> 本讲主要表现了一个"杂"字，有医话，有随笔，有书评，有感想，有杂谈，有学术探讨等，但都是围绕着中医学而来，又和中医有着千丝万缕的联系，应是大中医的一个有机组成部分，望能引起大家的兴趣。

学习《伤寒论》的思路／201　　谈临床快速辨证施治的方法／216
学习《伤寒论》的方法／202　　从肢厥一证谈辨证施治的重
《伤寒论》中为什么《太阳病篇》　　　要性／221
　　最长／204　　　　　　　　撞到南墙要回头／224
高效方组成的思路／205　　　　科学吸收中药西理说／225
浅谈"不传之秘是药量"／207　　从自治吐血一证谈大黄黄连泻
用药利弊谈／210　　　　　　　　心汤／227
漫谈中药亲自尝试／212　　　　我喜欢读的几本书／230
从血府逐瘀汤谈起／214

231　第七讲　医林采撷

> 本讲是余读书笔记中的一部分，也是余学中医历程的一部分，主要以选取名老中医医话为主。这也是余比较偏爱的一部分，对余一生的临床影响比较大。余不喜看别人评注的医案，总有隔靴搔痒之感，揣测臆想，离作者的原意甚远。医话则不同，那是医者本人用药、施方、认证的体会，可靠性大，且一般是医者本人一生最得意之处，最有把握之点。余在读中医函授教材时，最大的感受就是枯燥无味，不好理解，不好记忆。相反医案医话，尤其是医话，通俗易懂，妙趣横生，引人入胜，爱不释手。我从医

话中一味一味中药的学，一个一个方子的记，一条一条的思，一案一案的理，积少成多，验于临床，很快就掌握了中医的基本技能。随着阅历的增多，时间的推移，经验自然而然地就多了。现就利用这一讲，部分还原余学中医的过程，以供后学者参考。

麻黄临证功效多／231
大汗用大剂麻黄取效之验谈／232
全蝎用于缠腰火丹止痛／234
谈酸枣仁功用与用量／234
金钱草能化石／235
对慢性鼻窦炎治疗的思考／236
如何对付难治性耳鸣／237
桑皮治鼻衄之想到／239
盆腔积液的治疗／239
道地枸杞子是百姓的冬虫夏草／241
活血降压茺蔚子／245
陈皮治白苔需大量／246
谈益智的作用／247
洋参附子汤抢救阴竭阳脱危症／248

重用防己消腹水／248
大枣重用，功在补血／249
甘草重用方能见效／251
秀才学医，笼中捉鸡／251
小青龙汤的故事／252
鸡内金善治闭经／254
当代名医用甘草特色／255
对牵牛子的认识／256
血竭是治颈、腰椎病的特效药／257
神奇鸡鱼汤，可抵白蛋白／258
痿病诊疗妙论／259
妊娠诊断／261
肺气肿简易诊法／262

第一讲　秘法薪传

古云：千方易得，一效难求。一个"效"字不知难倒多少医中人。本讲所述，乃余临证几十年从众方中检验出的有效之方，有祖传，有名方，有验方，一句话，全是真金白银，传世家藏，可谓笔者的看家本领，吃饭的营生。现不愿私秘，贡献大家。

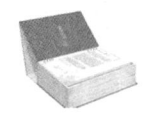

特病专方

开胃进食灵验汤

四君子汤合二陈汤加藿香、木香、丁香、砂仁、厚朴、生麦芽、生稻芽、莲子、神曲（党参15g，白术15g，茯苓30g，甘草10g，陈皮15g，姜半夏12g，藿香10g，木香12g，丁香6g，砂仁10g，厚朴12g，生麦芽30g，生稻芽30g，莲子12g，神曲15g。此为本人临床常用量，仅供参考）。

关于脾胃纳差一证，我过去习用焦三仙（焦山楂、焦神曲、焦麦芽），但临床上效果并不是太理想。某日读到北京名医张炳厚回忆刘渡舟老中医的文章，其中谈到开胃进食汤，我觉得甚好，就有意在临床上去验证。

我临床上不爱自拟组方，特爱走捷径，投机取巧，从小上学就养成了不管干什么首先找方法、找窍门的习惯。在学医上也是这样，爱看老中医的书，不爱看纯理论的书，除了惯用经方外，就是找老中医的验方，尤其是将他们一生最得意之方为我所用。但我并非什么都相信，讲得再好，不在临床上检验10例以上，我是不会采取的。该方就是经过多次验证，确实有效，故将张炳厚原文抄录如下，供同道参考。

辨证精严，遣方入微

某日，吾与刘老对弈，吾师弃马掩护七步卒过河，名曰仙人指路，对弈三局，吾皆遭惨败。欲求再弈，饭时已到。吾师兴起，餐饮逾常。吾心则久久不能平静，视食而不能进。吾师见而笑曰："思虑过度伤心肝，汝能触事如此费神，长此下去，必伤于脾，今余授汝一方，以备后用。《医宗金鉴·杂病心法要诀》载开胃进食汤（含党参、土炒白术、云茯苓、炙甘草、陈皮、半夏、藿香、木香、丁香、厚朴、砂仁、生麦芽、莲子、建神曲），治疗饮食不馨或纳少，凡因脾胃虚弱，运纳无权者，投之即效。"数日后，临床遇一脾虚纳差患者，刘老即用上方。三日后，病人喜来奔告："服药后，脘闷消失，饮食倍增，总有欲食感，不知食多少为宜？"吾师说："胃气始复，食量应徐徐而增，以防重损脾胃。"后又遇一位不食病人，吾欲投开胃进食汤，师摇头曰："此人知饥而不能食，乃胃强脾弱。胃强，受纳正常，故知饥；脾弱，失其健运，故不能食。正宜消食健脾丸，遂改为汤剂（即平胃散加炒盐、胡椒、麦芽、山楂、沙苑子）。"听毕，真让吾耳目一新；赞叹不已。四十年来，吾辨证运用此二方，每每获得佳效。

附：平胃散方

方药：苍术12g，厚朴10g，陈皮15g，甘草10g。（方中用量为我临床常用量）

【验案】刘某，男，10岁，人瘦面黄，头发枯燥，个子不高。其母代叙，每天食量很少，稍吃即饱，疲乏无力，没精神，爱吃零食，大便干燥，蹲厕所时间长。

刻诊：双关微滑，舌淡苔腻。辨证中焦积滞，运化失常，营养不良。

处方：开胃进食汤（党参15g，生白术60g，茯苓30g，甘草10g，陈皮30g，姜半夏15g，藿香10g，木香12g，丁香6g，枳壳30g，砂仁15g，厚朴15g，生麦芽30g，生稻芽30g，莲子12g，神曲15g，鸡矢藤30g）。7剂。水煎服，每日3次。

1周后复诊：胃口大开，饮食倍增，大便通畅，其母甚喜，要求继续开药再吃，吾曰不必，胃口刚开，不可急也。以上药为基础，加工成水丸，每次5g，每日2次，慢慢调之。3月后，其母带儿相见，吾面之已和从前判若两人，精神抖擞，面色白润。其母喜曰：体重已经增加十余斤，谢谢大夫。吾笑之。(《古道瘦马医案》)

消谷善饥专用方

甘露饮加玉竹、黄精。

方药：天冬15g，麦冬15g，生地黄15g，熟地黄15g，石斛15g，黄芩15g，茵陈30g，枳实10g，生甘草10g，枇杷叶25g，玉竹30g，黄精30g。水煎服。（方中用量为我经验用量）

方解：甘露饮治消谷善饥；玉竹又名葳蕤，不寒不燥，可代替人参、黄芪；黄精入药始载于《名医别录》，列为上品，味甘，性平，归脾、肺、肾经，功能补气养阴、健脾、润肺、益肾，用于脾胃虚弱、体倦乏力、口干食少、肺虚燥咳、精血不足、内热消渴，并可解饥饿、美容。

【验案】吕某，男，42岁，西安市公交公司司机。2010年6月17日初诊。能食饭量大而体重肌肉不增长。

刻诊：身高1.78m左右，瘦削，舌略红，苔薄净，脉弦细。主诉：饭量特别大，不到饭点就饿，吃完就要排大便，每日两三次。乏困而无力，汗多。别无他症。辨证：胃火盛则消谷，脾气虚则便多。立法：清胃，健脾，补肾（因病多年，久病及肾）。

处方：天冬、麦冬各15g，生地黄、熟地黄各15g，石斛15g，黄芩10g，生石膏30g，茵陈30g，枳实10g，生甘草10g，枇杷叶25g，仙鹤草60g，补骨脂30g，玉竹30g，黄精30g。5剂。水煎服。

1周后复诊：大便已正常，每天1次，成形。饭量略减，已不大汗淋漓，乏困见好。效不更方，续服10剂，饭量已减去1/3，大便正常，自称腰部已长肉，人有劲，不易累了。（《古道瘦马医案》）

溃疡散专方

主治：胃溃疡和十二指肠溃疡。

处方：海螵蛸90g，浙贝母30g，白及60g，生甘草30g，延胡索30g，川黄连30g，生地榆30g，凤凰衣30g，蛋黄粉60g。

功效：收敛生肌，制酸止痛。

用法：上述诸药共为细粉，服时以等量白糖加入服下。开始用每次3g，每日3次，随症状减轻，改为每日2次或1次，每次仍3g，饭前半小时空腹服用。

若病程较长，在数年以上者可加入紫河车粉30g，若曾有反复出血或近期有大便隐血者可加三七粉30g，若胃酸较多可加氢氧化铝60g。

此方由乌贝散发展而来，经临床使用多年，对治疗胃溃疡、十二指肠溃疡效果显著，多数病例服1剂后能缓解3～6个月，服2剂能缓解8个月至1年，服3剂多可获愈。

【验案】姚某某，男，50岁。患胃痛两年多，遇喝酒更甚，常常痛不欲生。尤其是半夜常痛醒，呕吐酸水。经胃镜检查确诊为十二指肠溃疡。服西药半年左右，时好时坏，不能治愈。于是求治于中医。

刻诊：面白皙，消瘦，舌淡苔白，脉弦细无力，饮食不多，二便尚可。

中医辨证：肝脾不和，木克土虚。

处方：灵验溃疡散1剂。共服2剂，诸症消失，胃镜检查十二指肠溃疡痊愈。（《古道瘦马医案》）

慢性结肠炎灵方

主治：长期腹泻，慢性结肠炎。

处方：赤石脂200g（其中10g研面冲服），干姜30g，仙鹤草60g，炒薏苡仁30g，黄连30g，生地榆30g，羌活10g，防风10g，甘草10g。水煎服。每日3次。

此方为《金匮要略》中桃花汤加减而来，临床运用多年，效果显著。如果有腹痛可以加炒白芍60g，取痛泻要方之意。

【验案】乔某某，男，42岁。腹泻10多年，面色枯黄，人极度消瘦无力，走几步路就微喘，需要歇息一阵，边吃边泻。多年辗转多地，转易多医，治疗无效。西医诊断为慢性结肠炎，病人已近崩溃之态。慕名前来中医求治。

刻诊：脉沉弱无力兼数，舌淡苔薄白。

中医辨证：脾肾阳虚，下焦失固。

处慢性结肠炎灵方：赤石脂200g（其中10g研面冲服），怀山药100g，炮姜、干姜各15g，仙鹤草100g，补骨脂30g，煅牡蛎50g，黄连30g，生地榆30g，羌活10g，防风10g，甘草10g。15剂。水煎服。日分多次，少量频服，每日1剂。

1周后电告，腹泻已止，病人大喜。告曰：坚持把药服完。半个月后，多年腹泻基本止住。后以中成药附子理中丸和四神丸善，3个月后治愈。（《古道瘦马医案》）

第一讲　秘法薪传

治肾阳虚泄泻方

处方：公丁香3g，肉桂3g，胡椒3g（打碎），炮姜15g，伏龙肝100g。

【验案】陈某，男，35岁，教员。1972年3月31日初诊。便泻不化，日必数次，五更晨起即欲如厕，肠鸣腹痛，羌延已近4年。今日按脉缓而小，舌苔薄腻。证属脾阳不振，运化失司。且有畏寒腰酸，肾阳亦虚矣。

处方：党参9g，炒白术9g，茯苓9g，炙甘草5g，藿香9g，煨木香4.5g，煨葛根9g，炒白芍9g，炮姜炭3g，胡椒3g，青皮6g。5剂。（《上海名老中医贾福华医案》）

4月5日复诊：患者自诉在服药第3剂后，大便已成形。4年腹泻，一旦痊愈，再予原法续进5剂。

按：本案是一位慢性腹泻患者，用七味白术散时，就不去参，并和痛泻要方（白术、白芍、防风、陈皮）同用，是正确的。但在脾肾阳虚时，往往选用四神丸（肉豆蔻、补骨脂、吴茱萸、五味子），在理论上是对的，可是在临床实践上似乎疗效不够理想，现在用逐寒荡惊汤，则能收到可靠的疗效。逐寒荡惊汤出自清代学者庄在田写的《福幼编》中，原方组成是"公丁香、肉桂、炮姜、胡椒、伏龙肝"。（《贾福华医话》）

治消化系统息肉方（济生乌梅丸）

乌梅1500g(酒醋泡去核)，僵蚕500g，穿山甲（代)50g。蜜丸，每丸9g，每日3次。

制法：乌梅1500g（乌梅以肥大肉多者为上，酒、醋浸泡一宿，去核，焙焦存性），僵蚕500g（米拌炒微黄为度），穿山甲（代）50g（用碱水或皂水洗净，晒干，再用滑石粉入锅内同炒至甲片黄色鼓起为度，取出筛去滑石粉，放凉，碾粉用）。上药共为细末，炼蜜为丸，每丸重9g。丸药制成后，装入瓷坛或玻璃瓶内，放于干燥通风处，以防受潮霉烂变质，霉变者切不可服用。

注意事项：服药期间饮食宜清淡，多食水果和蔬菜，保持大便通畅，忌煎炒辛辣，成人忌烟酒。

【验案】高某，女，75岁，西安体育学院退休教师。2006年7月20日就诊。因其丈夫患带状疱疹后遗痛，在某省级医院皮肤科治疗多时不愈，痛苦不堪，经人介绍找到我，用全蝎蜈蚣散2个月治愈，故对我崇信有加。这次找我为其治疗胃息肉，并拿出胃镜报告单，担心息肉转化为胃癌。我让其不用担心，随即开出上方并委托药店加工。之后半年，其间未见她来复诊，只是服药期间打电话说吃药后胃酸过多，有烧灼感。我说这是正常现象，口服西咪替丁即可。后再未见回音。2006年7月突

005

然找到我，并带来一老妇，说吃完药胃息肉全好了，在西安检查说没问题，又专程到上海做了检查，确诊无误，这才放心，特来报告并感谢。随后将带来的老妇介绍给我，说是过去自己的老同事，现在在广州，专程来西安找我治疗胃息肉。

我用此方曾多次治愈过肠息肉、胃息肉及咽部滤泡增生之咽炎，疗效可靠。同时，在临床上也用此方治疗过子宫息肉、胆囊息肉，疗效参半，不如治疗消化道息肉疗效好，请后学者注意。

按：此方为重庆中医研究所龚志贤老中医的经验方。乌梅丸是宋代严用和为治疗肠风便血而设，由僵蚕、乌梅组成。龚志贤加入酒、醋、人指甲、象牙屑，用于治疗各种息肉，疗效可靠。因人指甲不易得到，象牙屑禁用，故用穿山甲（代）代替，效果不减。

风热感冒通用方

处方：荆芥10g，防风10g，羌活10g，柴胡15g，黄芩12g，淡竹叶15g，生石膏50g，连翘30g，金银花30g，桔梗10g，甘草10g。每日1剂，水煎服，每日3次，温服。

主治：恶寒、身痛、高热不退、口渴、咽痛、无汗或汗出不畅感冒初期者。2～3剂即愈。

【验案】王某某，女，28岁。感冒3天，怕风，流涕，头痛，身痛，咽痛，咳嗽，无汗，发热，体温38℃，无食欲，大小便尚可。脉浮数，舌淡红，苔薄白。处上方，3剂。要求温服，避风，忌油腻，1剂微汗热退，3剂药吃完，诸症消失。（《古道瘦马医案》）

特效前胡止嗽方

处方：荆芥5～10g，前胡10～15g，桔梗5～10g，甜杏仁5～10g，甘草5～10g，枇杷叶5～10g，白前5～10g，紫菀10～15g，陈皮5～10g，天竺黄10～20g，川贝母5～15g，芦根10～20g，全瓜蒌10～20g（用于痰涎黏稠垢腻，否则不用）。（《杏林集叶》）

以上为成人量，小儿患者应按年龄或体重计算用量。如咳嗽兼喘者（喘不甚重者宜，重者非本方所治），以麻黄易荆芥。因此方药味不苦，故尤宜于小儿患者。

主治：外感咳嗽，咳嗽剧烈，喉间痰声辘辘，听诊双肺啰音长久不消，可有低热或午后低热，体温一般在38℃以下，病程大多在十几天至一两个月，用过多种抗生素（尤其是静脉滴注药物）和止咳药无效者，或因失治误治而致长期咳嗽不愈，或伴低热不退者，小儿患者尤宜。

第一讲　秘法薪传

加减：午后低热不退，可加桑白皮、地骨皮、白薇、鳖甲；外感风邪较重可加防风；喘者可去荆芥而用麻黄；川贝母价贵，也可以不用或用浙贝母代替。

【验案】刘某，男，17岁。咳嗽半月之久，其间静脉滴注抗生素1周，用药不详，越发加重，其母甚为着急，找到我，要求中医想想办法，孩子要高考复习，时间紧。

刻诊：人高面白，不停咳嗽，吐脓痰，不喘，胸腔阵痛，低热，37.5℃左右。脉象浮滑，舌淡苔腻，微黄。饮食二便尚可。

处方：前胡止嗽汤加减（荆芥10g，前胡15g，桔梗15g，甜杏仁10g，甘草10g，枇杷叶15g，白前10g，紫菀15g，陈皮10g，天竺黄30g，浙贝母30g，芦根20g，全瓜蒌30g，鱼腥草30g，冬瓜子30g，党参30g）。5副，水煎服，每日3次，忌油腻生冷。

1周后复诊，其母告曰，此药真神，吃3天后，咳嗽减轻，痰量减少，基本上不咳嗽了。效不更方，再续3副，痊愈。（《古道瘦马医案》）

按：此方乃郭永来老中医一生得意之方，大有刘草窗一生由痛泻要方而名之比。自从我得到郭医之方，验之临床，确无虚言，真有相见恨晚之憾！我屡用屡验，稍为作一加减即可，现已成我手中王牌专方，治愈病例无数。说明一点，对于早期外感风寒咳嗽，内兼痰饮者，小青龙汤还是首选，这一点请医者注意。

郭老特意指出运用此方的要点为：①外感（不是内伤）；②有痰（不是干咳）；③不喘（有痰先治喘）。六字真言，画龙点睛，要言不烦。

空洞型肺结核效方

处方：南沙参15g，天冬、麦冬各10g，炙百部10g，炙紫菀3g，桔梗3g，肥玉竹15g，茯苓10g，生甘草3g，地骨皮10g，十大功劳叶10g，母鸡1只（约500g）。

用法：取母鸡净身之肉，不放盐、酒等佐料，文火煎至浓汁6杯。余药用清水浸泡30分钟，文火煎煮40分钟，滤取药液，加水再煎30分钟，过滤，将2次药汁混合成2杯（约400ml）备用。每日2次，每次服鸡汁、药液各1杯。

主治：空洞型肺结核（阴虚火旺型），症见形瘦潮热，口干舌绛，少津或见痰血者。

疗效：屡用屡验。一般连服2个月左右即可痊愈。

来源：黄一峰方。[中医杂志，1989（6），黄一峰方]

附记：笔者曾用本方试治3例，服药2~3个月，均获痊愈，病鸡忌用。

【验案】肖某某，男，45岁。常年在外打工，离异，经济拮据，身患肺结核病3年，无钱医治，其姐看其可怜，愿意出资帮助其弟治疗。

刻诊：身体瘦高佝偻，面黄肌瘦，两颧发红，步行微喘吁吁，整日低热，咳嗽有痰，饮食不多，二便偏少。脉象弦细微数，舌淡红苔薄。中医辨证，肺痨，气阴两虚。

处方：南沙参15g，黄精15g，西洋参6g，天冬、麦冬各10g，炙百部10g，炙紫菀3g，桔梗3g，肥玉竹15g，茯苓10g，生甘草3g，地骨皮10g，十大功劳叶10g，蜈蚣1条，母鸡1只（约500g）。30剂。

用法：取母鸡净身之肉，不放盐、酒等佐料，文火煎至浓汁6杯。余药用清水浸泡30分钟，文火煎煮40分钟，滤取药液，加水再煎30分钟，过滤，将2次药汁混合成2杯（约400ml）备用。每日2次，每次服鸡汁、药液各1杯。

1个月后复诊，咳嗽已平，低热已退，痰量减少，饮食增加，精神好转，身上有劲，走路不喘，病已见效甚喜，效不更方，上方续服3个月，基本痊愈，休息半年后康复。(《古道瘦马医案》)

治疗肝腹水有效方

处方：熟地黄120g，枸杞子30g，山茱萸30g，炮附子20g，肉桂10g，仙茅12g，龟甲20g，厚朴30g，海金沙30g，鸡内金12g，土鳖虫10g，蝼蛄10g，红参10g，猪苓10g，生白术50g，鳖甲20g。水煎服，每日1剂。

主治：肝硬化腹水。

功效：补肾益脾行气利水。

此方为江苏南通名老中医陈继明先生创制，四川名老中医刘方柏先生增补而成，我临床运用效果很好，值得推广。

【验案】患者，男，77岁。2006年2月23日就诊。半年前诊断为肝癌，近1个月来腹胀加重，渐至腹大如鼓，入某院住院数日，鼓胀日剧，至胀极而欲寻死，自动出院，转诊于余。由两人搀架缓步来诊。面色黧黑，形瘦骨立，腹大如瓮，腹壁青筋鼓露，呕吐，气短难续，二便艰涩，下肢肿胀，呻吟不已。脉迟细，舌苔白。患者已做相关检查。CT：肝癌、大量腹水。X线上消化道造影：食管下段静脉曲张。B超：肝实质占位，大量腹水。免疫检验：甲胎蛋白250.73μg/L。自半年前发现腹胀和反胃，经有关检查确诊为肝癌后，即用中西医双重治疗，从未间断。腹胀进行性加重1个月来，由门诊而转为住院医治，然而病情不仅未能遏制，反日甚一日。万般无奈之时，家属闻笔者曾治疗多例类似患者均获奇效，方转诊于余，以求一试。本例极度鼓胀，表现出元阳欲亡真阴欲绝，生命垂危之象。当此之时，攻之则危亡立见，消之则无济于事，唯峻补其下兼佐调气疏浚以疏启其中，或可挽大厦于将倾。诊为鼓胀。肾阳亏损，真阴涸竭，气化无权，中焦气壅。

第一讲　秘法薪传

处以补下启中汤合二金汤加味：熟地黄120g，枸杞子30g，山茱萸20g，炮附子20g，肉桂10g，仙茅12g，龟甲20g，厚朴30g，海金沙30g，鸡内金12g，土鳖虫10g，蝼蛄10g，红参10g，猪苓10g，生白术40g，鳖甲20g。水煎服，每日1剂。

3月1日二诊。上方服完1剂，大便稀黑、腥臭，日排五六次，服第2剂起大便减至日二三次，色已不黑，腹胀明显消退，按之较软，呕仅于进食时小作，精神转好，不再呻吟。家人喜出望外。

续前方5剂。

3月6日三诊。自服中药以来，患者自行停用一切西药。现呕吐止，进食则胀，大便日二次，已不稀，口干，脉较前有力，舌质稍干。真阳已见回复，治宜酌增化气行水。

前方去附子、肉桂、仙茅，加用桂枝10g，猪苓10g，茯苓30g，泽泻30g，大腹皮30g。4剂。

6月12日四诊。患者坚持服上方，每日或隔日1剂。腹胀已大消。B超探查：少量腹水。纳食接近正常，精神转好，能外出游玩。

8月23日五诊。B超探查：腹水全部消失。血检：红细胞、血红蛋白、总蛋白均较前明显上升。腹胀及肢肿全消。突出感到困乏、倦怠，宜续行补下以固本，添用补脾以益气。调整处方如下：熟地黄100g，龟甲15g，鳖甲15g，肉苁蓉20g，土鳖虫10g，海金沙30g，鸡内金12g，红参10g，茯苓12g，炒白术12g，炒白扁豆30g，陈皮10g，山药30g，砂仁10g，薏苡仁30g。

后记：患者持续服上方，二三日1剂，中途小有新疾，如呃逆、腹泻等，均以临时对症治疗方一二剂而愈。自接受本法治疗以来，一直以相对好的生活质量生活了近2年，而腹水至死未见再发。(《刘方柏重急奇顽证治实》)

【验案】赵某某，男，52岁，西安长安区人，2013年5月10日初诊。3个月前，查出肝癌，已经发展至肝腹水。由于经济困难，无力在西医院治疗，经人介绍找中医治疗。

刻诊：人偏高，面黢黑，眼白偏混黄，腹大如瓮，饮食发胀，小便不利，大便偏溏，化验血小板和血红蛋白偏低。典型的肝癌腹水证，中医称为水臌证。我以上法上方处之，补肾益脾行气利水，又时加黑白二丑，时加丹参活血和消导之药，经过3个多月治疗，腹水消退。又以其他方调理，一直生存下来，其腹水未再发生。临床证明补下启中汤是治疗肝腹水的有效之方。(《古道瘦马医案》)

治脑积水方

处方：苍术30g，升麻30g，荷叶30g。可加怀牛膝、车前子引水下行。

此方为古代清震汤方加减而成，我临床上用此方治疗脑积水效果不错。

【验案】郭某某，男，82岁，朝鲜战争老兵，患有心脏病和高血压病，近期又发现脑瘤，引起脑积水。西医用甘露醇治疗无效，病人家属与我商量，可否用中药治疗，我说可以试试。根据辨证，我用此方合六味地黄汤，服2个月余而愈。效果惊人，令人满意。

处方：苍术30g，升麻30g，荷叶30g，怀牛膝30g，车前子30g，熟地黄45g，山茱萸30g，怀山药30g，茯苓45g，泽泻30g，牡丹皮10g。水煎服，每日3次。（《古道瘦马医案》）

治癃闭尿不出偏方

处方：蝼蛄、蟋蟀各等份。研粉装胶囊，每次5粒，每日3次。

【验案】常某，女，74岁。2009年10月初诊。

刻诊：肺心病胸闷，气短，痰多，同时兼有糖尿病、高血压等病。在某医院住院治疗1周后，上述疾病均已平稳，但是突然小便不利，少腹胀满结急，发展为癃闭。西医认为是泌尿系感染所致，急忙用导尿管导尿，并用大量抗生素。1周后，认为炎症已消得差不多了，就解除了导尿管。岂料小便仍然不利，点滴难下，小腹憋胀难忍。急请妇科、外科、神经科专家会诊，认为是糖尿病引起的，于是，又将导尿管插上，同时注射胰岛素和维生素B_{12}。又1周后，将导尿管取下，岂料小便仍旧点滴不下。无奈，又请泌尿科专家会诊，也无好的办法，一致认为，只有进行造口术，终身悬挂尿袋。患者得知，痛苦不已，整日哭哭啼啼，以泪洗面。

在此治疗过程中，当取掉导尿管间隙时，我也用过几剂中药，如滋肾丸、验方癃闭通等，包括用药末外敷肚脐和涌泉穴及针刺按摩，都只能解决一时问题，不能解决根本问题。无奈之下，突然想起上方，到了这时只好孤注一掷，用这个不起眼的偏方。原来只想作为缓兵之计，不行就造个尿瘘，谁知只用了3日导尿管就自动滑落下来了。然后继续服了1周，小便就通畅无阻了。一个难题就这样轻易地解决了。之后在临床上又用过几例，都是药到病除。

高血脂、高血黏、脂肪肝效方

处方：牛黄粉（人工）20g，三七粉50g，生水蛭50g，西洋参70g，何首乌粉

75g。研末装0号胶囊，每日3次，每次5粒（可服30日）。

【验案】2010年3月10日，患者李某。手持西医化验单问我：血脂高并有脂肪肝，中医是否能治疗。现吃西药辛伐他汀、洛伐他汀（美降脂），效果不明显。我答：中医可以治疗。先开了10剂汤药。10天后患者来告之，汤药实在喝不下去了。我随即开出上方。2个月后，某日，该患者欣喜若狂来到我处告之，脂肪肝没有了，血脂也正常了，并拿出化验单和B超单让我看，说真不可思议。

按：临床上我以此方治疗高血脂、高血黏、脂肪肝，包括脉管炎等，屡屡见效，现已成为我治疗此类病的专方和秘方。

治丹毒效方

处方：龙胆泻肝汤合五味消毒饮效佳（龙胆15g，车前子15g，川木通10g，黄芩15g，栀子12g，当归12g，生地黄30g，泽泻15g，柴胡15g，生甘草30g，野菊花30g，蒲公英30g，紫背天葵子30g，连翘30g，金银花30g，紫花地丁30g）。

【验案】2006年，西郊丰惠小区一老妇，80多岁，身高体魁，一日来我处，拉起裤腿，让我看其小腿胫骨处一片赤红热痛，让我给开几剂中药。并言从小吃苦受累，养育了六七个孩子，现在仍能吃能喝，特别爱吃油炸煎烹肥甘厚味之物，平时很少生病，但是这两天也吃不动了，腿上还发起一片红肿，痛得走不成路。我一看是阳毒郁积，中医叫丹毒，西医称淋巴管发炎。常规用普济消毒饮或仙方活命饮，我在临床上也常用，但总感到疗效不理想，所以一直想探索一个新方。这次看到老妇舌红苔厚腻，脉滑大，一派湿热积滞，就考虑到用清热利湿解毒之法，根据以往经验，就采用了龙胆泻肝汤加五味消毒饮合方。

该妇服3剂药后，腿上红肿退去一大半，热痛也减轻了许多。再诊又原方开3剂，服后即痊愈，老妇甚为高兴。

按：龙胆泻肝汤合五味消毒饮在治疗丹毒方面，几乎是百试百灵，现已成为我治疗该病的专方了，后学者不妨一试。

治痔新方

补中益气汤合乙字汤。

处方：生黄芪50g，当归15g，党参15g，白术15g，柴胡15g，黄芩30g，升麻10g，陈皮10g，生甘草10g，大黄10g。出血者，加卷柏；下坠者，加薤白。水煎服，7~10剂可治愈。

主治：内痔，外痔，混合痔，尤其对出血者疗效更好。

按：痔一证，一般都认为是湿热下注，毒邪壅滞，而采取大剂清热解毒，透毒散结的方药。其实这只是看到了其一。痔一证，产后妇女和久坐之人易得之，我在临床上每每见之，思之良久，乃悟出了原因。孕妇产后易气血虚弱，久坐之人易伤气，皆中气下陷。气陷于下，血流则慢，瘀久自然就形成了痔核。现治方法乃治标，未治本也。要想从根本上治愈痔，就要从本下手，于是就想到了提升中气，用补中益气汤的思路。

无独有偶，一日在读《医话医论荟要》中董德懋《补中益气汤临床运用》一文时，恰有此案例，心中为之一振，原来已有前贤在用。于此一并录之。

补中益气汤临床运用

补中益气汤为金元李东垣创制名方，用以甘温除大热，升提中气。历代医家颇为推崇，方论和验案甚多，在此只谈谈自己在临床应用上的一点体会。

内痔出血亦为本方加味有验病证。如康某，男，30余岁，某印刷厂工人。内痔出血8年，贫血，面色白，四肢无力，腹部有下坠感，大便后带血，色鲜红，淋漓不已。余以补中益气汤原方加槐花6g，地榆6g，侧柏炭6g。5剂而已。方中槐花、地榆、侧柏炭清热凉血，以治其标；补中益气汤原方升提中气，以治其本。标本兼顾，宿恙可速痊之故也。

前贤有验，我更应改进效之，我将平时治痔有效的乙字汤（柴胡、黄芩、升麻、当归、大黄、生甘草）和补中益气汤合并在一起，标本兼治，结果收到了显著的效果，一般的痔患者用7～10剂就可治愈。经过多年临床实践，疗效可靠，现已成为我治疗痔的专用之方。

后在网上也看到一则治疗痔的医案，大同小异，现一并列出。即补中益气汤加四妙勇安汤。其方为炙黄芪50g，党参20g，当归30g，升麻3g，柴胡3g，陈皮10g，炙甘草20g，玄参30g，金银花30g。效果不明显时加红参10g。治内痔、外痔、混合痔，一般5～10剂即愈。真乃异曲同工之妙，前贤后学思想一致，慧者所见略同。

带状疱疹特效方

1. 带状疱疹早期方 ①疱小者可用利福平眼药水多次涂抹患处，疱大者先用注射针头抽出疱液再用药水涂之，可止痛痊愈。②二味拔毒散。白矾、雄黄各等份，

第一讲 秘法薪传

研末，凉开水调涂，每日数次。对于带状疱疹的早期治疗，这两个方子已足够用了。

我曾治疗陕西省委党校一教师，刘某，男，60余岁，带状疱疹后遗痛，经治2个多月而愈。主要是用蜈蚣全蝎散，疗效还不错，以后还治过10余例。美中不足的就是时间有些长，我也不太满意。以下两个方子我也用过，疗效参半，但还算可以。望同道能在此基础上加以改进，提高疗效为盼。

2. 蜈蚣全蝎散　蜈蚣、全蝎各100g。焙干研粉装胶囊。每次5粒，每日3次，1个月为1个疗程。

3. 带状疱疹后遗痛方　①内服方：丁香9g，郁金9g，柴胡9g，枳壳9g，赤芍9g，川芎9g，甘草9g，板蓝根30g。疼痛严重者，可加五灵脂、蒲黄、冰片。共为细末，每次3～5g。温水送服。②外洗方：荆芥、防风各30g，薄荷30g，透骨草30g，蛇床子10g。第一煎用1500ml水浸泡2小时后，文火先煎3～5分钟，滤出药汁；再添水1000ml左右，小火烧开3～5分钟，滤出。两次药液合在一处，趁热用手或毛巾透洗患处5～10分钟。且忌损皮肤。第二天加热续用。1剂药洗2次，每天1次。

局部无名肿胀偏方

处方：蚕沙50g。碾碎，用醋调成糊状，外敷患处，3次或4次。或将蚕沙布包蒸热，热敷患处多次即消。

按：此方来自于一中药师。2008年，一日，我看完病后，和一年轻中药师聊天。此中药师系中西医临床专业毕业，在农村行医多年，虽说不到40岁，临床经验相当丰富，跑到城市里谋生，一时找不到合适的工作，只得屈就中药调剂员一职。由于我早年下乡时曾在农村当过赤脚医生（现称为乡村医生），故对其颇有好感，闲时经常传些中医药经验于他。同时本着"三人行，必有我师"之心，也向其请教一些问题。其中一次谈到，临床上每每遇到四肢局部肿胀问题有何良法。他说，用蚕沙适量，布包蒸热，多熨患处几次即可。我听后惊之！就这么简单！答曰是的。他在临床上治过多例，均有效。想起自己在临床上多是开汤方行气利水，效果平平，甚至无效，患者吃几剂药无效也就不再来了。惭愧！自从得此一方，拿到临床上验证，确如此药师所言，疗效较好。

治急性软组织扭伤方

处方：生栀子30g，生大黄30g，玄明粉30g。研粉，用鸡蛋清或醋调成糊状外敷即可。

【验案】我的侄儿两三岁时，玩耍时不小心额头碰到床角上，立马起了个核桃

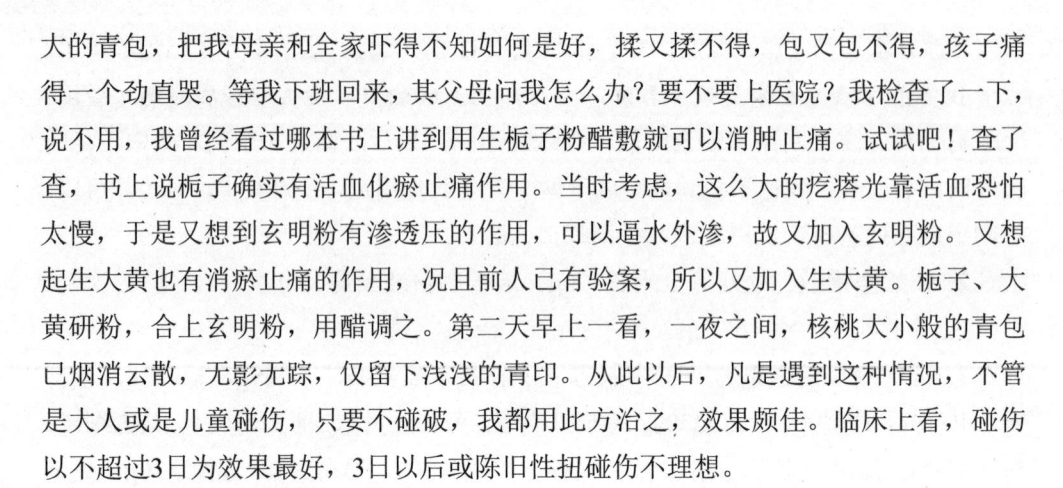

大的青包，把我母亲和全家吓得不知如何是好，揉又揉不得，包又包不得，孩子痛得一个劲直哭。等我下班回来，其父母问我怎么办？要不要上医院？我检查了一下，说不用，我曾经看过哪本书上讲到用生栀子粉醋敷就可以消肿止痛。试试吧！查了查，书上说栀子确实有活血化瘀止痛作用。当时考虑，这么大的疙瘩光靠活血恐怕太慢，于是又想到玄明粉有渗透压的作用，可以逼水外渗，故又加入玄明粉。又想起生大黄也有消瘀止痛的作用，况且前人已有验案，所以又加入生大黄。栀子、大黄研粉，合上玄明粉，用醋调之。第二天早上一看，一夜之间，核桃大小般的青包已烟消云散，无影无踪，仅留下浅浅的青印。从此以后，凡是遇到这种情况，不管是大人或是儿童碰伤，只要不碰破，我都用此方治之，效果颇佳。临床上看，碰伤以不超过3日为效果最好，3日以后或陈旧性扭碰伤不理想。

祖传主治跌打损伤方

处方：土鳖虫12g，血竭12g（优），页虫12g（螃蟹），红花12g，自然铜12g，制乳香、没药各12g，海星15g，儿茶12g，甜瓜子15g，广三七15g，岷当归12g，川牛膝、怀牛膝各6g，骨碎补15g。研末黄酒冲服。每次3g，每日2次。

按：这是我祖父传下来的方子，已三世也。我的祖父曾任民国时期冯玉祥将军的少校军医官。该方主治跌打损伤，我们后代主要用于骨折，效果显著。现在我主要从事中医内、妇、儿科，不主治伤科，故献出此方，以便诸位同道使用。

泌尿系感染速效方

处方：川牛膝30g，黄柏10g，苍术10g，生薏苡仁30g，炒杜仲15g，炒川续断15g，乳香3g，当归10g，苦参10g，浙贝母10g。3剂，水煎服。

【验案】宋某某，女，42岁。

刻诊：最近1周，出现泌尿系感染，尿急，尿频，尿热，尿涩，尿痛，兼腰痛。抗生素输液1周，疗效不明显，症状略有减轻，病人有点着急，想找中医治疗，要求快一些。我说没问题，三天即可见大效。脉象细数，舌淡苔略黄。饮食基本正常，大便不干。

处泌尿系感染速效方加减：川牛膝30g，黄柏10g，苍术10g，生薏苡仁30g，炒杜仲15g，炒川续断15g，乳香3g，当归10g，苦参10g，浙贝母10g，白头翁30g，石韦60g。3剂，水煎服，每日3次。

第四天复诊，诸症基本消失，病人直赞中医就是好。后以知柏地黄丸和复方石韦散中成药善后，1周后痊愈。（《古道瘦马医案》）

第一讲 秘法薪传

按：本方临床用于治疗急、慢性尿路感染，疗效显著，比八正散疗效好。该方中的牛膝为一主药，不可等闲视之，仅理解为引经报使药。《本草纲目》和《张氏医通》中皆言牛膝为淋证之要药。《诸病源候论》云："诸淋皆肾虚而膀胱热也。"所以该方以四妙散清热利湿，杜仲、牛膝、川续断等补肾。再合《金匮要略》治淋病之专方当归贝母苦参丸。《神农本草经》谓苦参主"心腹结气，癥瘕积聚，黄疸，溺有余沥，逐水，除痈肿"，《药笼小品》谓苦参"清下焦血热"。本方标本兼治，疗效迅速，常收一剂知，二剂已之效。

脉管炎治疗特效方

四味健步汤。

处方：石斛、赤芍、牛膝、丹参各30g。

主治：糖尿病足，腰痛，下肢静脉血栓，脑供血不足等。

按：此方乃南京中医药大学黄煌教授所创之方，临床上不仅可以用于糖尿病足，也可以用于其他腿痛，但最宜于瘀血证。临床上，我经常把此方作为一个药组用在其他方中，尤其是脉管炎中，疗效奇佳。

【验案】我曾治疗一糖尿病老妇，刘某某，退休教师，75岁。因我治好了其女儿的子宫腺肌病，故她常年在我处调养。一日，她右侧腰腿痛，腿抬不起来，在医院输液3日，疗效不明显，腰腿仍痛，故找我开中药治疗。因我知其为糖尿病患者，所以检查后，排除了腰椎疾病，直接就开了四味健步汤加芍药甘草汤。3日后，老太太就自己走来，说好多了，要求再开几剂巩固疗效。

治小儿疳积秘方

处方：鸡矢藤150g，鸡内金50g，炮穿山甲（代）50g，研粉。每次3～5g，每日3次。

按：此方是我在阅读《名老中医之路》一书学来的。重庆已故名老中医陈源生在《医学生涯六十年》一文中谈到："学问并非尽载名家论著。广采博搜，不嫌滴点琐碎，处处留心皆学问。同乡有李姓草医，祖传疳积秘方，以其简便验廉，远近求治者不少。该医视为枕中之秘。为学习伊之长处，乃与其结交至好，并于医道共同切磋，久之情深，伊知我乃方脉医，非卖药为生，渐去戒心，偶于醉后道出真言，曰：'一味鸡矢藤研末即是'。事虽小而启发大。鸡矢藤一药，我几十年来屡用于肝、胆、脾、胃诸病，健脾消食、行气止痛、利水消胀的效果良好。"

通过此文的学习，我将鸡矢藤一药验证于临床效果确实非常有效，尤其是治疗小儿疳积症。

由于现代生活优越，青年夫妇大多又只生一个子女，娇生惯养，肥甘厚味，零嘴偏食，烧烤冰冷之物随意恣食，造成了很多儿童慢性消化不良，皮包骨头，即中医所说的疳积症。典型症状如毛发纠结，毫无光泽，肚大肢瘦，厌食便结。家长甚为着急，又是化验微量元素，又是买大量的营养补品喂食，还是调整不过来。碰到此患儿，我即用一味鸡矢藤治疗，1个月后即收到明显的疗效。

由于该药太单薄我又添了鸡内金和穿山甲（代），运用于临床，效果比一味鸡矢藤更好。现已将此方作为我治疗小儿疳积的专方，其效远胜于七珍丹、王氏保赤丸等。医中同道不妨一试。

小儿口疮速效方

处方：吴茱萸、胆星、大黄三味研末（用量比例为4∶1∶2）。

用法：醋糊贴足心，12小时更换1次。

【验案】2005年5月的一天，我的小侄子（当时仅3岁），突然高热，急忙抱到儿童医院西郊某门诊部请专家治疗，诊后开了3天量的抗生素注射。两天后热略退，但满口腔起了大面积的白膜，疼痛得无法吃饭喝水，嗷嗷乱叫，无奈又急诊到儿童医院专家门诊部找那位专家。专家接诊后，说是真菌感染，又给开了些抗生素及外用涂抹的药。两天后不但未好，病情反而加重。我弟弟找到我问中医有什么好办法能尽快将孩子治好，看着孩子痛苦的样子真心疼。我随即开出上方，并迅速加工好，当晚便用，一夜后，鹅口疮好了大半，孩子不再哭闹，也能进食了。两天后就痊愈了，其神奇疗效真是令我目瞪口呆，小小一偏方这么厉害。

从此以后，凡是我在临床上遇到疑难杂症，无计可施时首先就想到找各种偏方，屡屡出奇，柳暗花明又一村。

回乳特效方

处方：炒麦芽150g，神曲50g，牛肉250g。煮肉喝汤，服用1剂或2剂即能回乳。

【验案】2007年11月，西安某大药房开业，请我去坐诊。没几天，遇到一青年女子，二十七八岁，手持一方找我说，孩子1岁多了，想断奶回乳，省中医院的老大夫给开了一方，吃了好几天了，奶还没有回去，请你给看一看。接过方子一看乃炒麦芽30g，水煎服。我说方子不错，只是量太小，故而无效。随手开出上方，并要求其买生麦芽回去自己炒黄出香味，并许诺1剂见效，3剂无乳。该女子持方抓药而去，第二天一大早刚上班就找到我，喜形于色地告诉我，吃完1剂奶就回去了，这方子真神！随后又介绍了几个好朋友来看妇科病，此是后话。

第一讲　秘法薪传

按：说起此方，还真有点来历。我在临床上早年治回乳也都是照本宣科地开炒麦芽15～30g，可以说疗效平平，90%无效。我曾经纳闷过，前贤用过的方子，均云一剂大效，三剂即已，怎么到我手里就不灵了呢？是前人瞎说，抑或我用得不对？思之良久，不得其解。后在药房坐诊无事时，仔细查看了药斗，发现炒麦芽都成了黑炭了，怎么能有效呢？这才悟到问题的症结。后来在看《提高中医疗效的方法》一书时，发现了另一个问题。书中《不传之秘是药量》一节中说到："用炒麦芽断乳，古今医籍多有记载，然临床中，有的效如桴鼓，有的用之无效，原因何在？问题的关键还是在于量要大，须用生麦芽180g，微火炒黄，加水浓煎温服，才能收到满意效果。"至此恍然大悟，得到真谛。以后验之临床，治疗该症疗效显著提高。

2001年在读《百年百名中医临床家——胡天雄》一书时，读到"牛肉回乳"一文时，更是兴奋不已，又发现一断乳良方，既好吃又有效，验之确然。为了保证在临床上百发百中，我将二方合在一起，运用多年，确是得心应手，百无一失。

治子宫肌瘤方

处方：穿山甲（代）、当归、肉桂、三七、莪术、三棱、生水蛭、鹿角霜、浙贝母各100g。蜜丸。每日3次，每次1丸。

【验案】此方来源于哪本书或资料已记不清了，只记得在使用的过程中，对其进行过增补，最后定型为此方，临床用过多年，效果基本是确定的。由于病例太多，就举个最近的例子。2010年4月初，江苏省连云港某寺院仁某某与其师妹两人来到我处，专程找我看病。仁某某，40余岁，中等个子，面白皙，说你上次给我们的小师妹做的丸药现已吃完了，经B超检查已完全好了，子宫肌瘤已没有了。现在还想请你也给我们开些中药治疗一下。并拿出B超检查单叫我看。也是子宫肌瘤，多发散在性，两人多少大小不一，我说可以。经过四诊八纲检查，仁某某还兼有附件炎，少腹遇寒隐痛，所以先开了个合方：当归四逆汤加桂枝茯苓丸合当归芍药散和麻黄附子败酱散，15剂，吃完以后再服我们制作的丸药。最近仁某某来电话说，附件炎已好了，肚子也不痛了，子宫上的肌瘤基本已消失，还有个别残留，药还没有吃完，我说继续吃完就好了。该方治疗子宫肌瘤，要求单个最好不要超过5cm，否则效果较差或治疗时间较长。我用此方治疗子宫肌瘤已有几十例，效果基本上是可靠的。

治卵巢囊肿方

处方：白芷30g，浙贝母15g，莪术15g，大青叶10g，白花蛇舌草20g，蒲公英

20g，蛇床子30g。

【验案一】门某，女，32岁。已婚，有一子。系西安某超市业务员。2005年10月16日来就诊。

患者右下腹胀痛，右侧腰部酸胀，月经淋漓，时断时续2个月，白带色黄味腥。妇科检查：外阴正常，宫颈光滑，右下压痛（＋）。B超检查显示子宫右侧右卵巢处可见一5.6cm×4.7cm囊性暗区，边界清，透声好，左附件阴性。舌微红，苔薄黄，脉弦滑。治拟清热化湿，活血散结。

处方：白芷30g，浙贝母15g，莪术15g，大青叶10g，白花蛇舌草20g，蒲公英20g，蛇床子30g。服30余剂后，B超检查囊肿消失，月经恢复正常，已无腥臭白带。（《古道瘦马医案》）

【验案二】李某，27岁。2006年5月8日初诊。未婚，系某茶叶公司分部经理。

患者左下腹劳累后常胀痛，后腰部发凉，月经基本正常。B超检查显示子宫左侧左卵巢处可见一6.6cm×4.7cm囊性暗区，边界清，透声好，右附件阴性。医院诊断为卵巢囊肿，要求手术切除。患者因未婚，不同意手术治疗，故寻求中医治疗。

刻诊：舌淡白，苔薄黄，脉浮滑。饮食二便基本正常。治拟清热化湿，活血散结。

处方：白芷30g，浙贝母15g，莪术15g，大青叶10g，白花蛇舌草20g，蒲公英20g，蛇床子30g，昆布30g，海藻30g，炙甘草30g。服药60剂，B超检查囊肿消失。（《古道瘦马医案》）

按：该方来自《中医杂志》，并经过增减，在治疗卵巢囊肿方面确有疗效。方中用药的关键在于重用白芷。白芷，《本草纲目》谓其可主治女人漏下赤白、血闭阴肿等症。根据多年临床体会，重用白芷对卵巢囊肿并伴妇科诸症者有较好的疗效。此方再加上海藻、甘草，对于囊肿、乳腺增生一类疾病疗效更好。不要害怕二药的反性，实践证明，二药合用不但没有毒性，而且散结化痰的作用更强。我多年应用，屡用屡效，从未出错。此方也可以合并当归芍药散同用，虚寒性合并少腹逐瘀汤。

民间灵验保胎方

处方：雄猪肾1对。洗净，清水煮熟吃，并喝汤。连用2日（每日1对）即可安然无恙。

用法：在确定怀孕，刚刚出现早孕反应时即可依法服用，过晚则疗效不可靠。（《李凤翔临证经验》）

【验案】2007年，一日，一对夫妇经人介绍来诊。男说：我老婆连续怀了3次胎，都在3个月左右流产了，请你给想个法子治一治。我一听是这个病，心里一惊，说实在的，对这个病我确实把握不大，但是人家是慕名而来，怎好意思推托呢？只好硬着头皮接下。

刻诊：中年妇女31岁，已有一女，月经已过30余天，试纸测阳性。舌净，脉浮滑有力，神门穴有动，确实为怀孕。怎么治疗呢？此时想起两个方子，一为张锡纯的寿胎丸，一为李凤翔的偏方。寿胎丸我过去在临床上用过，疗效参半，把握性不大，不如用李凤翔老中医的偏方。有时偏方还是很灵验的。随即开出了两个方子：一是寿胎丸（菟丝子、桑寄生、川续断、天然阿胶）加黄芩和白术套方。加黄芩是因其有热象，加白术为了健脾。二是猪肾汤，醉翁之意不在酒，真正的用意还是李老中医的偏方，以观疗效。

半年过去了，我把此事都忘了，谁知该妇挺个大肚子又带来一年轻妇女，告诉我，你的方子还挺灵，这回孩子保住了，太谢谢你了，以后孩子生下后一定给你送红鸡蛋。同时介绍这是她的老乡，也是怀不上孩子，请你给治一治。

自从该方得效后，我又用过多例，确实效果非凡。只是该方的猪肾不放盐有点难吃，也算是美中不足，但它毕竟有效，同道不妨在用方不效时用一用李老之偏方。

宫颈糜烂速愈散

处方：苦参30g，蛇床子30g，黄连30g，黄柏30g，川椒10g，五倍子10g，枯矾10g，冰片3g。共为细末；消毒备用。

用法：每次用药前先用3%小苏打溶液或1：1000苯扎溴铵（新洁尔灭）洗净外阴及阴道，用窥阴器扩开，暴露宫颈，直接将药粉喷上，每2日1次，5次为1个疗程。每2次中间上1次胎盘组织液，以利于黏膜表皮再生。

功效：清热燥湿，解毒生肌。

【验案】此方为自拟方，临床运用多年，效果较显著，一般1～2度宫颈糜烂用2～3个疗程即愈。现为我治疗该病之专方，供某妇科诊所专用。现举一例示之。

2008年6月间，一银行职员的女朋友患有2度宫颈糜烂，经省妇幼保健站和医学院确诊，要求她做电灼或冷冻疗法。因为未生育，怕留下瘢痕，不愿手术，故找到我希望中医治疗。我将上述宫颈糜烂速愈散给其，找一妇科诊所给予上药即可。1个月后告之，已治愈。经妇科检查，宫颈光滑圆润。

治崩漏西医"宫血"秘方

处方：黄芪30g，当归30g，生地黄30g，霜桑叶30g，三七粉9g（现可用云南白药胶囊代替），生地榆60g，生贯众60g，白头翁60g，益母草120g。出血严重时加红参30g，龟甲30g。多年运用，疗效在90%以上。

按：此方来源于《傅青主女科》一书，我是早年读《医学衷中参西录》时看到的，但并未引起注意。引起我重视此方的是四川乐山名医余国俊先生，其多次发表文章推荐用此方治崩漏证（即西医"宫血"），并言乃高效专方也。因此，我在临床开始有意大量验证该方。

从实践的结果来看，对于轻症崩漏，疗效较高，但对重症虚证疗效较差，不能令人满意。后在看到山东名医张志远先生的文章《地榆贯众白头翁汤治崩漏》，感觉效果亦很好，考虑可以把二方合用。在读《李凤翔临证经验集》时，我又发现了治疗宫血的验方：益母草120g，当归12g，白芍9g，甘草6g，木香3g。据云屡用不爽，疗效超过一般的所谓引血归经及补血药。至此，从"集中兵力，打歼灭战"的思想出发，将三方合在一起，并根据青年多热、中年多瘀、老年多虚的原则加减用药，在治疗崩漏症时，几无失手，百发百中，也成为了我自己的秘方。现公布于众，希望同道一用。

治口臭效验方

处方：①甘露饮：生地黄15g，熟地黄15g，天冬15g，麦冬15g，石斛15g，黄芩12g，茵陈30g，枳实12g，枇杷叶15g，甘草10g。水煎服，每日3次。

②祛臊方：黄连、枳实、甘草各5g，焦山楂、钩藤各15g。水煎服，每日3次。此方系浙江老中医胡宝书所传秘方，经数代应用，历验不爽。胡氏认为，祛臊方要旨在于一个"导"字，即借助药物作用引导体内上冲之浊气下降，这是治疗口臭的中心环节，再配合辨证用药，则效果更佳。

【验案】关于口臭一症的治疗，临床上分为两类：一是龋齿造成的；二是胃肠积热造成的。这里指的是后者。胃肠积热一般都用清胃散或玉女煎，但是临床上都达不到100%有效。但有一方可以做到，这就是甘露饮。

2008年7月，有一天，乐仁堂大药房附近空军家属院一妇人朱某，经人介绍找到我，说别的毛病没有，就是口臭，请开中药治疗。

刻诊：患者32岁，面色红润，能吃能喝，舌淡白胖大，苔厚腻，双关脉滑大，大便不干，小便不赤热，略有饭后微胀，余无他症。看到舌淡胖大厚腻加脘腹微胀，我先辨证为脾虚湿盛郁积化火，开出了平胃散加二陈汤加四君子汤，5剂。

1周后，朱某再诊，说前5剂药无效，仍然是晨起口臭，请尽快解决此症，天天嚼着口香糖也不是个办法，想参加个社交活动都不便。看到朱女士焦急的样子，我觉得先前辨证有误，应该舍舌取症，直接用口臭专方甘露饮。又是5剂，一周后，朱女士喜形于色奔来告诉我，嘴不臭了，要求巩固。以后又吃了20多剂甘露饮，口臭彻底治愈。

按：临床上我用此方治疗口臭甚多，大多三五剂即效，有时也将上二方合用，效果亦可。但后方不如甘露饮效佳。此方乃从张步桃《小中药，大功效》书中学来，张步桃在书中说到："我看过有五十年口臭的，服一次甘露饮就好了一半；很多口腔溃疡为几十年的顽疾，服一次后症状就减缓一半"决非虚言。而且我还看到别的老中医用此方治疗口臭和口腔溃疡得心应手，因此医者不可不重视此方。

治复发性口腔溃疡方

处方：黄柏30g，附子24g（先煎），龟甲10g，西砂仁30g，甘草30g，胡黄连10g，黄芩15g，姜半夏15g，党参30g，干姜10g，肉桂10g。水煎服，每日3次。

此方为甘草泻心汤和封髓潜阳丹合方。临床上用于治疗复发性口腔溃疡效果比较好。还可以据证不同加减运用。

【验案一】陈某某，男，72岁，西安某微电机所退休职工。

刻诊：满口腔多处溃疡，舌红苔厚腻，痛苦不堪，无法饮食。辨证中焦湿热，上冲口腔。

处方：生甘草30g，胡黄连15g，黄芩15g，党参15g，茵陈30g，土茯苓50g，干姜10g，肉桂10g，徐长卿15g，黄柏30g，砂仁6g，制龟甲10g，制附子3g，制蜂房6g，蒲公英30g，连翘30g。5剂即愈。（《古道瘦马医案》）

【验案二】吕某某，女，52岁。常年口腔中，不是舌上即是口腔两侧发生溃疡。

处方：制附子5g，制龟甲10g，砂仁5g，甘草30g，黄柏15g，苍术30g，胡黄连12g，黄连10g，鸡内金15g，肉桂5g。

3剂即愈。速度之快，令人惊讶不已。（《古道瘦马医案》）

眼皮跳专治方

处方：葛根30g，麻黄10g，桂枝10g，白芍15g，炙甘草15g，生姜6g，大枣6枚，钩藤15g，秦艽10g，蜈蚣2条，全蝎10g，蝉蜕10g。水煎服，每日3次。

按：此方来源于中国台湾张步桃老中医《小中药，大功效》一书。临床上经常遇到面部痉挛和眨眼症，过去一直也没有什么好办法，自从看到张步桃一书之后，颇受启发。葛根是蔓藤类豆科植物，含有一种具有松弛作用的成分。葛根汤一共7味药（葛根、麻黄、桂枝、白芍、甘草、生姜、大枣），本方加钩藤、秦艽。秦艽是龙胆草科植物，钩藤是茜草科植物，两味都是松弛剂。眼皮跳、眨眼，眼睛闭不起来，是眼皮产生的一种痉挛反应，西医没有特效药，一般注射肉毒杆菌，但疗效不佳。然而服葛根汤，快者3～5日，慢者7～10日，即可治愈。

【验案】2007年3月，一日，药店会计冯某小姑娘问我，她老眨眼的毛病能否治愈。我问多长时间了。她说有七八年了，一紧张就更厉害。恰巧这两天我刚看完张步桃写的《小中药，大功效》一书，其中专门谈到这个病。于是顺手开了方子：葛根、麻黄、桂枝、白芍、生姜、大枣、炙甘草、钩藤、秦艽，又加上了蝉蜕、蜈蚣、全蝎以增强解痉镇静作用。5剂药即大见成效，10剂药就治愈了。真是灵验。

同年，我在某医院用此方还治疗过1位50多岁的妇女。患者一见强光就眨眼不停，也是10余剂药就治愈。张步桃这部书语言通俗，医理清透，方子实用，值得一读。

治眼压过高验方

处方：苓桂术甘汤（茯苓30g，桂枝15g，白术15g，甘草10g）加车前子30g，怀牛膝30g。另加葶苈子效更佳（青光眼高血压眼）。水煎服，每日3次。

【验案】王某某，女，42岁，西安市某大型超市会计师。患甲状腺功能减低症，凸眼。2006年6月12日来诊。

主诉：先患甲状腺功能亢进症，经过治疗已愈，由于用药过度，现已变成了甲状腺功能减低症，目前突出症状是两眼胀痛，眼压过高。要求中医治疗，我据证开出苓桂术甘汤加车前子、怀牛膝。3剂。3日后患者高兴地来找我，说你的药真好啊！药一吃完眼睛就不胀了，也不痛了。原来没有吃过中药，还不知道这么灵！希望再多吃几剂，巩固一下。后来，我又随证变化，开了20余剂药，将其甲状腺功能减退症一病治愈。患者感激不尽，并介绍了好多患者来诊。

按：临床上用此方治疗眼压过高症，不分具体病种，利水减压，疗效都比较好。如能结合本病辨证施治，将此方运用进去，效果更为理想。

灵验生发丸

处方：生何首乌150g，黑芝麻15g，霜桑叶30g，桑椹30g，墨旱莲30g，女贞子15g，生地黄30g，金银花30g，菟丝子30g，杜仲30g，金樱子15g，豨莶草30g，侧柏叶30g，黄精30g，怀牛膝15g，桃仁15g，红花15g，西洋参30g，松针30g，代赭石30g。蜜丸，每丸9g，每日3次，每次1丸。3个月为1个疗程。

按：此方由桑麻丸、二至丸、首乌延寿丹、七宝美髯丹、桃红四物汤5方化裁而成，滋而不腻，补而不热，活而不散，有滋养精血、疏风解热、活血通窍的效果，故能滋养头发，疏通发根，促进发生，使用后屡屡见效，可作为一个专病专方，加以推广。

【验案】2007年8月，薛某某，女，35岁，山西省太原人，专程来西安治疗脱发。

在某脱发治疗研究所治疗几个月无效，并被告之毛囊已破坏，无法再生。后经西安亲戚介绍来我处治疗。

刻诊：全头毛发脱落已尽，仅颈部一周有稀疏几根余发，戴一假发，心情焦急。脉弦细数，舌尖边红，苔白腻。余告之短期恐难长发，需长期服药。患者说只要能治好，服多长时间都可以。我看其决心较大，许其给予治疗。将生发丸改汤服用3个月。

再诊：全头已长出黄色绒毛发，其间因头皮痒甚略为调整了几味药，大体未变。随后改汤为丸又服用4个多月，头发已长全而且乌黑茂密，后专程赴西安感谢。

按：此例是我所治脱发患者中最严重的一例，而且时间长达7个月之久，耗时可谓长也。如不是患者能坚持，又怎能大功告成？

我自临证以来，用此丸治疗脱发（包括斑秃白发）无数，一般3个月，几乎未有不效者，后学者不可小视此方。

头癣专治方

处方：生半夏15g，斑蝥5g。用200ml白酒浸泡1周后，用棉签蘸药水每日涂患处2次或3次。注意：不得涂到好皮肤上。

【验案】2009年5月，一日，我所在坐诊的药房之房东，饮食服务公司经理赵某，看到一老年妇女拿一盒西湖龙井茶感谢我用药治好了她的头癣时，问我，还能否治这病。说完把帽子一摘，叫我看他满头的"癫痫子"，说是遗传，一直治不好，药店里卖的各种治癣药物都用遍了，包括激素类药膏，也只是时好时坏，不能根除。曾到各大医院皮肤科治疗过，还是这样，甚是苦恼。一年四季剃光头，戴帽子。其父亲亦患此症，至死未愈，甚为遗憾。问能否帮他治好该病，随即我开出上方，令其用百老泉70°白酒泡1周后外用。

半个月后，赵经理不失其约专程来请我喝酒，第一次脱了帽，整个头光净无疵，神采奕奕，只有个别几个地方留瘢无毛，系毛囊根被破坏所致。

按：此方不仅可以治头癣，而且亦可以治局限性银屑病（牛皮癣），医者不可小视。但是要特别注意药水安全存放，因斑蝥有剧毒，以防误服入口。其次，仅限于患处不大可用，面积太大不宜用此方，防止吸收中毒。使用过程出现发红起疱现象不必惊慌，停止使用即可自愈。

治汗斑偏方（花斑癣）

处方：轻粉、海螵蛸各等份。洗净患处皮肤搽涂。

【验案】2008年夏，湖北武汉籍一位在西安打工小伙子尤某——亦是我的一位老病号，找到我说：弟弟在武汉，患有汗斑证，每年夏季天一热背上及双臂就一片片泛白，发痒，甚是烦人，而且影响美观。曾找当地老中医吃过几剂药，没有疗效，现请您给治疗一下。我说不用吃什么药，只需用药抹几次就好了。随后开出上方，并加工成粉叫其带回武汉用。1个月后其来电话告之，按照我的方法用了两次就全好了。第二年其携妻来看其他病时，我曾问其弟的花斑癣犯了没有。答曰：彻底好了，今年没有再犯。此病一年很难遇上几例，我曾经用过其他配方，效果都不如此方。

治白癜风效方（如意黑白散）

处方：墨旱莲90g，白芷60g，何首乌60g，白蒺藜60g，沙苑子60g，紫草45g，重楼45g，丹参30g，苦参30g，苍术24g，自然铜30g。共研细末，装瓶勿泄气。每日3次，每次6g，温开水送服。另外，用肉桂30g，补骨脂90g，水、酒各半浸泡1周后搽洗患处。（云南省老中医来春茂验方）

按：我曾用此方治2例轻证患者，一例男性，头部患铜钱大白癜风，一例10岁女孩，少腹和大腿根处一元硬币大小白癜风，均用此方3个月治愈。患大面积白癜风者没有治过，效果不知怎么样，如有机会可以试一试。

手足皲裂特效方

处方：桃仁50g，生猪板油50g。捣成油脂，每日搽患处4次或5次。

按：此病虽说不是什么大病，但是挺烦人。裂在脚上还罢了，不过痛点；裂在手上不仅痛，而且干不成活。所以此症的患者还是很苦恼的。

【验案一】2006年10月，西安市西郊某保险公司经理张女士在看其他病时，伸出手来叫我看，手拇指和手大鱼际处裂口纵横，说痛得钻心，平时洗碗、洗衣服时戴着橡胶手套极不方便，请求给予一治。我随手开出桃仁50g，令其捣成泥状，回去到市场上买一两新鲜猪板油，特别要求，必须是新鲜生猪板油，不是别的油，不能炼制，和桃仁捣在一起，放在一小瓶中密封，备用。每日将手用温水洗净，涂抹患处2次或3次即可。1周后，张女士告之，痊愈。

【验案二】2007年曾治疗一位回民老太太马某，亦是手足皲裂。因是回民，不能用猪板油，令其用牛、羊板油。亦效。

按：临床上，我每年用此法此方治愈手足皲裂者均在10余例。此方再加山莨菪碱50片，研末混在一起，治疗冬季冻疮亦是百用百效，愿同道试之。

第一讲 秘法薪传

皮肤瘙痒速效方

处方：每次苯海拉明2片，地塞米松2片，吲哚美辛（消炎痛）1片，一日3次，服3~4天停止。

【验案】2005年11月，我在某诊所坐诊时，遇到一湖南长沙老者，说大家都传你看病神了，你把我这病看一下。我来西安女儿家没几天，不知怎么搞得全身瘙痒，挠得满身血痂，一到晚上痒得钻心，无法入睡。已在医院打了2天针，打时不痒了，一停就又痒了。在其他大夫那里吃过几剂中药，现在仍然痒。听说你水平高，特找你给治疗下，帮帮忙吧！其言甚哀。我略为思考了一下，觉得我再开中药，效果未必赶得上前医所用之药，不如拿出手段先止痒再说，随即开出上方。并将上药一次量装入0号胶囊，一日3次，先予一天药。老人半信半疑，持药而去，第二天诊所一上班，老人就来了，说昨天晚上睡好觉了，不痒了，这是1周多来最舒服的一天了，请再给几天药彻底治好。1周后，该老叟要回湖南长沙，临走时又到我这里，求我再给他配1周的药带回去，以备后患。

按：临床上我屡屡用此方治疗各种皮肤瘙痒症。需要说明的是，该组方仅适用急性和轻型皮肤瘙痒症，对于一些长期顽固的皮肤病效果不佳，医者不可不知。

阴囊潮湿速愈散

处方：生牡蛎30g，枯矾60g，五倍子30g，黄丹30g。

用法：共研细。用时先将阴囊温水洗净，擦干，再用药粉搓揉2遍或3遍。笔者用此方治愈多例阴囊潮湿患者，具有收效快、方法简便之优点。下焦湿热明显者，可以加服龙胆泻肝丸；肾虚明显者可以加服知柏地黄丸，效果更好。

注意事项：用药期间禁食辣椒、葱、蒜、姜及鸡、羊、牛、犬肉等发物，有助于病情痊愈。

【验案】2008年3月8日，西电公司一退休高工白某找到我，拿出一张药方，说吃了十几剂了，治疗阴囊潮湿的效果一点不明显，阴囊还是水渍渍，很是懊恼不爽。并说此是省上某名老中医的方子，问我有什么办法。我看了方子，说这是二妙散加减，方子用得不错。但是临床效果并不理想，我有一方保你药到病除。随后写下上方并帮其加工好，交代清楚使用方法。该患者看如此简单之方而且价格不到2元，很不在意。说这能治病？我说试试看嘛！又不费事，常言说单方气死名医。一句戏言，3日后该患者找到我，一进门就冲我说你真神了！你那药真管用，2次后阴囊潮湿就干了。我说没什么，此乃一老中医之方，我屡用屡验，只不过有些医生轻视此方，一般不使用。我曾将此方介绍给一位出租车司机朋友用，谁知此患者在治好自己阴囊潮湿后，动了个小脑筋，把此药分包卖给同行，着实发了一笔小财。因为司机夏天开车常有此病。此乃后话，全当笑料。

外洗皮肤湿疹方

苦参60g，蛇床子30g，百部30g，益母草30g，野菊花、地骨皮各30g。煎水洗涤。每剂药可煎洗2次或3次，配内服更佳。

【验案】2008年，某女，25岁左右，陕西凤翔人，抱一女童，1岁多，全身出满湿疹，从头到脚无一好处，密密麻麻，有流黄水处，有脱皮处，叫人看了真有点惨不忍睹。请我给治疗。说在家乡很多地方求治，均因小儿太小，无法服药，用了一些外用药，如茵陈一类洗之，不见效。听老乡介绍，故从家乡赶来求诊。查看了小孩的病情，我也有些为难，孩子太小，无法服药。看来只有用外洗之法了。于是开出上方，令其煎出药汁，加水每天给小孩洗2遍或3遍。1周后，小孩全身的湿疹就干燥了。又用1周，皮痂脱净，皮肤光净。孩子母亲高兴得不得了，一个劲地道谢，邀请有机会到她家去做客。

按：该方前4味乃《名老中医之路》一书中龚志贤的秘方，我在实践中又加入了野菊花和地骨皮两味药，以清热解毒、凉血止痒，使方子更为周全。临床使用多年，疗效较好。

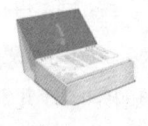

单方小技

这一节主要是介绍一些临床上所谓的"小窍门"，以便青年同道临时应急之用。

胃脘急痛时找元胡止痛片

临床上经常碰到一些患者捂着肚子喊痛找到你，叫给看一下。遇到这种情况肯定是先止痛，以解决当务之急。但作为一名中医，这时你不可能给人家开汤药或哌替啶（度冷丁）。怎么办呢？我有一个妙法，即用市售元胡止痛片20片，碾碎，一次冲服，5分钟即可解除疼痛。中医不是有一本书叫《雷公炮炙论》吗？其中记载有一句话：心痛欲死，速觅延胡。元胡就是现在的延胡索，又名玄胡索。用这个方法时，一定要注意，先排除胃穿孔一类疾病。切记：元胡止痛片一定要保证足量，而且必须碾碎冲服，不能减量或吞服。

第一讲 秘法薪传

【验案】2009年7月，一位患者在我坐诊的诊所排队等看病，突然叫了起来，捂着胃部蹲下，说肚子痛。我只好放下正在施诊的患者，过去查看。经简单检查，认为是胃痉挛。患者过去没有胃病，也没喝凉啤酒，我随手就拿了1小包元胡止痛片，碾碎给其冲服，5分钟后，患者安静了下来，不痛了。旁边的人说，你这是啥药，这么厉害，几分钟就把痛止住了。我戏言，不能外传，祖传的。众人大笑不止。

急性痢疾时莫忘利福平

学过西医的人都知道，利福平是治结核的有效药，但它还能治痢疾，而且效果很好。这不是我发现的，是从《老药新用》这本书里学来的。1992年7月间，我的大学同学来我单位出差，中午单位领导宴请，不知吃了什么不合适的食物，下午就开始腹泻，不停地如厕达十几次。因其父也是西医医师，故急忙输液，用抗生素，五六个小时过去了，仍然止不住。于是找到我，问有啥好办法。我说就用利福平吧。他一看说明，说是治结核的，他又没有结核。我说它也是杀菌的，书上记载有人用它治痢疾，效果相当好，你试试看嘛。给了0.3g的利福平胶囊，每次2粒，每日3次，当晚12时就止住了腹泻。第二天巩固一天就好了。作用简直太快了，连我的同学都感到不可思议。自此以后，为了方便，我常用利福平治痢疾，屡用屡效，比中药方便快捷得多。故记载于此，以备同道选用。

冰糖紫菀冬花水治咳嗽

看病看多了，经常遇到一些成年患者把小孩也领来叫你看。说你能看大人，小孩一定也能看。其实不然，我就不擅长看儿科。儿科古称哑科，因小孩说话表达不清，又不易于服汤药，故而我一般都婉拒。但是很多家长很执着，非要你看，也无法推辞，所以也只有想些办法配点儿童易吃易喝的药。

儿童一般易于发生两类疾病，即呼吸系统疾病和消化系统疾病。感冒咳嗽就是最常见的病证。找到我治疗的患儿大都是经过其他医院打针或喝糖浆不效的。针对这种情况，多年来我摸索了一个小方子，临床使用，药简效宏，患儿爱喝，我戏称为冰糖可乐。即冰糖50g，蜜紫菀15g，款冬花15g。紫菀、款冬花用小奶锅加水煮15分钟，算出药汁，趁热加入冰糖，搅化，倒入饮料瓶中当可乐喝，不分次数，一日喝完。每日1剂，2~3日即愈，深受家长欢迎。

按：该方出自清代《种福堂公选良方》，雷丰著的《时病论》中也曾提及。原方仅是款冬花和冰糖，紫菀为后加。因治咳嗽方中紫菀、款冬花为常用药对，故同用之。

【验案】我有一位老病号，一日，将8岁的孙女领来，说咳嗽1周了，也打针了，也喝了枇杷止咳露，都不管用，请我给看一下。我问：能喝中药吗？他摇头说不行，这娃吃东西很刁。我说那就给你开个家制"冰糖可乐"吧。他一听乐了，满口答应说：行！行！行！持方而去。1个月后，又找来，进门就要上次开的"可乐"方。说你那方真管用，上次喝了两三天就好了。自此以后，逢孙女病咳就来要方抓药。

一味鲜地龙治痄腮

地龙，又名广地龙、蚯蚓，为巨蚓科环节动物参环毛蚓、通俗环毛蚓、威廉环毛蚓或栉盲环毛蚓的干燥体，生用或鲜用。中医学认为，本品性味咸寒，体滑，入肝、脾、肺、膀胱经，有清热息风、平肝止痉、清肺平喘、通经活络、下行降泄、清热利尿之功，适用于壮热惊厥、肺热咳喘、风湿热痹、关节红肿疼痛，屈伸不利、热结膀胱、小便不利等。《本草纲目》言其"性寒而下行，性寒故有解诸热疾，下行故能利小便，治足疾而通经络也"。药理研究表明，本品含蚯蚓解热碱、蚯蚓素、蚯蚓毒素等，有解热镇静、抗惊厥、扩张支气管等作用。临床上除了有上述功能，我还常用其治腮腺炎，即中医的痄腮，效果比抗病毒剂和小柴胡汤类还快。

方法：捉五六条鲜蚯蚓冲去泥土，放入一小碗内，添一匙白砂糖，静置15分钟，即可看到渗出的液体，清澈透明。三伏天用手触摸一下，凉得就和冰块一样，其性寒可知。然后，用敷料蘸浸糊贴到患处，3小时一换，1～2日即愈。

【验案】1973年，我在农村插队的那年夏天，我们生产队队长的儿子，当年也就五六岁，患了腮腺炎，右侧腮帮红肿，体温39℃。我得悉后急忙背着药箱赶到他家。对这种病诊断不难，关键是用药，当时农村缺医少药，我急忙把从西安带来的平时都舍不得用的庆大霉素和卡那霉素，分两天给其注射，注射后也没见好转。当时急得我团团转，这如何是好？好在那时有一本《赤脚医生手册》，临阵磨刀，翻开书，看到了鲜蚯蚓可治痄腮，也顾不了多少，急忙在地里头挖了几条蚯蚓，如上法炮制，当天晚上急忙施用，当时不知道结果会如何，心里忐忑不安地过了一夜。第二天早上，天一亮，就急忙赶到队长家，队长老婆笑脸相迎，说一夜换了三次药，现在已经好了，也不发热了。我看到小孩已开始玩耍，心中的一块石头才算放下。

从此，我对活地龙治腮腺炎一法，记忆深刻，几十年过去了，用此法治过十几例，亦是屡用屡效。尽管现在治这种病用柴胡注射液或用清热解毒加消痰散结法效果也是很好，但我还是想写出来这段，说不定诸位同道哪一天也许会用上。鲜蚯蚓治痄腮，药简效宏。

再写一段地龙的传说供大家欣赏。

第一讲 秘法薪传

宋代洛阳"活洞宾":蚯蚓治火丹变地龙

相传,宋太祖赵匡胤登基不久,患了"缠腰火丹"病(西医称带状疱疹),他的哮喘病也一起复发了。太医院的医官们绞尽脑汁,仍是回春乏术,百无一验,太祖一怒之下,将所有治病的医官都监禁起来。后来,一位河南府的医官想起洛阳有位擅长治疗皮肤病的药铺掌柜,外号叫作"活洞宾"的,善治此病,于是上章推荐。"活洞宾"来到宫中,见太祖环腰长满了大豆形的水疱,像一串串珍珠一样。这时,太祖问道:"朕的病怎么样"?"活洞宾"连忙答道:"皇上不必忧愁,下民有好药,涂上几天就会好的。"太祖冷冷一笑:"许多名医都没有办法,你敢说此大话?""活洞宾"道:"倘若治不好皇上的病,下民情愿杀头,若治好了,请皇上释放被监禁的太医。"太祖回答道:"若真如此,就答应你的要求。"于是,"活洞宾"来到殿外,打开药罐,取出几条蚯蚓放在两个盘子里,撒上蜂糖,使其溶化为水液。他用棉花蘸水液涂在太祖患处,太祖立刻感到清凉舒适,疼痛减轻了许多。他又捧上另一盘蚯蚓汁,让太祖服下。太祖惊问:"这是何药,既可内服,又可外用?""活洞宾"怕讲实话而受到太祖责罚,就随机应变地说:"皇上是真龙天子下凡,民间俗药怎能奏效,这药叫作地龙,以龙补龙,定能奏效。"太祖听后非常高兴,立即服下。几天后,太祖的疱疹落,咳喘止,疼痛消失,又上朝了。"活洞宾"也因此而极尽荣华。从此,地龙的名声与功能也就广泛传开了。

五倍子胶囊治蛋白尿

说起五倍子很多人都知道,其为漆树科落叶灌木或小乔木植物盐肤木、青麸杨或红麸杨叶片上或叶柄上的虫瘿,主要由五倍子蚜寄生而形成。我国大部分地区均有,而以四川为主。秋季摘下虫瘿,煮死内部的寄生虫,干燥。生用。

五倍子味酸、涩,性寒,主要入肺、肾、大肠经。本品酸涩收敛,寒能清热,入肺、肾、大肠经,故有敛肺、涩肠、固精、止汗、止血等多方面功能。

传统应用于敛肺止咳,涩肠止泻,固精止遗,敛肺止汗,收敛止血。此外,本品外用还有解毒、消肿、收湿、敛疮等功效,可用于疮疖肿毒、湿疮流水、溃疡不敛等。单味研末外敷,也可配合枯矾同用。但用于治疗蛋白尿的人可能不多。临床上,

029

肾炎、过敏性紫癜、糖尿病、肾病综合征等都容易出现蛋白尿，而且治疗颇难见效，长时间用药都很难消除蛋白尿。

多年来，我用一法治疗蛋白尿较有效，而且经得起重复，是从上海老中医茹十眉那里学来的。即用五倍子胶囊。早年在读《上海老中医经验选编》时，看到茹十眉一则治疗"水肿"的医案颇受启发。现转录以下。

茹十眉治"水肿"医案

陈某，男，26岁。1975年8月起病。全身水肿，尿蛋白（+++），住外院诊断为肾病综合征，经用泼尼松（强的松）、环磷酰胺、苯丙酸诺龙等治疗2个多月，效果仍不显著。后自服云南白药，尿蛋白有所下降。出院不久，尿蛋白（+++）及管型。来我院门诊仍未能控制，由于肾功能试验明显减退，收入病房。

初诊：眼面及四肢水肿，小便短少，困倦无力，头晕腰酸，面时升火，口干不欲多饮，血压偏高，脉弦细，舌质偏红，苔薄腻。脾肾两虚。脾虚则水湿逗留，肾虚则肝阳易亢。拟平肝利尿，益气健脾。

处方：生地黄12g，生牡蛎30g（先煎），黑大豆30g，白术9g，茯苓12g，牡丹皮9g，车前子12g（包），金樱子15g，石韦30g，黄芪片3g（分吞），鲜白茅根30g。7剂。

二诊：四肢水肿渐退，尿较清长，尿蛋白（+++），仍有管型可见。血压下降，头晕减少。脉弦细，苔薄腻。再拟前法出入。原方去牡丹皮，加牛膝9g。

三诊：水肿已退，唯晨起眼睑肿未消，头晕腰酸均见好转，肾功能正常，唯尿蛋白（+++）。脉弦细数。拟前法添用清热解毒。

处方：白花蛇舌草30g，蛇莓30g，蛇六谷30g，生地黄12g，茯苓9g，白术9g，车前子12g（包），石韦30g，黄芪片3g（分吞）。7剂。

四诊：诸症悉减，尿蛋白仍不下降。此后除上方加减外，控制尿蛋白曾用金樱子、石龙芮、怀山药、桑螵蛸、蝉蜕等效果均不显著。

十诊起改用五倍子粉0.3g入胶囊，每次1粒，每日3次，第二天尿蛋白显著下降，每次化验均（+）或见痕迹。5日后一直正常。观察2个月左右未见反复，始出院。服五倍子粉以来，除便秘外，无其他不良反应，隔日加润肠片6片，大便即转正常。

在没有看到这则医案前，我治尿蛋白一直沿用大剂黄芪，或真武汤，效果都不理想。自从看到茹十眉老中医这则医案后，有意在临床上试用。十几年来，屡用屡效，故敢托出，以供同道应用。

【验案一】2006年3月，曾治一位10岁男孩。由其母亲带来就诊。

据述，患过敏性紫癜，开始为腹痛，后双小腿出现小片出血紫斑，在医院治3个月余，其他均愈，唯尿蛋白消不了，尿蛋白（+++）。人胖，体乏无力，不想活动。刻诊：舌淡苔白，脉沉滑微数，纳食一般，二便基本正常。辨证：热毒已去，脾肾气虚。

拟用健脾强肾剂加服专药五倍子胶囊。

处方：淫羊藿30g，仙茅6g，巴戟天10g，黄柏10g，知母10g，生黄芪30g，当归10g，太子参30g，茯苓15g，白术10g，甘草6g。10剂。水煎，送服五倍子胶囊1粒（0.3g），每日服3次。

10天后二诊：人稍有力，活动已不气喘，尿蛋白（+）。其母甚为高兴，要求继续治疗。效不更方，前方续服15剂，嘱咐宜食清淡，适当锻炼。

1个月后再诊：经化验，尿蛋白消失，基本痊愈，又服前方10剂善后。2个月后电话追访，未再出现尿蛋白。（《古道瘦马医案》）

【验案二】陈某，男，58岁，西电公司退休职工。糖尿病患者。2008年6月来我处要求给治疗尿蛋白。该患者为一长年老病号，长期服中药，现在血糖基本上已控制在正常范围，唯尿蛋白（++）消除不了。特慕名而来。经过四诊分析，我认为是湿热郁结，灼伤肾阴。方用五味消癥饮加减。

处方：青木香15g，桑椹30g，僵蚕30g，黄连6g，红花3g，墨旱莲30g，女贞子15g。10剂。水煎送服五倍子胶囊1粒（0.3g），每日服3次。

10天后二诊：尿蛋白（+），血糖正常。又续服10剂，化验尿蛋白消失，巩固10剂，痊愈。（《古道瘦马医案》）

按：茹老中医不欺我也。多年来临床上用五倍子胶囊治尿蛋白已成为我一绝招，疗效在90%以上。该法操作简单，服用方便，效果显著，这里不愿私秘，故而献出，供同道用之。

草果是立化腻苔之妙药

中焦湿浊不化，舌易苔白腻而厚，这是临床上很常见的现象。一般原则是芳香化湿，常用药是砂仁、厚朴、草豆蔻、石菖蒲、佩兰、丁香之类，然而临床上使用多年，虽说都有效，但效果都不是很满意，无一味能达到立竿见影之效，常常是拖以时日方能化去。为此，曾翻阅大量医籍，试过多种具有芳香化湿的药品，还是不得良药。

某年夏天，在我妹妹家做客，偶然发现她每次调凉菜都用一种调料水，其中有草果、小茴香、豆蔻、桂皮、花椒等，故问为什么每次凉菜都用这种调料水，而且草果还较多，妹亦略通中药，答曰：草果芳香化湿，杀腻去寒，夏令凉食之佳料。听后若有所思，颇受启发。

回家后翻书查阅：草果，首见于《饮膳正要》，最早是作调料用，民间煮肉时常用草果一二枚，与八角茴香、桂皮、花椒等共作调味佳品，调凉菜时将上药泡水浇之，其味香扑鼻，能增强消化，增进食欲，且食后无碍胃壅气及寒凉伤胃之弊。方药中用得相对较少。

吴有性治疗温疫的达原饮，方中用草果取其能芳香透达膜原湿浊之邪，古今皆知。且达原饮的典型舌象就是苔白厚积如粉，同样都湿郁中焦，只不过一为外感，一为内伤罢了，病机应该是相同的。中医不是有异病同治法吗？何况达原饮的主药之一就是草果，为何不能借来一用？

受其启发，而后我在内科疑难杂病中，凡见舌苔白厚湿腻，中焦寒湿壅滞难化，久治效差者，常于方中加草果6～9g，结果两三天白腻舌苔就退去，取效甚捷。踏破铁鞋无觅处，得来全不费工夫。终于在偶然中找到了这味梦寐以求的立化腻苔的良药。

【验案】曾治一中年妇女，一日来到我处，伸出舌头叫我看，舌质淡胖大有齿印，苔白厚腻，不想吃东西，晨起口中黏腻有臭味，说消化不好，湿气太大。述说吃了江中消食片和保和丸都没有解决问题，请我给看一下，吃几剂中药，重点解决一下口臭腻苔。我把了一下脉，右手沉濡，左手略滑兼浮。患者腹部微胀，大便稀溏。辨为脾虚湿滞，食积日久，略有郁热。方用四君子汤合平胃散加草果。

处方：党参15g，茯苓30g，苍术15g，厚朴12g，陈皮12g，草果9g，甘草10g，龙胆草3g，炒山楂、炒神曲、炒麦芽各10g。3剂，水煎服。

3天后复诊：舌白腻苔退去八九，腹已不胀，口中亦感清爽多了。要求再服几剂。续服7剂，痊愈。(《古道瘦马医案》)

按：凡中焦湿浊不化，特别是舌苔白腻而厚者，多于辨证处方中加草果6～9g，收获均甚理想。于是进一步体会到，用草果作调料的真正用意，乃用其辛温芳香之性，防止油腻、生冷滞气碍胃，达到化湿醒脾之目的。临证当选优择能，取其之长，为医道知药善任之基本功也。

第一讲 秘法薪传

心痛定巧治妇女痛经

心痛定,学名硝苯地平,临床常用于心绞痛和高血压病。但其用于治疗痛经也是一味绝妙之药。它具有止痛快、药价廉、使用方便的特点,临床上既能治疗急痛,长期使用也能治愈痛经,是一个不可多得的好药。学中医的同道不妨将其纳入自己的医药宝库中。

用法:痛时立即口中嚼碎1片,不要咽下,就在口中含化。此药无其他怪味,纯甜,就和吃水果糖一样,不到5分钟就可以缓解疼痛。我使用过多年,效果奇佳。很多痛经患者发病时痛得哭天喊地,地上打滚,服完此药,不一会儿哭去笑来,以为用了什么灵丹妙药,其实她哪里知道,这是一个在西药里再普通不过的药了。

有一点诸位切记,当时不能告诉患者是治疗心脏病的药,否则她可能会拒服,你也就达不到出奇制胜、一鸣惊人的效果了。最好将此药常备在抽屉中,以备急用。

【验案】2007年5月间,一张姓青年妇女,系某部队医院护士,一日来到我坐诊的药房买药,突然蹲下,捂着肚子,皱着眉,咬着牙,呻吟着,头上的冷汗直往下滚。我见此状,急忙起身走到她旁边,问是怎么回事,哪里不舒服。答曰:子宫腺肌症引起的痛经。到底是医院的人,既报出病又报出症,言简意赅。我说我给你1片急救止痛药吃吧。她问什么药?能立即止痛吗?我说祖传灵丹,止痛没问题。随即从抽屉瓶中取出1片硝苯地平,令其立即口中嚼碎。5分钟后其痛缓解,感到十分惊讶,问到底给吃的什么好药,她到医院去取。答曰:1片硝苯地平。患者一愣,一时说不出话来。过了一会儿,回过神来,说了一句,真不可思议。接着问中医能否治疗子宫腺肌症,并说西医除了手术外别无他法,因自己不到40岁,不愿切除子宫。我说不妨用中医治一段时间看看。由于当时立即缓解了她的痛经,她对中医油然产生了敬佩和信任,故而要求我用中医给她治子宫腺肌症。我按中医癥瘕证,以桂枝茯苓丸加独一味胶囊,3个月治愈。

按:上述情况我经常遇到,常常是1片硝苯地平解决问题。硝苯地平不仅治疗急性痛经快,对一些急性胃痛、胆绞痛、肾结石痛的缓解也比较快,我在临床上也常用。甚至一些皮肤瘙痒症用此药效果也挺好。

另,我在试服中药甘遂时,一上午竟泻了20多次,为了止泻,立即嚼服了1片硝苯地平,亦是5~6分钟就止泻,其速度之快,令人赞叹不已。对其药理未深究过,我只看其作用。临床运用于较多病症中,效果甚佳,可以说是一味不可多得的妙药。诸位同道不妨在临床一试。

红参 APC 汤治疗体虚感冒

平时临床上经常见到一些人，身体素亏，元气虚弱，正不胜邪，不能卫外，稍有不慎，如突遇风吹或雨淋，即感不适，甚至有时不知不觉即感受风寒之邪，出现头晕头痛、身痛重着、鼻塞、流清涕等感冒证候，病后体质更虚，更易遭受外邪，形成恶性循环。常需服大剂扶正逐邪之剂方能奏效。若外出旅行，则煎服药不便。虽服中成药，如九味羌活丸、川芎茶调丸、人参败毒丸及西药复方阿司匹林（APC）等，亦无效果。有时加理疗、按摩、针灸等见效也不明显。但实践中，红参 APC 汤对本病则疗效较好。方用红参6～10g，用小刀切片，加开水80ml 浸泡10分钟（煮开3分钟亦可），稍冷连药和汤送服复方阿司匹林（APC），服后卧床休息2小时，醒后身上可有微汗或不出汗，诸症消失，恢复如常。疗效极为满意，屡试屡验。

【验案一】王某，45岁。素体亏虚，经常生病，常服温阳益气之品。一次外出开会，由于路途劳累，风寒外袭，随即头晕闷胀痛，身体疼痛，恶风寒，欲呕恶，卧床不起。经按摩、针灸及服人参败毒丸等治疗，无甚效果。思考良久，速购红参10g，切片泡开水冲服复方阿司匹林1片。药后静卧2小时，醒后感冒诸症消失，恢复常态。

【验案二】陈某，男，78岁。素有气管炎、肺气肿、风湿性关节疼痛。一次突然全身颤抖不能控制，畏寒怯冷，咬牙不能言语，不热不渴，舌质不红，苔白厚腻，脉缓无力，断为气虚风寒侵袭所致。速用红参10g，切片，加水煮沸3分钟，稍冷。冲服复方阿司匹林1片。药后休息2小时，寒战诸症豁然消失，效果卓著。

按：本方临床运用时，要注意必须是气虚外感风寒之邪方可应用，如果是其他湿热、风热等则禁用。在应用时若红参质差，可稍加大用量。此经验乃学习于四川内江名医胡国栋。

除了气虚感冒用红参 APC 简易方法外，我在临床上对于非气虚者还用另一简便方法，姑且称为石膏 APC 汤，专治外感体实之感冒。方为生石膏150g，水煎，分2次或3次送服复方阿司匹林1片。生石膏水当开水频饮（注意一定要温热），避风，一二日出汗即愈。

2002年5月间，我的侄子王某，时值外感，在其父诊所输液1周，体热不退，每日均在38.5℃左右，各种抗生素已用遍，无效。于是领到我家，让用中药给予治疗。

患者正值青年，且别无他症，仅发热一症。由于我受张锡纯学说影响较深，所以就采取了用大量生石膏煎水频饮，同时加用西药复方阿司匹林1片，当天下午体温降至37℃。次日又服用一天，体温恢复正常。其速度之快，方法之简单令人惊讶。

其实，我觉得临床上有很多病症，完全可以用小方简方处理，不必动辄大方重剂频投。如发热一症，只要不并发上呼吸道感染，则不必用大量抗生素，用生石膏APC汤治之，疗效非常显著。我的家人包括我自己在感冒初期，往往就是几片复方阿司匹林，外加生石膏或红参片即可痊愈，很少用抗生素。现在之所以写出，是希望并方便为医者自用，诸位同道且莫小视此方此法也。

马钱子外敷治面瘫

中医学有很多秘方，用起来非常有效，方便而且药价便宜。马钱子外敷治面瘫就是一个有效的秘方。

面瘫这种病大家都知道，即使没有学过医的也能诊断出这种病——口眼㖞斜。而且很多人都知道要用黄鳝血外敷治疗，学过中医的也都知道要用牵正散。其实这两种方法治疗面瘫效果都一般，有时候甚至无效，我在早年临床上屡用屡败。后来通过学习，终于找到了一个有效的方药，即外用马钱子，内服麻葛牵正散。现具体论述如下。

面神经麻痹是由面神经炎引发的一侧面肌瘫痪（贝氏麻痹），简称面瘫。中医叫"口僻"（口㖞斜僻），俗称吊线风、㖞嘴风，以口眼㖞斜为主要症状。

历代医家认为，本病是风邪所致，故归类于风门中。如《诸病源候论·偏风口㖞候》说："偏风口㖞是体虚受风，风入于夹口之筋也。"因此，在中医界把宋代杨倓的牵正散视为治疗本病的代表方剂。该方有祛风化痰作用。其实面瘫病因非风非痰，所以用该方疗效并不理想。

从临床上看，面瘫多为气虚血络瘀滞，宜扶正祛邪，可用麻葛牵正散（麻黄10g，葛根30g，白附子10g，全蝎10g，炒僵蚕10g，蝉蜕15g，黄芪30g，防风10g，荆芥10g，当归10g，川芎12g，桂枝15g，赤芍15g，白芷12g。此量为我临床上习惯用量，仅供参考）内服。再加上外敷马钱子粉（马钱子、白附子等量），一般1周就可以治愈。

治疗面瘫，内外兼治效果最好，但是外治法尤为重要，有时候仅用外治法就可治愈，对此不可不知。面瘫外治法颇多，最有效的是用马钱子粉、白附子粉等份撒在胶布或伤湿止痛膏（只用半张）上，贴于口角地仓穴，向左㖞者贴右边，向右㖞者贴左边，24小时更换1次。

【验案】陈某，男，47岁，某部队干部。2007年正月，外出跑操回来，突然发现口眼㖞斜，第三天来诊。经检查右眼不能闭合，右额纹消失，口角向左侧㖞斜。诊为面神经炎，即中医的面瘫。我即用马钱子粉外贴右边地仓穴，兼用汤药麻葛牵正散，1周即愈。无任何后遗症。

按：多年来，我用此方此法治愈几十例面瘫患者，疗效在95%以上，尤其是单独用外敷马钱子粉亦能治愈，故敢托出，同道不妨临床试之。

附：干蝎尾治疗急性扁桃体炎

此法乃我一军医朋友所传，临床运用多年，疗效可靠，方简力宏，特此列出。

具体的方法：干蝎尾3～5条，在药钵中研成粉末，放在约3cm×3cm大小的胶布上，将双侧下颌角内侧清洗干净，擦干，将有干蝎尾粉末的胶布贴上即可（其位置正好对着咽部的扁桃体）。2～3天即可痊愈。

曾治一熟人王姓男孩，患扁桃体炎，双侧扁桃体红肿，体温38.5℃，因不愿服汤药，我即用干蝎尾依上法给贴敷。次日体温即降至正常，肿大的扁桃体逐步缩小，原来肿得较小的一侧于15小时后完全消退，较大的一侧经24小时亦消退，未用其他任何药物。除敷药的局部略痒外，未见任何不良反应。

我曾用这种方法治过多位患者，其中有化脓的，单用此法均有奇效，而且越早治效果越好。

鲜藕取汁治鼻衄

临床上经常碰到鼻衄、齿衄、倒经的患者，我在早期惯用犀角地黄汤进行治疗，后来看到名医郑侨的藕节地黄汤专治此类患者，疗效显著，就学习并运用于临床，每每应手取效。郑侨的藕节地黄汤组成为藕节、生地黄、麦冬、玄参、甘草。功用：养阴清热，凉血止血。主治：热伤阳络衄血证，如吐血、衄血、便血、发斑。本方源自《千金方》犀角地黄汤。犀角地黄汤为甘咸微苦之剂，功用为清热解毒，凉血散瘀。郑老在讲解此方时特别指出，此方有效，贵在用生藕节，其味甘，性寒，能解热，凉血散瘀，止吐衄及止淋漓，一切血证，单用生藕节亦可收到满意疗效。看到这里，我突然想到平时治疗鼻衄患者，虽说服药都能治愈，但小儿居多，服乎两三剂汤药就不愿再服了，缘于药味不好喝。现代的小孩，我经常戏称为喝可乐长大的一代。小小年纪喝苦药水，确实不便。能不能找一个简便的方法？于是就想到藕节这里。既然郑老中医说此方关键之药为藕节，那么藕节不是长在莲藕上吗？煮藕节既不干净又不好喝，直接取莲藕怎么样？于是再遇到小儿鼻衄患者时，我有意不开汤药，令其父母买大量莲藕和马蹄榨汁加白糖频饮，连用1周，结果收到了预期的效果，鼻衄得到了治愈。有时为了更方便，直接让患儿父母煮莲藕，将汤汁加白糖当饮料随意饮用1周，亦收到了良好的疗效。因有效方便，不愿私秘，故录出供同道参考用之。

> **附：群贤见智录**
>
> 1.郑侨主任医师是黑龙江名医，曾以滋阴抑阳、凉血止血法治疗证属阴亏阳炽、热灼肺络之支气管扩张咯血患者，药用玄参、麦冬、石斛、山药、当归、白芍、龙骨、牡蛎、藕节、白茅根。方中重用藕节50g。(《中国现代名中医医案精华》)
>
> 2.梁贻俊教授是当代著名中医，治疗原发性血小板减少性紫癜、齿衄、鼻衄、再生障碍性贫血证属阴虚火旺、血热妄行者，常配伍应用藕节20～200g，屡屡获效。(《梁贻俊临床经验辑要》)
>
> 3.黄和医师认为，藕节不仅收敛止血，生用更有清热解毒、凉血止血之功，且兼可化瘀，对肺热之咯血、鼻衄，肝胃热之上消化道出血、齿衄，肾膀胱热之血尿，营血蕴热之紫癜及内热崩漏、胎漏等阴虚火旺、血热妄行之出血证均有良效。用量为20～150g。

【评析】藕节，味甘、涩，性平，归肝、肺、胃经。有收敛止血之功效。主治吐衄、咯血、血便、血尿、崩漏下血等。

藕节甘能滋阴，涩以止血，凉可清热，中通行水，清散瘀血。其功用主要有五：①止血，以凉涩之性善能收敛止血及凉血止血，对阴虚血热之咯血、衄血、溺血、崩漏尤宜；②利湿行水，适用于肝胆及脾胃湿热之上消化道出血、下焦湿热之溺血、血淋等；③清热解毒；④治内外疮疡；⑤通瘀。

常用量：煎服，10～15g，大剂量可用至30g。

藕节生用性平偏凉，止血散瘀力胜，多用于因热而出血证，鲜品效果更佳；炒炭用性平偏温，收敛止血效佳，多用于虚寒性慢性出血证。

现代药理研究：藕节具有止血、降血糖等作用。

上举3位医家之证治，反映了藕节治疗咯血、呕血、衄血、崩漏、血尿、血小板减少性紫癜、再生障碍性贫血等病证之经验，其最小用量20g，最大用量200g。藕节甘平无毒，药性平和，临床应用安全，其清热、愈疡、止血、利湿之功随其剂量加大而增强，临证可依证情适当加大用量。(《中药重剂证治录》)

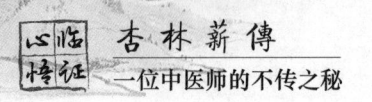

吴茱萸外敷巧治高血压

唐朝大诗人王维在《九月九日忆山东兄弟》一诗中写道："独在异乡为异客，每逢佳节倍思亲，遥知兄弟登高处，遍插茱萸少一人。"说起这首脍炙人口的名诗中的茱萸，就是我们常用的中药吴茱萸。

据《中国药典》记载：吴茱萸，辛、苦、热，有小毒，归肝、脾、胃、肾经，具有疏肝下气、温中散寒、燥湿助阳的功能，用于厥阴头痛、寒疝腹痛、呕吐吞酸、五更泄泻，外治口疮等症。我在临床上除了频繁用于上述病证外，还用于治疗高血压病，收效颇速。

高血压一般易表现为肝阳上亢，治疗时内服中药常用平肝潜阳法，菊花、钩藤、石决明、龙骨、牡蛎大剂频投，收效颇为不易。患者常常抱怨中药疗效太慢，不如西药快速，这是事实。那中药里有没有能与西药媲美的呢？有！这就是吴茱萸，当天用当天就能起效，毫不逊色于西药。既便宜又安全。其用法简之又简，吴茱萸打粉外敷涌泉穴即可。

【验案】我曾治一中年男性高血压病患者，为某物业公司经理，常年血压160/110mmHg（21.3/14.7kPa），经常头晕失眠，两腿酸软。辨证为肝肾阴虚，肝阳上亢。用张锡纯镇肝熄风汤加减，1周后基本恢复正常，但舒张压始终高于90mmHg（12.0kPa）。患者又嫌中药不好喝，要求给予中成药。我又给予杞菊地黄丸常服，疗效也是时好时坏，颇为苦恼。无奈，又加服西药代文之类，服一段时间又找到我说西药不良反应太大，长期服用会伤肝肾。并说最近报纸上登了一则广告，药贴肚脐治高血压，一个疗程300多元，问我行不行？我说恐怕不行，略加思索，随手就开了吴茱萸100g，现场打粉，又买了4张最便宜的伤湿止痛膏，一匙吴茱萸粉，一小杯醋，调合好，敷在双足涌泉穴。测当时血压为140/100mmHg。第二天中午，该患者又来了，现测血压125/80mmHg。神了，该经理叫了起来，两块钱不到竟然把血压降到这么好的程度。

第二讲 用药传奇

古人云：中医不传之秘在于量。本讲所述，就是医中真秘，即余临证多年研究探索出的部分用药经验，全为亲身体验和临证之效，其中之药量不为一般书所记载，也不为一般人所掌握，学者如能习之，将有益于医术的提高。

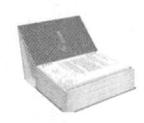

堪当重任之半夏

半夏味辛性温，体滑而燥，其除湿化痰，和胃健脾，发表开郁，降逆止呕，人皆知之。然其作用远不止此，恐世人埋没，失去一能担当大任之药，现将自己临床多年在其他方面运用的体会公布于众。

半夏治失眠远胜于酸枣仁、何首乌藤、合欢花之类。我在临床治疗严重失眠或经常服用大量地西泮（安定）类患者，为了当晚起效，取得患者对中医之信赖，一般都是启用撒手锏——半夏秫米汤，患者服完即可以熟睡。说到这里大家也许不信，用此方治失眠古往今来验案无数，但是能否达到百试百验恐不多。

这里有个诀窍，不妨告诉大家。一是大量，二是晚服。大量是1剂少则90g，多则120g，量少则疗效不佳；晚服是白天不要吃，晚饭时吃1次，临睡前1小时吃1次。

记住！临床上很多医师不讲究方法，开了镇静安神药，不交代服法，仍然叫患者按传统服法，每日服2次，上午1次，下午1次，结果很多患者上午服药后昏昏欲睡或者干脆中午又睡一觉，这样到晚上就很难入睡。

【验案】兰某，男，67岁，住西安大学习巷，回民。2010年3月慕名找到我说，失眠几年了，老睡不踏实，一夜就能合眼2~3小时，随后就在床上辗转反侧到天明，心烦意乱，第二天起来头昏脑涨，无精打采，苦恼极了。吃过脑白金、褪黑色素、安神枣仁口服液等一大堆治失眠之药，都不管用，现在只能靠地西泮睡几个小时，恳请你给治一治。

刻诊：面憔悴，舌红苔黄厚腻，脉弦滑迟缓，心动过缓，其余均好，能吃能喝。应该说是痰火郁积、热盛扰神之证，辨证不难。对于这样的患者，久治不愈，如果还用常规药物，开3～5剂药，绝对不会有效，患者肯定会一走了之，不会再回头，而且还会宣传说，王大夫就那么回事了，一般般。所以起手我就用了撒手锏。方用半夏秫米汤合黄连温胆汤。

处方：清半夏、法半夏各60g，薏苡仁30g，天竺黄30g，枳实15g，陈皮15g，茯苓30g，黄连10g，桂枝、甘草各10g（考虑心动过缓加入桂枝甘草）。3剂。

服法：每日晚饭时吃1次，少量（煎液的1/3），临睡前1小时将余药饮下，排空小便。

患者听完后说，你这大夫的药吃法还和别人不一样，而且药量这么大，又没有酸枣仁类，能行吗？看来还是个老江湖了，久病成良医嘛。我说先试试看，不行我再想办法。患者半信半疑持药而去。

一天过去没消息，两天过去仍然没有回音，第三天，患者来了，满面春风，一见我就跷起拇指，说你真行，服了。吃了你的药，当晚不放心还吃了2片地西泮，结果就睡了6个小时。第二天晚上大胆不吃地西泮，光服你的药，仍然睡了6小时。今天来，一是报告好消息，二是因为明天你不上班，提前把药开下。此患者以后又连续用药1个月余，基本治愈。

这其中还有个插曲，该患者吃了10余天，效果挺好，夜夜入睡，突然中间有一周未来。我曾许诺一个多月治好，怎么吃了十来天就不来了呢？真好了吗？正在纳闷，患者又来了，一进门，脸先红了，冲着我直道歉。不好意思，这周没来，动了个歪脑筋，原嫌你这药贵，我又到其他诊所去看了。并把方子拿出来，说吃了几剂药一点作用都没有，只好又来麻烦你，别见怪。我把方子接过来一看，仍是套方，酸枣仁汤加减。我说不要紧，我原先之所以让你多吃一段时间，是为了形成一个习惯，以便克服顽疾。患者心服口服，说一定听大夫的话，坚持到底。

按：临床上治失眠，我看大多数大夫都是用酸枣仁汤加减，改换其他方子的很少，在此，将我用大量半夏治失眠经验贡献出来，给大家提供一个思路。

关于半夏有毒之说，我谈一下自己的认识。

《药典》和大多数同道都认为半夏有毒，很多名医案也是一再谈到。实践是检验真理的唯一标准。我临床几十年用半夏（包括生半夏），不管用多大量（最大量用过250g，自己尝试），从未发现有中毒现象。有的大夫为了解毒，加同等量的生姜，我看加不加都一样。从《黄帝内经》到医圣张仲景的《伤寒论》，记载用半夏都是

第二讲　用药传奇

成升的用，而且很普遍，从未见有中毒的记载，后人不知从什么时候起竟说其有毒。

那么问题究竟出在哪里了呢？实际上半夏和山药、芋头是一类的，仔细观察，它们皮下都有一层黏液类的东西。经常做饭的人都知道在刮山药、芋头的皮之后，手都会发痒，双手拿到火上一烤就好了。二物煮熟后都不辣口，而且很面、甜。实际上半夏也是这样的，皮下有黏液。君不见《伤寒论》用半夏条下都注一"洗"字么？洗去黏液就是为了去除其刺激皮肤黏膜的作用。因该黏液物质能刺激喉头，使人喉头水肿而引起窒息死亡。这就是半夏有毒之说的缘由。但是该黏液物质一经高温就不存在刺激性了。

记住！一定要高温先煮。如果还不放心，不妨自己先从15g吃起，按15g依次递加试一试。要知梨的味道，先自己尝一尝嘛！我一生尝过的中药达百种，别有风味，更正了书上很多不正确的记载，以后我还会谈到。

除了用半夏治失眠，我还常用其治疗无名肿块和癌症及部分皮肤病，也是屡建奇功，所以希望同道不可小觑半夏之作用。

附：网友交流

茯神：半夏治失眠效果确实不错。

神奇平衡力：很好的经验，但不知现在的水半夏和旱半夏有没有区别？两种的价格差很多啊。

古道瘦马：是有区别，而且很大，要用旱半夏，水半夏无效。注意！

大内密探：余国俊老师也是重用半夏治疗失眠。

zcm1962931：重用半夏治失眠，我也曾经用过，有效有不效，但没有用到过这么大的量，一般30g，最多用过45g。原因一是量大怕有事，比如肝损什么的，二是量大药房不发。

幼医：要用半夏，就得用生旱半夏，这样才有效果。我常用生旱半夏，用量应该是算大的，一般都是随便抓一大把。只有临床上需要，就非用不可，大胆用，没有什么中毒的。但是，都是和大量生姜一起用。我一般不单用半夏。

王家祥：半夏禀金秋之气，可以敛浮越之阳，故可以治疗失眠，疗效的确显著。我用过，只是没先生的用量大。今后试试。

Simonzhujing：谈半夏的用量（转载）

本文摘自《中医杂志》1986年10期，是天津中医学院牛元起的关于半夏用量的文章，觉得很好，特摘录其中片段，与大家一起分享。以下是作者原文的摘录。

古今衡器不同，南北气候、习惯不同，用量难以掌握。据古人用药比例，结合个人诊疗实践，将清半夏的用量分为三类，效果满意，兹简介如下。

对于脾不化湿，酿痰停饮，胃逆呕恶诸证，一般可用9～15g，如二陈汤、旋覆代赭汤、小陷胸汤等方。小半夏汤、半夏厚朴汤等一般也可用15g，但其用量应与生姜互参，基本持平，不能明显高于生姜用量。因和胃化饮止呕是姜、夏相互的作用，并非生姜佐半夏。旋覆代赭汤、厚朴生姜半夏甘草人参汤的姜、夏比例也应如此。

对于心下痞结较甚，呕吐较顽固，逆气冲咽或不寐证，则应投以大量，30～60g，甚至达120g（久煎）。吴瑭就有"一两降逆，二两安眠"的论述。治疗上述重证，不用大量不宜显效。笔者有很多病例都是先用常量不效或不理想，原方加大清半夏用量而获显效的。所以只要辨证准确，亦可直接用大量，不会有不良反应的，而且能缩短疗程。笔者曾以温胆加秫米汤治疗家母三昼夜目不瞑、不思食、无所苦证；以半夏泻心汤治疗左某心下痞满，气闷为之俯仰证；以生姜泻心汤治疗王某痞满、肠鸣、泻痢证（查为细菌性痢疾），都是迳投清半夏60g，其他药为一般量，一剂即获显效。当然，如果把握不大，可先少用，不效再加量，也是可行的。而且较为稳妥。

对于阴虚气逆、脾虚生湿、胃气呆滞诸证，应以半夏为佐、为使，宜投小量，6～9g。如麦门冬汤、六君子汤等。尤其是肺胃阴虚者，其用量宁小勿大。至于麦门冬汤原方，是以火逆上气为主证，故半夏用量较参、草、粳米为多，但麦冬剂量远远高于半夏（以容量计为7∶1）。这种病因、主证、药量的匹配关系，确实是值得注意的。然而，当今多用以治疗热病后或杂病中的肺胃津伤证而上气不著者，所以半夏剂量亦当大幅度削减。

笔者所言用量，仅是个人的肤浅体会，而且受所处地域之限。临床还当因人、因地、因时具体掌握。

附：名贤漫谈半夏

1. 用生半夏好　半夏是一味重要而又常用的中药。早在公元初的《神农本草经》中，就记载它有主治伤寒寒热，胸胀咳逆，心下坚，咽喉肿痛，下气肠鸣等作用。后在张仲景《伤寒杂病论》中，应用甚广。例如在小青龙汤、大小柴胡汤、半夏泻心汤、甘草泻心汤、厚朴麻黄汤、泽漆汤等方中均应用了半夏。详察仲景方中之半夏，无一字提及"法半夏"或"清半夏"者，方中只注有一"洗"字而已，可见仲景方中之半夏乃生半夏。后人忽视此注，方中不敢用生半夏，甚至畏夏如虎。其实，大可不必。所谓生半夏有毒者，乃指其"戟人咽喉"之性而已，非全身毒物也。按陶弘景说："凡用以汤洗十许过令滑尽，不尔有毒，戟人咽喉。"可见其毒主要在于对局部黏膜具有强烈的刺激作用。人服生半夏粉可发生口腔、咽喉或消化道肿胀、疼痛，流涎，痉挛，呼吸困难，腹痛，呕吐等症，但汤剂中则不然，经过水煎，其辛辣刺激成分消失，而其药理作用依然如故。我在临床几十年工作中，汤方中多用生半夏，而且常用至两许，恒收桴鼓之效，未见其毒人之过。不尔所谓白矾半夏，几经浸泡，矾味浓厚，虽云解毒，实无药性，只存滓粕而已，欲其止呕吐、去心下坚、除胸胀咳逆、开胃健脾、利窍行湿已无能为力，徒有其名。因之我在汤方中必用生半夏，绝不用白矾半夏。根据生半夏有其良效，不仅可用治心下痞、妊娠恶阻、湿痰咳嗽、胃寒哕逆等症，而且用于黄疸喘满、脾湿饮停诸症，盖以其复有利窍行湿之功故也。总之，生半夏在汤剂中不失为良药，煎煮后无毒而有药效，绝不可将加热煎煮后之生半夏，仍与未煎之生半夏等同起来，遂矫枉过正。而在汤剂中，一概用白矾半夏之渣滓，自以为无毒而保险，实际上所用之清半夏，仅徒有其名，而绝无实效也。然也，否也，明者鉴之。（牡丹江市名医——王廷璋）

2. 半夏治疗恶阻　我的临床体会，对于妊娠恶阻的治疗，应以辨证为依据而选用适当的方药。但半夏止呕，确有殊功，所以对于妊娠恶阻，使用的机会很多。

大凡半夏所治之呕，多为水湿痰饮阻于中焦，使胃失和降而致者。因为半夏既能燥湿祛痰，又长于和胃降逆，而恶阻之由中虚停痰积饮而致者颇为多见。如《妇人良方》说："妊娠恶阻，由胃怯弱，中脘停痰。"《女科指要》说："妊娠脾胃虚弱，夹气而痰涎内滞，致病恶阻。"所以我治恶阻，常用《金匮要略·痰饮咳嗽病脉证并治篇》之小半夏汤（半夏10~15g，茯苓20～30g，生姜15～20g）为基本方，随病之寒热虚实而加味，药煎好后，晾温，每10～15分钟呷下半口，半日服完，疗效比较满意，一般1剂或2剂即可见效。

唯我治恶阻及神经性呕吐所用之半夏，多系生半夏，即采集后撞去粗皮，阴干后即可，不再用其他方法加工炮制。我之所以用生半夏，是由于现在半夏的加工方法，系用白矾水浸泡，或以半夏与白矾同煮透晾干切片。白矾的化学成分为硫酸铝钾，与半夏同制，有助于治痰，而不利于止呕。张锡纯曾经指出："特是呕者，最忌矾味。"所以他的安胃饮、薯蓣半夏粥等方用半夏，都"淘至无丝毫矾味"才用，名之为"清半夏"。曹颖甫《金匮发微》亦指出，半夏的加工方法太繁，且久经浸泡，去其药味而留其渣滓，欲以止呕，岂能有效？生半夏有毒，是指用它生嚼，或用丸、散、粉剂，其临床表现为口腔及咽喉黏膜烧灼感或麻辣感，胃部不适、恶心、胸闷、舌、咽、口腔麻木肿痛，有的可出现腹泻。但以生半夏作煎剂，无论加用生姜与否，只要煎足1小时，其有毒成分可被破坏，而止呕作用不受影响。如经过久煮服后咽喉、舌根仍有不适感者，可嚼生姜一二片，或含咽一匙白糖，即可消除。半夏动胎之说不能成立，妊娠恶阻是可以服用半夏的。（何绍奇）

3. 治痹之秘在于重剂　豁痰重用半夏、天南星各60g。按《黄帝内经》十三方中有"半夏秫米汤"治不寐，《灵枢》谓其效曰"覆杯则卧矣"。观《吴鞠通医案》治不寐每用半夏少则1～2两，重则4两，临证用吴氏之量治不寐数十年，取效甚捷，从未发生过不良反应，可证古人早已掌握半夏镇静之功也。多年临证体会，半夏不同之用量有不同之功效，如6～12g，具有和胃之功；10～20g，则有降逆止呕、化痰畅中之效；若30g，能安神疗不寐；60g以上，又具有镇痛之效。（天津名老中医——王士福）

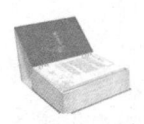

起死回生说仙鹤

仙鹤草味苦，性凉（我自己在实践中感到不凉反而性平柔和），入肺、脾、肝经。具有止血、凉血、强壮、消肿、止泻等作用。大多数医生在临床上多用于止血，尤其妇科，包括西医都是这样用。我也不例外，在治崩漏症时大多数也要添加这味药，

第二讲 用药传奇

而且量很大,最少用100g以上,这是常事。但是如果仅局限于这个方面,那就太委屈这味药了,大材小用。为了不埋没"药才",现根据我多年临床经验谈点运用仙鹤草其他方面的认识。

仙鹤草这味药,我在临床上主要发挥其两个方面的作用,一是强壮,替代党参、太子参及部分人参作用;二是止泻、止咳、止带之作用,特别是腹泻方面。我经常爱用小柴胡汤治疗免疫力低下的慢性感冒,其中的党参一药常用仙鹤草替代,轻量60g,重则100~150g,效果奇佳,一般3~5剂药即可治愈,比党参好使。在用附子理中汤时,方中的党参直接就用仙鹤草代替。在治疗一些人的亚健康状态,即别无他病,整日头昏脑涨,疲乏无力时,常用老中医干祖望之方,干老戏称中医小激素。方药:仙鹤草150g,淫羊藿50g,仙茅10g。我又加上五味子和大枣,既好喝又实用,一般3~5天就可以改善症状,疗效很好,胜过西洋参片和人参,还不上火。此几味药我还习惯当作药对使用,加在补益气虚之方中。在止泻处方中更是方方不离,开方第一味必是仙鹤草,充分发挥其强壮和止涩作用。

2005年5月,我的一个朋友高某找到我,说他的一个亲戚现已病危,想请我去看一看,有没有救,给把个脉断一下,以尽人事。坐上来接的车到患者家,一看是位老年女性,76岁,躺在床上。家属介绍刚从医院出来,前几天因肺炎住院,高热,咳嗽,吐痰,在医院输液1周,据说是头孢类抗生素。肺炎倒是好了,却患了腹泻,喝水拉水,吃饭拉饭,人都不能站立和坐起。医院治疗1周,用了多种药,腹泻未能止住。人极度消瘦。医院已无良方,嘱家属接回家准备后事。

刻诊:严重消瘦,两眼塌陷但有神。问话时对答清楚,舌质淡白,舌苔厚腻,脉象沉细无力。一派寒湿伤阳、气阴两虚之象。从精、气、神来看,我认为还有救,因为神未散。故对其家人说试试看。

处方:仙鹤草200g,怀山药150g,生牡蛎150g,高丽参50g,山茱萸60g。1剂。浓煎,1日内不断喂服,每次喂3~5匙,将药喝完。

第二天其子兴奋地给我打电话报告,腹泻大轻,人也能坐起来了。求开第二方。我随即告之,什么饭都不要吃,光用山药熬浓粥稍加些米油,连吃3日,并处以下方。

处方:仙鹤草150g,高丽参30g,生牡蛎120g,干姜20g,苍术30g,茯苓30g,甘草15g。3剂。慢火浓煎,1日分5次喝完。服药3日后,患者腹泻基本痊愈。随后按常法健脾益气,调理半个多月,彻底痊愈。

按:我在临床上用仙鹤草治疗腹泻,包括慢性肠炎,都是重剂大投,无不随手而愈,几无失手。

我的体会是,用仙鹤草必须要大量,少量则效差,用量都应在30g以上。

仙鹤草的作用，我认为主要是通过强补而达到收涩，而不是通过收涩而达到强壮。仙鹤草除了有强大的补益和止泻效用外，还可用于强心、止血、止咳、止白带和杀虫及一些以气虚为主的疾病，诸位切不可等闲视之。

切记：大量是关键！

附：网友交流

花香丁：仙鹤草确实是个好药，大剂量运用，之前在梅尼埃病（美尼尔病）里也有用到。

古道瘦马：我也曾用过大剂量单味仙鹤草治愈梅尼埃病。

薛东庆：大剂量仙鹤草治外阴瘙痒效果不错的。其又名脱力草，江浙一带常与大枣煮汤治虚证。

杏海拾零：其止咳作用也不能小视，常重用合桔梗治久咳亦效佳。

msd8795：仙鹤草治便血效果也很好。

99130911：仙鹤草苦、辛，平。苦辛先入心肺，进入心肺比较快。如果心肺出血用仙鹤草，可促进其他药快速达病灶。

附：群贤见智录

1. 宋明福用仙鹤草60g，每日1剂，水煎服，治疗梅尼埃病，效较佳。[湖北中医杂志，1996，18（1）：7]

按：仙鹤草益气补虚，活血通络，能扩张血管，调节血压，改善组织血液循环，又有清热解毒、消炎消肿之效，故可改善内耳淋巴代谢障碍以止眩定晕。

2. 庞国明用仙鹤草60～100g或更多，配伍枸杞子，或加入六味地黄丸类方剂中，水煎服，治疗低血压效良。[中医药信息，1991（5）：22]

3. 丁福保用仙鹤草、大枣治疗盗汗疗效确切。方中药量可随证增减，重症者仙鹤草可用至90g以上。[中医药信息，1991（5）：22]

4. 刘镛振教授自拟清热解毒、活血化瘀方治疗多发性骨髓炎证属热毒内盛、瘀血内阻型者，药用仙鹤草、白花蛇舌草、垂盆草、半枝莲、喜树根、败酱草根、蛇莓、白毛藤、大青叶、京三棱、蓬莪术、蛇六谷、赤芍、红花、薏苡仁，随证加减，方中仙鹤草用量为60～90g。[中西医结合杂志，1987，

7（12）：742］

5. 苏德仁用鲜仙鹤草500g，大枣100g，每日1剂，浓煎服，可连服2个月以上，治疗早期直肠癌。［中医杂志，1992，33（9）：7］

按：仙鹤草扶正强身，补血止血，且能活血，抗癌止痛，止汗宁神，安全无毒，疗效良佳。但常需大剂量应用方获佳效。

6. 李化义教授习用自拟方治疗咯血，药用焦茜草100～150g，侧柏叶100～150g，仙鹤草100～150g，墨旱莲100～150g，生地黄炭50g，白及100～150g，三七末5～10g（冲服）。水煎，每日1剂，分2次或3次服用。（《常用中药特殊配伍精要》）

7. 治痉咳。许某，女，4岁。双目赤红，口唇青紫，询知剧烈痉咳已半个月余。经治无效，以至如此。用仙鹤草30g，水煎服，每日1剂，连服5剂，巩膜出血大半吸收，痉咳有瘥。继投自拟经验三子二陈百仙汤（仙鹤草、百部、紫苏子、葶苈子、莱菔子、半夏、陈皮、茯苓、甘草）加减，服6剂，诸症皆愈。

另：陈某，男，42岁。经常因感冒引发喉痒，干咳，呈阵发性痉咳，咳甚则面红，胁痛，服用中西药效果不显，服我处方2～3剂就能告愈，以后遇有咳嗽发作时便照服。其实我的处方就是以仙鹤草、百部为主药配伍而成。［中医杂志，1992（10）：6］

8. 治消渴。患者，男，50岁。患糖尿病3年余，经中西医治疗无效，空腹血糖8.33～11.11mmol/L（150～200mg%）。患者消谷善饥，饮一溲一，体瘦无力，近1周因饮酒致脘腹疼痛，随而出现呕血、黑粪、大便隐血（++++）。胃镜检查诊断为出血性胃炎。予单味仙鹤草60g，水煎频服，以期收敛止血。2剂血止，大便隐血转阴性。继服10剂，以资巩固，消谷善饥、多饮多尿等症不期而愈。查空血糖为7.78mmol/L（140mg%）。患者欣喜，即以仙鹤草20g，长期坚持服，血糖6.67～7.78mmol/L（120～140mg%）。嗣后，以之治疗消渴数十例，均获显效。

另：患者，女，55岁。多食易饥，多饮多尿，经查空腹血糖10mmol/L（180mg%），诊断为糖尿病。经中西医多方调治，获效甚微，且逐渐出现纳差乏力，身体消瘦。笔者效前法，以仙鹤草30g让其水煎服，20剂后，诸症好转。复查空腹血糖7.22mmol/L（130mg%）。继服20剂，诸症皆除，病告痊愈。［中医杂志，1992（10）：7］

9. 治白血病。家父于1973年用仙鹤草为主治愈1例白血病患者。曾某，男，15岁。因暴食狗肉后致憎寒发热，牙龈出血，两腿皮下多处紫斑，精神疲乏，颜面苍白，全身水肿，舌淡胖嫩，脉沉细。曾住某院治疗9个月余，诊断为白血病。先后输血5次，病情日趋重笃，其父母失去治疗信心，因家里贫困，无力承担药费，遂自动出院，抱着破罐子破摔的念头来索取单方。家父嘱其自采鲜仙鹤草500g（干品120g），鲜白茅根250g（干品60g），大枣100g，水煎浓汁，每日服1剂。连服2日后，各种症状大为改善，能从事轻微劳动。再续服半年后，一切正常。1977年体检合格，光荣地加入了中国人民解放军。[中医杂志，1992（9）：7]

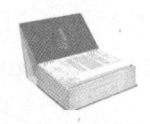

神奇之药话竹沥

淡竹和青杆竹的新鲜茎，经火烤所沥出的淡黄色澄清汁液即为竹沥，乃一寻常之物。其味甘性寒，临床上一般作为清热化痰之用，此人人皆知。但是其治疗败血症和严重性感染者却少为人知，而且一般人很少想到用鲜竹沥一药。

【验案】2006年5月，一于姓妇女经人介绍找到我，请我出诊，诊治一位外阴癌患者。我说这病恐怕看不了。她说，西医现在没办法，你就给看一看吧。盛情难却，只得硬着头皮跟她去了。到了医院，在重症监护室看到患者，系一老年妇女，七十多岁，高个白胖，处于半昏迷状态，其女儿为我介绍了病况，两次外阴手术，现经过植皮外观已愈合，但腹腔内感染，少腹胀大，靠近腹股沟处有一小口，经查看，溃口不红肿，但稍一动就从里往外流脓，最近每天都要排出一小碗脓液。西医给予大量抗生素仍控制不住，认为：癌细胞已扩散，无法救治，动员患者出院。我仔细做了检查，外阴部刀口缝合都很好，仅是腹腔内严重感染，发热流脓不止，脉象略为小滑，舌质干红，苔白厚，呼吸缓慢，痰多，旁边的呼吸机一直开启，神志半清醒，虽问话不能回答，但从眼神能看出来，她明白我所说的话，饮食尚可。给我的总体感觉是只要控制住感染，症状就有希望痊愈。此时我已心里有底了，根据我的经验，觉得采取补气清热、化痰排脓就可以了。首先我就想到了鲜竹沥，用其清热化痰，一举两得。

处方：生黄芪120g，当归15g，高丽参30g，桔梗15g，生薏苡仁100g，3剂。水煎服。另，鲜竹沥每次10支，每支20ml，每日服4次。

第二天，其女儿打电话告之，热已退，伤口流脓明显少了，人也有点精神了，简单的问话能回答。我说只要不腹泻，加大鲜竹沥用量，每2小时1次，每次100ml，每日5次。中药煎剂停服。

1周后，患者腹内的脓液彻底排净。半个月后，伤口愈合。1个月后出院。后又生存3年。

按：也许有人要问，你怎么能想到用鲜竹沥口服液治重度感染呢？实话告诉大家，这并不是我的发明，也不是心血来潮，而是厚积薄发，平时脑子里就装了大量的名医医案，临床上只要碰上同样的患者或类似的患者就可以套用，照猫画虎。这个患者的治疗方案就是10年前学习四川已故名老中医江尔逊的经验。

江老在《豁痰丸抢救痰热伤津危证的体会》一文中反复谈到用鲜竹沥治疗重症感染的神奇作用，尤其是治疗一位涂姓青年妇女，因急性阑尾炎穿孔导致全腹膜炎，高热40℃，阴道流脓性分泌物一案，经用豁痰丸加大量鲜竹沥治愈，对我印象极为深刻。以致以后我在临床中反复单独大量地验证其清热化痰解毒的作用，基本上不用参加其他清热解毒药，照样收到佳效。在平时治疗小儿痰多，气管或肺部感染不能喝中药的，就可用鲜竹沥口服液，令其多饮，每每收药到病除之效，大人亦然。各位同道不妨一试。

附：网友交流

云龙海水：有一阑尾炎患者，手术后伤口久不愈合，从北京请一专家，用大号罐头瓶在创口拔了2次罐，3日就封口了。

大内密探：余国俊曾介绍，竹沥一味，非重用不可！这是江老的独家经验，也是他在患病自疗中的亲身体验。

江老40年前，向有痰饮宿疾，初则咳嗽、胁痛、寒热如疟，服香附旋覆花汤而愈，不久，又受外感复发，外证不彰，唯咳嗽痰多，胸部牵掣作痛，用六安煎不效，改用香附旋覆花汤亦不效。又数次更医，皆不中窍。病益剧，呼吸、转侧均牵掣胸部作痛，仰卧于床，不敢稍动，气喘痰鸣，痰浊稠黏，有如饴糖成筋丝状，咳至口边而不出，须用手捞之。

7日之间，饮食不进，口干欲饮，入水则呛，势近垂危。他的老师陈鼎三先生说："试用豁痰丸。"因夜深无竹沥，权用生莱菔汁代之，连服两煎，病无进退，其师亦束手无策。恰外地来人延请出诊，其师匆匆而去。天明，江老的师兄师弟多人会诊，忧心如焚，连拟数方，江老皆不首肯，且曰"本是豁痰丸证，毋事更张"。乃嘱人急砍竹子，多备竹沥，仍煎豁痰丸，兑入竹沥3碗（约500ml）。

下午3时服头煎，黄昏服二煎。至夜半，感觉痰浊已减少，气喘胸痛亦减轻，竟可翻身；又服三煎，次晨诸症大减。其痰浊既未吐出，亦未泻下，于不知不觉中逐渐消失，且知饥索食。守方再服1剂，便可扶床走动，2日后即可出门。改用气阴两补方药调理半个月，身体康复如初。

这一次出入于生死存亡之间的亲身经历，用江老的话说，叫作"如人饮水，冷暖自知"。从此以后，江老用本方抢救痰热壅肺伤津危证时，便推己及人而重用竹沥，屡用不爽。

竹沥何以有此卓效呢？《本草衍义》说："竹沥行痰，通达上下百骸毛窍诸处，如痰在巅顶可降，痰在皮里膜外可行。又如癫痫狂乱，风热发痉者可定；痰厥失音，人事昏迷者可省，为痰家之圣剂也。"

实践证明，竹沥重用之，其清热豁痰与润燥生津两擅其长，无出其右者。据江老体验，每剂不能少于60ml。又豁痰丸原方用的是荆竹沥，江老临证时就地取材，曾用过淡竹沥、苦竹沥、茨竹沥等，疗效均可靠，而以苦竹沥为优。

最后再强调一次：豁痰丸取得卓效的关键是重用竹沥。

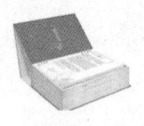

敛阴收汗山茱萸

一部《医学衷中参西录》使我爱不释手，30年来几乎翻烂。本书为近代著名中医张锡纯所著。其书不务虚谈，一方一药重点详之，临床践之，发前人之所未发，效之前人之所未效，真乃启迪人也！山茱萸就是他极擅用的一味药，临床上屡建奇功。

山茱萸味甘、酸，性温，主要归肝、肾经。本品甘酸温润，能补能收，除长于

第二讲　用药传奇

收敛固涩之外，入肝、肾经，既可补肝肾之阴，又能温补肾阳，故为平补肝肾、收敛固涩之良药。凡肝肾不足，精气失藏，或滑脱不禁之证，皆可运用。临床上我常用其峻补肝肾，敛阴收汗，治一些大证难症。

【验案】2003年4月间，一日，我在国医馆坐诊，临近下班时走来一对老年夫妇，说：听说你是中医专家，特来请你给看个病。说罢，男的坐下，伸出手让我把脉。我问什么病。他说你把脉看吧，你是老中医了嘛。我有点不悦，就给其号脉。完毕，我说你是非霍奇金淋巴瘤病，中医称为恶核、瘰疬。听后，该夫妇一惊，说你神了，正是这种病，我们是从武汉来的，专门来看肿瘤的。我暗自一笑，什么神医、把脉神了，其进门时我就打眼扫了其一眼，右腮较大，甚是明显，况且我对门就是看肿瘤的医院，故断之为恶性肿瘤，纯粹是中医的望诊法，哪里是靠中医的把脉。此时，男的说，我今天不找你看肿瘤，主要看出汗，我现在是昼夜大汗淋漓，每天要换两三次衬衣，体乏无力，动则心悸，已经吃了不少药，无济于事。我问都吃过什么药？他说大夫给开了大量的浮小麦、麻黄根、煅牡蛎、黄芪、人参、五味子等一些药。

刻诊：患者姓陈，约60岁，身材高大，面黄偏暗，舌质略红，苔白，脉濡滑无力。除肿瘤外，其他方面均正常。我认为是痰火旺盛，逼汗外出，造成气阴两虚。现在丞须解决的是出汗。如果套用玉屏风散之类，必蹈前医无效之覆辙。此时想起张锡纯用山茱萸一味敛汗收虚脱之验案，于是提笔写下处方。

处方：山茱萸150g，西洋参15g，生龙骨、生牡蛎各30g，炙甘草10g。3剂。

患者接过药方，说就这几味药，能行吗？我说试试看嘛。病人说那就试一试吧。患者持方而去。

3天后，患者复诊，进门就说汗止住了，太谢谢你了。

按：对于山茱萸这味药，我要说的有两点：一是敛阴收脱，尽量去用；二是大量重投，这也是张锡纯的经验。我在临床上屡试屡验，特别偏爱，敬请各位验之。

附：网友交流

诚信中药：山茱萸一次用量150g，合旧秤5两，大大超过了张锡纯的用量，真可谓青出于蓝胜于蓝。

曾伟峻：这里用了生龙骨、生牡蛎，一般敛汗有不少药书说用煅龙骨、煅牡蛎，不知道生、煅的区别是什么？

古道瘦马：用生药是我和张锡纯先生学的，生药纯正，药力味足。生龙骨、生牡蛎收中有散，可以防止收敛过度。

中医一生：我一般用30g，治疗盗汗，鲜有不愈者。

为往圣继绝学：元气之脱，皆脱于阴，山茱萸敛阴，正其治也。

附：群贤见智录

1. 俞豪民用自制新加龙萸止汗汤加减治疗自汗、盗汗，疗效显著。药用生龙骨、生牡蛎、山茱萸、何首乌、酸枣仁、金樱子、黄芪、乌梅。方中山茱萸用量为30～60g。[中医杂志，1988，29（2）：58]

2. 路志正教授曾以甘寒沉潜法治疗阴血亏虚、气燥阳浮之眩晕症，药用龟甲胶、鹿角胶、枸杞子、生地黄、山茱萸、北沙参、钩藤、黄柏、知母、羚羊角（代），随证加减。方中山茱萸肉用量至50g。(《古今名医临证金鉴·头痛眩晕卷》)

3. 刘寿民是浙江省湖州地区名医，习用家传验方治疗糖尿病，疗效显著。方药用生地黄、何首乌、肉苁蓉、黄芩、白术、五味子、山茱萸、覆盆子、淡豆豉、麦冬，随证加减。方中重用山茱萸80g以上。(《中国民间名医成方》)

4. 张锡纯擅以重剂山茱萸治疗虚证、脱证、身痛肢痛，用量为30～120g。张锡纯认为，山茱萸酸敛之中更具条畅之性，故善于治脱，又善于开痹。(《医学衷中参西录》)

5. 李士懋教授常用山茱萸治疗虚脱、休克、心功能不全、转筋、抽搐等，用量为10～60g。(《方药传真》)

6. 李可老中医以自制破格救心汤，成功救治千余例心力衰竭重症患者。药物组成为附子、干姜、炙甘草、人参（另煎）、山茱萸、龙骨、生牡蛎、磁石、麝香（冲服）。方中山茱萸用量为60～120g。(《李可老中医急危重症疑难病经验专辑》)

7. 陈士铎认为，山茱萸为填精补水之圣药，且补阴之中尤具收敛之性，常用1～3两。(《辨证奇闻》)

8. 王辉武认为，山茱萸在治疗虚汗的同时，还能壮阳补肾，治疗性功能减退等。

《红炉点雪》记载:"山萸肉兴阳道,坚阴茎,添精髓,止老人尿多不节……久服明目,强力,轻身延年。"

《东医宝鉴》称山茱萸能"坚长阴茎"。

可见前人对山茱萸的强壮作用是早有经验的。阴汗是临床上十分常见的症状,多是肾虚阳痿、早泄等性功能减退的先导,与慢性前列腺炎有关。

在《珍珠囊》中曾有泽泻疗阴汗的记载,但实践证明,泽泻如不配伍山茱萸则疗效不佳,因为山茱萸既敛阴汗,又有补肾兴阳的固本之效,常用泽泻、山茱萸等量,打粉装胶囊,每次3g,盐水温服,早、晚各1次,连服8周,有显著疗效,并可预防阳痿、早泄等症的发生。(《方药妙用》)

9. 治疗脱证。山茱萸肉90～120g,水煎,取200ml,首次服1/3量,剩余药汁视病情分多次服。共治脱汗、脱血、脱液、脱精致血压骤降者57例。以脱证消失,血压回升至正常为痊愈。结果痊愈52例,好转5例,总有效率100%。[中国中医急症,1994(5):214]

10. 治疗乳糜尿。龙眼肉20g,山茱萸10g,大米50g。先用水煮米粥如常法,米将熟,放入龙眼肉、山茱萸煮熟,加少许盐,作早餐。下午加泡龙眼肉20g,当茶饮。忌食油。连服1～3个月。共治16例,全部治愈。[河北中医,2001(2):87]

11. 治疗肩关节周围炎。山茱萸(去核)35g,随证酌加一二味药,水煎,每日1剂,服2次。症情好转后山茱萸剂量减至10～15g,煎汤或代茶泡服。少数患者服用以山茱萸为主的9味药复方。共治29例,以治疗后肩关节活动、功能完全恢复正常、疼痛消失、半年以上未复发者为痊愈。结果痊愈20例,显效6例,好转3例,总有效率100%。一般服药4剂或5剂开始见效。[中医杂志,1984(11):35]

12. 治疗复发性口疮。每晚临睡前取干山茱萸粉10g,用陈醋调成糊状,分别置于2块3cm×3cm干净纱布中央,敷贴于双足涌泉穴,次日晨起去药。10日为1个疗程,连敷4个疗程。每疗程间隔10日。共治92例,均为单纯性口腔溃疡,有明显周期性复发规律,病史1～15年。以治后溃疡愈合,3～5年不复发为显效。结果显效26例,有效54例,无效12例。[新中医,1992(3):16]

13. 山茱萸善治失眠。通过长期临床实践发现,在辨证施治的基础上加入山茱萸治疗失眠,往往能收到事半功倍之效。人卧则阳潜于阴,神藏于心，血归于肝，故能入寐。而山茱萸具有酸涩收敛之功，能使浮阳潜藏于阴。故在辨证施治的基础上加入山茱萸治疗失眠，能起到至关重要的作用，从而达到治愈。[吉林中医药，1998（2）：49]

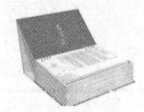

力大无比数黄芪

说起黄芪可能学中医的没有人不知道，如名方补中益气汤、玉屏风散首位君药就是黄芪。然而在临床中，我看到很多中医医生的方子里都有黄芪，辨证也无误，但是患者反映却不佳，说吃了几十剂也不见动静，病也不见好转。问题出在哪里呢？对此，我十年前就思考过，现在就谈一谈我的认识。

对于黄芪的作用，一般药书都是这样表述的：味甘，性微温，归脾、肺经。健脾补中，升阳举陷，益气固表，托毒生肌，10～15g，水煎服。我认为这样叙述从理论上来看没有什么问题。但是从实践中看，这样的剂量根本就起不了多大的作用。很多医生使用黄芪时，辨证不错，疗效不高，问题就出在这里。即用量不足。黄芪少量力薄，只有大剂量才能发挥作用。这个认识我在学习《医学衷中参西录》时就有感悟，后在读《医林改错》时认识更加深刻。王清任《医林改错》中用黄芪的几个方子是这样的：补阳还五汤，生黄芪4两；黄芪桃仁汤，黄芪8两；可保立苏汤，黄芪1两5钱；黄芪甘草汤，生黄芪4两。所有方中，黄芪用量都不低于30g。我在临床上用上述的方子时，都是遵照王清任的用量，甚至还要大，疗效斐然，大有一剂知，二剂已之效。

1987年2月我在读《新中医》杂志时，看到广东名老中医邓铁涛《耕耘集》中的医话《论黄芪》一文，更是兴奋不已，终于找到了知音。

邓老在医话中说到："王清任善用黄芪，特别是重用黄芪，最重者用八两（240g），我仿其法治一截瘫患者，曾用黄芪十二两（360g），效果不错。"

【验案一】2007年6月间，某研究所刘某，经人介绍来请我出个诊，给其父亲看病。我问什么病？答曰：脉管炎。到其家后，看到其父有70多岁，身高约1.75米。

刻诊：身材魁梧，声音洪亮。其左足背外侧有一硬币大溃疡，已发黑，有微量脓液。脉弦滑，舌红苔厚白。根据以往我治此病的经验，需托表、益气、解毒、活血。

处方：生黄芪180g，当归30g，玄参60g，金银花120g，生甘草15g，怀牛膝

15g, 丹参30g, 制乳香、制没药各10g。10剂。水煎服。

10天后二诊: 疮面已收小如黄豆大小, 色红不黑。上方去乳香、没药, 续服, 1个月后治愈。

【验案二】 王某, 男性, 52岁, 农民工。慕名来诊。

前列腺增生, 最近小便滴淋难下, 且有烧灼感, 输液1周仍不见好。

刻诊: 舌淡苔白, 脉浮大无力。

处方: 生黄芪150g, 生甘草15g, 当归12g, 苦参10g, 浙贝母15g, 白头翁30g, 怀牛膝15g。5剂。

1周后复诊: 服药后小便已利, 但还有烧灼感。上方又加车前草30g, 白茅根30g, 川楝子15g。5剂。

再诊告之, 小便已不热了, 治愈。嘱常吃济生肾气丸善后。

按: 上述两案, 之所以取得较好的疗效, 关键在于黄芪用量大, 如果改为小量, 杯水车薪, 疗效绝对不佳。这是我多年的经验, 现公开于众, 希望大家一试。

另, 临床上我还用大剂量黄芪治疗自发性气胸、痈疽、痤疮、高血压、乙型肝炎等病证。

需要强调的是, 黄芪一是用量要大, 二是生用。这是张锡纯的经验。我在临床上也感到用蜜炙黄芪易上火发热, 生用则无此弊。

附: 网友交流

向中医: 我曾见过新中国成立前上海某中医开的处方, 黄芪动辄用数两(16两制), 甚至8两。黄芪要细, 质地紧密为好。

绿衣: 黄芪的剂量如果在40g以下, 不容易看到它补气的效果, 它的效果与剂量是成正比的。此药是我所用中药里最常用的一味, 感受正如您所述那样。

樊正阳: 我治一般的病, 黄芪一日总剂量多在60~100g, 疗效尚可, 十几年如此。当然, 急重症也有用大量的时候。至于药物的质量、古今人体的差异, 值得探讨。

Lqzhenjiu: 我临床上黄芪用量也在30g以上, 疗效很好。如果黄芪用量过小, 往往达不到预期的疗效。

白茅根：生黄芪补而不热。外科疮疡热证，方中加用大剂量生黄芪，有益无害。我曾治一撮口疗患者，高热思睡。方中生黄芪用120g，1剂热退，2剂脓成。

农村医生：几个月前，我治疗一位因胫骨骨折，采用内固定后，伤口已7个月不愈者。我用内服黄芪桂枝五物汤加桂枝茯苓丸，外用生肌玉红油。20多日而愈。黄芪用量为60g。

落叶飘水：生黄芪大量使用才能利尿。

nrx200558：我的观察，黄芪用量超过50g，有的患者会有上火的症状。

古道瘦马：炙黄芪容易上火，生黄芪就不会。

李海泉：个人体会，黄芪用量过大，即使生用，也容易上火发热。要抑制这个弊端，可以考虑加入黄芪用量50%的天花粉以凉其热，或是一定量的桑白皮以泻其有余。

我治疗臁疮案里的曾用方：黄柏30g，丹参20g，生地黄30g，当归30g，生黄芪100g，天花粉60g，生甘草30g，黄芩20g，金银花30g，牛膝10g，连翘20g，牡丹皮10g。因其湿热内伏，虽需黄芪托疮生肌肉，但是也得顾及其量大生热，故加入了其一半量的天花粉，以制其热。疗效尚可。

另有传说，当年苏东坡因为感"受暑湿而自用温补之误治"而亡。黄芪之物虽为补药，用之也当慎重。

王家祥：黄芪为补气第一要药。对于久病体虚之水肿，重用黄芪，疗效也相当好。久病必虚，气虚则无力运化水湿。我学习《医学衷中参西录》最大的感受就是，人活一口气耳。

附：漫谈黄芪

黄芪味甘，性微温，入脾、肺经。李时珍称其为补药之长，后世有人将其理解为最补之药。其实不然，"长"字是优的意思，不是"最"的意思。本意是指黄芪在补药中优点突出，能补一般补药之不能补之症，能治一般补药之不能治之病。

第二讲　用药传奇

张元素对其补的功用总结为："其用有五，补诸虚不足，一也；益元气，二也；壮脾胃，三也；去肌热，四也；排脓止痛，活血生血，内托阴疽，为疮家圣药，五也；又曰补五藏诸虚，治脉弦自汗，泻阴火，去虚热，无汗则发之，有汗则止之。"

可见黄芪之补是一种动态的补，就是在行气活血的基础上起到补的作用。这与参类药、茸类药不同，黄芪没有补益留邪的弊病。因此，黄芪的治证就更加宽。也就是说，除了虚证之外，很多虚实夹杂证，甚至实证（如透疹）也照样可以用黄芪进行治疗。

陈修园认为，黄芪入脾而主肌肉，入肺而主皮毛。若是少阳与太阴之火陷于下，黄芪能举其陷；若是胆经与三焦之火郁于上，黄芪能散其郁。因此，他说："此能补之，非泛言补益之品也。"可见"补"的含义比较宽，与一般所言的补益不同，可包括补气、升气、散气三个方面的作用。

补气最具代表性的方剂为补中益气汤，多与人参、白术等补益药同用；升气最具代表性的方剂为升阳举陷汤，多与升麻、柴胡等升举药同用；散气最具代表性的方剂为黄芪散（《济生方》）、黄芪桂枝五物汤，多与豆豉、桂枝等表散药同用。王好古曾说："黄芪治气虚、盗汗并自汗及肤痛，是皮表之药；治咯血，柔脾胃，是中州之药；治伤寒尺脉不至，补肾脏元气，是里药。乃上、中、下、内、外、三焦之药也。"

黄芪还能利水消肿，其作用机制主要是运用黄芪入肺经的特点，调动肺主肃降功用，在水液运行过程中，起到通调水道，下输膀胱，而促使膀胱分清泌浊，以达到小便通畅，水液外排的结果。

有代表性的方剂有黄芪六一散（在《医林改错》中称其为黄芪甘草汤）、黄芪防己汤等。有人介绍用黄芪鲤鱼汤（黄芪、赤小豆、砂仁、生姜、鲤鱼）治疗8年的肾病水肿患者收效明显，还认为可以治疗脾肾气阴两虚，以气虚为主，水湿内停的。

黄芪还有托毒排脓透疹的作用，在痈疽久不溃破，或溃久不敛，正气不足之时使用。其作用机制主要是运用黄芪补三焦、实卫气的能力，调动正气抗邪的结果。

有代表性的方剂为《外科正宗》的透脓散。有人治疗全身广泛性皮下脓肿，每天水煎服用生黄芪60g，在各种方法无效的情况之下，竟奇迹般地获得痊愈。

除此之外，黄芪在使用当中，还很具特色。在用量上特别突出。如《医林改错》中的黄芪桃红汤，重用黄芪8两，只配桃仁3钱、红花2钱，治疗产后抽搐，两目天吊，口角流涎，项背反张，昏沉不省人事；黄芪赤风汤，重用黄芪2两，而只用赤芍、防风各1钱，治癫痫；黄芪防风汤，重用黄芪4两，仅用防风1钱，治脱肛。均是大剂量的黄芪配很小剂量的其他药物，而治疗的病证又都是难治之症，黄芪起了举足轻重的作用。

近代有人认为，黄芪能提高免疫功能，故也大剂量使用。但是要注意的是，只有在中医对药物功用认识的基础上使用才能达到提高免疫力的目的。

在治证范围上，除了虚证之外，虚实夹杂证可以使用，实证也可以使用。在临床上，近代多有用补中益气汤治疗感冒的报道，也可见一斑。

在用法上也是变幻无穷：如治自汗症，若为卫外之阳不固而自汗者，用黄芪配附子治虚风；若为脾中之阳遏郁而自汗，用黄芪配白术治寒湿；若为肾中之阳浮游而自汗，则用黄芪配人参壮元神。

在药物配伍的关系上也很有意思。如黄芪与防风两味药配合使用，李杲曰："防风能制黄芪，黄芪得防风其功愈大，乃相畏而相使也。"

《本草纲目》曾介绍一病例："柳太后病风，不能言，脉沉而口噤，允宗曰：既不能下药，宜汤气蒸之，药入腠理，周时可瘥。乃造黄芪防风汤数斛，置于床下，气如烟雾，其夕便得语也。"

另外，黄芪与人参配伍时，一般认为人参补中、黄芪实表，凡内伤脾胃，发热恶寒，吐泻急卧，胀满痞塞，气短脉微者，当以人参为君，黄芪为臣；若表虚自汗，亡阳溃疡，痘疹阴疮者，当以黄芪为君，人参为臣。黄芪与当归配伍时，其药物重量比例也很重要。若5∶1配对，其作用偏于补气生血；1∶1配对，主要是养血益气；1∶2配对，则起到益气活血兼养血的作用。黄芪还可以与茯苓配伍，治疗气虚白浊；与甘草配伍，治疗气虚消渴；与枳壳配伍，治疗内脏下垂；与白术配伍，治疗食少便溏；与陈皮配伍，治疗老年人大便不通；与黄连配伍，治疗肠风泻血；与浮萍配伍，治疗吐血不止；与川芎配伍，治疗胎动不安。

现代研究发现，黄芪与当归配伍（当归补血汤）能增强心肌细胞收缩力，保护缺血、缺氧所致的心肌细胞损伤，减少乳酸脱氢酶（LDH）的漏出，抑制正常大鼠血小板凝聚，使血中环磷鸟苷含量降低，环磷酸腺苷与环磷鸟苷比值升高等。并认为黄芪和刺五加配伍能抑制癌细胞脱氧核糖核酸合成且有良好的量效和量时关系。

一般认为，黄芪蜜炙补气能力较强，生用固表、利水、解毒能力较强。近代研究认为，很可能是由于皂苷成分脱乙酰化和糖苷的水解所致。现已制成注射剂，可用于多种慢性疾病，如白细胞减少症、迁延性肝炎、慢性肾炎等。

黄芪的功用又具有双向性，可以从以下7个方面看出：①发汗与止汗。如气虚外感，汗源匮乏者，用黄芪桂枝五物汤发汗；而用玉屏风散止汗，在临床上也为常用的方剂。②通便止泻。如《局方》黄芪汤治气虚便秘；升阳汤治脾肺气虚之飧泄。③利尿与缩尿。如用黄芪茯苓汤利尿；用补阳还五汤治半身不遂，小便频数，遗尿不禁。④活血与止血。如黄芪与桂枝同用，既有活血的作用，又有止血的功用。黄芪补三焦、实卫气方面与桂枝功用相同，但黄芪甘、平，不辛、热。配伍时重用当归则通血脉、破血而达到止血作用；重用黄芪则有益气活血的作用。⑤升陷与降逆。如既可用补中益气汤升阳举陷，又可用它降逆平喘。一般内脏下垂多使用它补气升提，成为临床常用的方法。另外降阴火、降浊阴的时候也多使用。如有人介绍用它治阴火上冲的高血压和清阳不升、浊阴难降的膀胱麻痹性尿潴留都取得满意的疗效。⑥补气与清热。如黄芪甘草汤治老年人气虚有热，溺尿玉茎痛如刀割，就是气虚而致虚热所致；还有用当归六黄汤治气虚有实热者，故李杲称"黄芪与人参、甘草为除燥热、肌热之圣药"。⑦透疹与收敛。如气虚，麻疹透发不畅，可与升麻、葛根同用；溃后脓水清稀，久不收口者，可与党参、当归、肉桂同用。

现代研究发现，黄芪有以下四大类作用：①黄芪苷具有强心作用，能增强正常心脏的收缩，对中毒或疲劳衰弱的心脏，其作用尤为显著。②有中度降压、利尿作用，能使冠状动脉血管和肾血管扩张，对全身末梢血管同样有扩张作用，因而使血压下降。③加强毛细血管抵抗力，可以防止由氯仿、组胺或负压所造成的毛细血管渗透性增加现象，并能使X线所引起的毛细血管脆性增加的病理现象迅速恢复正常。④黄芪苷具有调节机体免疫功能的作用，有类性激素作用。此外对痢疾杆菌、白喉杆菌、炭疽杆菌、枯草杆菌、葡萄球菌、链球菌、肺炎双球菌均有抗菌能力。（彭荣琛《中医方药与针灸临床心得录》）

增水行舟借白术

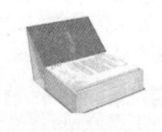

白术一药，习惯用于健脾燥湿，名方四君子汤中即取其意。而《本草正义》却赞其"最富脂膏，故虽苦温能燥，而亦滋津液……万无伤阴之虑"。我要谈的正是这一点。大家用白术一般考虑苦温燥湿的多，而大多数健脾燥湿止泻的方子都少不了白术，有的加注用土炒白术。实际上，白术的燥湿作用并不强，炒后也许好一些。健脾燥湿最好的是苍术，腹泻时用30～50g，可立即起效。白术则不一定。我认为，白术生津的作用更强些。临床上我常用其治疗脾虚便秘证收效甚捷。

《金匮要略》云："伤寒八九日，风湿相搏，身体疼烦，不能自转侧，不呕不渴，脉浮虚而涩者，桂枝附子汤主之；若大便坚，小便自利者，去桂加白术汤主之。"

去桂加白术汤方：白术2两，附子1两，甘草1两，生姜1.5两，大枣6枚。

方中白术量最大，仲景此意甚明。由于汗多伤津导致脾虚便秘，就加白术生津润肠通便。可以说张仲景是第一个提出用白术生津通便的。对此现代已故中医大家程门雪、任应秋等人的解释我认为都是错误的，并且还质疑仲景条文是错误的，而没有从临床实践角度去考虑，只是囿于苦温燥湿，故而出现了这种错解。

实践是检验真理的唯一标准。北京已故四小名医魏龙骧，通过临床实践，首先提出白术的主要作用是健脾生津，并将其用于脾虚便秘证，得到全国很多有识之士赞赏并验证，开创了白术新用之先河。我也是从这里开始改变了对白术的狭隘认识，并从此将大剂量生白术运用于临床实践中，应用时少则30g，多则150g，并取得了屡用屡效的佳绩。

魏龙骧有一则医案："高龄患便秘者实为不少。一老人患偏枯，步履艰难，起坐不便，更兼便秘。查其舌质偏淡，苔灰黑而腻，脉见细弦。此乃命门火衰，脾失运转，阴结之象也。处方以生白术60g为主，加肉桂3g，佐以厚朴6g，大便遂能自通，灰苔亦退，减轻不少痛苦。类似病人，亦多有效，毋庸一一列举。"

魏龙骧还谈到："便干结者，阴不足以濡之。然从事滋润，而脾不运化，脾亦不能为胃行其津液，终属治标。重用白术，运化脾阳，实为治本之图。故余治便秘，概以生白术为主，少则30～60g，重则120～150g。便干结者，加生地黄以滋之，时或少佐升麻，乃升清降浊之意。若便难下而不干结，或稀软者，其苔多呈黑灰而质滑，脉亦多细弱，则属阴结脾约，又当增加肉桂、附子、厚朴、干姜等温化之味，不必通便而便自爽。"（《名老中医医话——魏龙骧医话》）

【验案】患者，女，近70岁。2010年4月来诊。

第二讲　用药传奇

刻诊：中等身高，体胖肤白，患有糖尿病、冠心病，刚从某医院住院治疗后出院。已1周未排大便，小腹甚胀。住院期间主要靠开塞露和灌肠，停用则依然如故。望舌胖大色淡，苔白腻，脉濡细。饭量不多，乏困无力。一派脾虚不运之证。随即按辨证原则，直接开附子理中汤，并不管西医糖尿病和冠心病的诊断。

处方：制附子10g，太子参30g，干姜15g，生白术100g，枳壳15g，厚朴15g。5剂。

患者问：我现在小腹很胀，吃这个药来得及吗？能不能明天就排大便？我说：没问题，放心吧，明天绝对能解大便。老妇听后欣然而去。我为什么敢拍胸脯打保票，实缘于治这类病太多了，只要生白术量给够，没有不应手起效的。

1周后复诊：服药后大便通畅，近几日每日排大便1次。我说本病原因脾阳不运所致，解决这个病机需要一段时间，非通一次便就可以一劳永逸了（这一点大家要记住）。该患者前后共吃药50余剂，基本上是理中汤和补中益气汤为主，方方不离生白术100g，不但治愈了便秘，而且其糖尿病不用服用格列齐特（达美康）也能稳定血糖。这也算是意外收获。只要是病机吻合，健脾生津法也能治糖尿病。（《古道瘦马医案》）

按：我用大剂量生白术治便秘，说起来已有十几年的历史了，每每得心应手，故敢告诉大家。在这里再强调一下：白术一定要用大剂量，而且必须生用，最好打碎，以利有效成分煎出。

附：网友交流

诚信中药：其他方书上言及生白术通大便的机制是补脾气，并未言及生津液。

古道瘦马：实践是检验真理的唯一标准。书上的记载不完全正确，不要迷信书本。

绿衣：冒昧补充一点：对于食少纳差的便秘患者，骤然用大剂量的生白术，有可能生补而呆胃，如有需要，可酌加麦芽、陈皮等理气和胃。或先用小剂量，逐步加大剂量。张景岳有言：用补之法，贵乎先轻后重，务在成功。当然，对于胃纳正常者来说，无须顾忌了。

月舞飞狐：白术确实有生津的作用，多为太阴化湿，湿阻气化不能生津，故以白术入太阴化湿生津，补足脾气。

国风堂主：吉良晨老中医也提到过，白术治脾虚便秘，稍加升麻。

kangyi352：黄元御《长沙药解》中白术是这样介绍的："味甘、味苦，入足阳明胃、足太阴脾。补中燥湿，止渴生津，最益脾津，大养胃气，降浊阴而进饮食，善止呕吐，升清阳而消水谷，能医泄利。"

zcm1962931："而且必须是生的，最好打碎，以利有效成分煎出。"上周用治1例，因为药房无生药，用了炒白术120g，今日来复诊云无效。看来白术生用是关键。

小蓝：用大剂量生白术治疗便秘疗效显著，我在临床上也经常用。但是在辨证准确的情况下用。

附：群贤见智录

1. 姜春华教授常用大剂益气健脾药配合活血化瘀法治疗肝硬化，认为肝硬化的病理状态是瘀血郁结，体质状态是气虚脾弱，其特点是病实体虚。治疗时必须病体兼顾，化瘀益气，肝脾同治，如此则扶正祛邪，相得益彰，其化聚消积作用比单一组方更为妥当。尤其是肝硬化腹水严重时，中气虚惫，脾虚湿壅，黄芪、白术需用大剂量，能增加活血破瘀功能并可防止肝性脑病。基本方中活血化瘀诸药以《金匮要略》下瘀血汤加味，益气健脾则重用黄芪、白术，白术常用至60g，临床疗效显著。（《名中医治病绝招》）

2. 茅汉平主任医师常用白术治疗脾虚泄泻、水肿尿少、气虚自汗，尤其是水肿臌胀（肝硬化腹水）血浆蛋白低者，重用白术，利水消肿作用甚佳，用量为6～60g。茅汉平认为，白术具补脾燥湿、利水止汗之功，对脾阳不振、运化失职、水湿内停而致痰饮、泄泻、痞满等病证效佳。生白术燥湿利水作用较好，炒白术健脾止泻之功为胜。临证用治脾虚水肿臌胀，则用蜜炙白术，每剂用30～60g，酌配枳壳、陈皮、大腹皮等，不仅能增强润燥健脾之功，而且利水消肿之力亦大增。（《方药心悟》）

3. 孟景春教授是南京名医，常以白术治疗慢性泄泻，便秘，腹胀，消化不良，肝炎，白/球蛋白比例倒置等，凡见脾气虚证，均宜用之，用量为10～120g。（《方药心悟》）

4. 徐文华教授惯以白术治疗慢性支气管炎属肺脾两虚痰湿内蕴者，慢性肝病及脾气大伤者，慢性腹泻系脾虚失健者，糖尿病渴饮善饥属脾虚津

不上润、谷精下流所致者，用量为12～100g。(《方药心悟》)

5. 卢普清主任医师常以豨莶草、生白术、薏苡仁为基本方，随证加减，治疗风湿性关节痛，方中生白术用量为90g。[广东医学，1965（1）：20]

6. 顾丕荣教授认为，脾虚为肝病之本，重用白术，用量分大剂（60～100g）、中剂（30～60g）、小剂（15～30g），炮制分生用、炒用和制用。舌红苔少为阴虚，白术宜生用；舌淡，苔薄，边有痕者，为脾虚，白术宜炒用；舌苔黏腻者为湿盛，白术宜制用。

顾丕荣教授认为，白术有益气健脾、通利水道、活血化瘀之功，重用于肝病，补而不滞，滋而不腻，化湿不伤阴，生津不碍湿，补中有滋，滋中有消。能升高白蛋白和纠正白/球蛋白比例，有抗凝血和明显而持久的利尿作用，能促进电解质，特别是钠的排泄，并有抗肝癌等功用。长期临床观察，白术对改善肝功能和消退腹水等有显著之功效。[安徽中医学院学报，1984（2）：25]

7. 李克绍教授常用《近效方》术附汤加减治疗肩周炎，药用生白术、制附子、生姜、大枣，随证加减。李克绍教授认为，白术和附子合用，有走皮内、暖肌肉、逐寒湿、止疼痛之良效。临床体会，白术须生用，并重用，至少每剂30g，并可渐加至90g。经多年运用，本方在一般情况下，三五剂即可取效，重者需服至30～40剂。尤其对于常服羌活、独活、细辛、防风、乌头等药疗效不著，或随愈随发、反复发作的患者，服本方更为理想。(《中医临床家李克绍》)

8. 颜德馨教授认为，白术益气健脾，固敛止血，颇有殊功。治大咯血气脱，以白术100g，米汤急火煎服一大碗，药后2小时血止神清，未再复发。盖脾为气血生化之源，又主统血，脾气虚弱不能统摄，则血渗溢于外。血家以脾胃之药收功，土厚火敛，信而有征也。(《颜德馨临床经验辑要》)

9. 梁贻俊教授治疗骨髓纤维化证属肝郁脾虚毒凝者，常用当归、白芍、柴胡、茯苓、炒白术、厚朴、川楝子、郁金、黄芪、白花蛇舌草、龙葵、茵陈、薄荷、何首乌、鳖甲、生姜，随证加减，方中炒白术用量为20～200g。(《梁贻俊临床经验辑要》)

10. 桑景武教授在治疗消渴时，凡无明显热证，舌不红者，皆以真武汤加减治之，方中白术用量为50～100g。(《古今名医临证金鉴·消渴卷》)

11. 娄多峰教授认为，对腰部痹病，应首辨虚实。实证以寒湿夹瘀多见，虚证常为肾阳虚。自拟腰痹汤，随证加减，每获良效。方药为当归、鸡血藤、透骨草、老鹳草、独活、川续断、桑寄生、香附，寒湿者加用白术60g。(《古今名医临证金鉴·痹证卷》)

按：白术治寒湿腰痛效佳，盖以其苦甘微辛而温之性，健中利气、除寒祛湿、畅经通络故也。然此时用量宜大，方可见功。

附：生白术通便的临床应用与作用机制

白术，味苦、甘，性温，专入脾、胃二经。健脾燥湿是其所长，故凡腹泻，不论脾胃虚寒之理中丸证，还是脾虚湿盛之参苓白术散证，抑或中气下陷之补中益气汤证，均伍白术为用。然白术亦能通便，有治疗便秘的作用。古代除《伤寒杂病论》有1条记述外，鲜有应用。历代本草乃至现代《中药学》等也无记载。最近20年的临床实践证实了白术的通便作用的确存在，从而说明白术具有通便与止泻的双向调节功能。关于止泻，历代论述详备，毫无疑义，在此仅就白术通便的作用略述如下。

1. 临床应用概况　《新医药学杂志》1978年第4期刊登了北京医院魏龙骧先生医话四则，其中《白术通便秘》一文，介绍了重用生白术治疗便秘的经验，立即引起了医学界的广泛重视和浓厚兴趣，人们纷纷效仿使用。区区数百语，竟发千古之大秘，从此揭开了现代临床以生白术通便秘的序幕。时隔仅1年余，浙江医科大学妇幼保健院在《新医药学杂志》发表了运用魏龙骧方法治疗50例妇科手术后便秘的临床观察。所用药物由白术60g，生地黄30g，升麻3g组成。每日1剂，水煎服。一般服用1～4剂。50例中有36例于服药后1～2日开始出现肠鸣转气，随后排便，7例无效，有效率为86%。据观察，服用本方后多数患者先有肠鸣矢气，随后排便。除少数患者第一天排便时可有2次或3次稀便外，全部病例在服药过程中均未发生腹部绞痛及暴泻等不良反应，说明本方药性和缓持久，是一种安全有效的术后通便方。为便于使用，将上方改制膏剂，效果亦佳。

1981年，《福建中医药》第1期刊登了重用生白术治疗34例便秘的临床报道，其方法是：①用上述复方治疗成人便秘患者13例，每例只服1剂。结果11例有效，2例无效，服药后效果与上述基本一致。②用单味白术治疗21例便秘患者，不进行中医辨证，每例给白术60g，1剂，水煎服。结果16例于服药后第二天排便，大便质软通畅，但无腹泻，5例无效。总有效率76.2%。对比观察说明，单味白术通便效果是肯定的。但与复方相比，药后无肠鸣、矢气、稀便及排便次数增加，说明单用力缓。故魏龙骧强调，便干者加生地黄以滋之，时或少佐升麻，乃升清降浊之意。其后又有个案报道陆续发表，方法都是沿用魏龙骧验方，只是生地黄、升麻用量略有增减。单用白术除了煎服、熬膏外，也可研粉生用。有人以生白术3000g，粉碎成极细末，每次10g，每日3次，温水送服，治疗虚证便秘20余例，均获良效。

2. 作用机制浅探　欲阐明白术通便的作用机制，不妨先回顾一下最早使用此法的《伤寒杂病论》。论中第174条原文："伤寒八九日，风湿相搏，身体疼烦，不能自转侧，不呕不渴，脉浮虚而涩者，桂枝附子汤主之。若其人大便硬，小便自利者，去桂加白术汤主之。"历代注家对此条解释不一，矛盾重重。而分歧点恰恰在于为什么大便硬、小便自利还要去桂加白术上。为化解"大便硬"与"加白术"这一不符常理的矛盾，人们纷纷从"病理"角度论述分析，以便与白术健脾祛湿的"药理"相合。最具权威者当属伤寒名家李克绍教授和沈济苍教授所提出的相同观点：大便硬是大便不溏，是大便正常；小便自利是小便不涩不少，是小便正常。不少版本的教材也如是解释。其实，这样解释是基于大便硬不可以用白术这一"药理"常规。而现代临床和药理实验已证实，白术具有通便的作用。反观历代之所以争论不休，除了上述原因，还在于都没有跳出《伤寒杂病论》的圈子，如果换个角度，从本草方面或许能够找到答案。那么其机制何在呢？

笔者认为，清代周岩在其《本草思辨录》中已做出了令人满意的解释。他指出："或谓如大便硬何。曰：小便数者，大便必硬。此小便自利，即小便数也。皮中之水不当留而留，水府之水当留而不留，脾不举其职，而肠胃与膀胱之传化乖矣。去桂加术，则小便节而本有之津液不随之而亡，亦脾职复而后至之津液可由是而裕。水湿外除，津液内蒸，谁谓白术之加，不足以濡大便哉？"其意思是说，脾为湿困，脾阳不运，致使肠胃与膀胱传化乖戾，去通阳利尿之桂枝，加健脾益气之白术，使之复行运化之职，外合附子除湿止痛，内则为胃行其津液，故可濡润肠道而大便自通。

自古至今，之所以许多人对白术通便之效避而不用，在于认为白术性燥，以之通便岂不愈燥愈秘！此乃不明白术通便之妙理所在。李杲所谓"治病必求其源，不可一概用牵牛巴豆之类下之"。源者何在？曰在脾胃。魏龙骧认为，便干结者，阴不足以濡之。然从事滋润，而脾不运化，脾亦不能为其行津液，终属治标。重用白术，运化脾阳，实为治本之图。此言可谓一语中的，对于张仲景大便硬反用白术之妙也就明了无争了。

白术通便，不仅有其理论基础与临床实践，现代实验研究更科学地证实了这一点。不少学者进行了白术（或炒白术）对家兔离体肠管活动的研究，实验结果不相一致。有的认为白术小剂量时对肠管收缩幅度影响不大，而使紧张性稍升高，大剂量时则出现舒张反应；有的则认为白术对肠管抑制作用不大，只能使其紧张性稍降，不能使收缩性变弱，有时反而使收缩幅度增大。马允慰等对此进行了较深入的研究，结果表明，在正常情况下，白术煎剂对家兔离体小肠有轻度兴奋作用，有时影响不显著，加大剂量也不能引起强直收缩；当肠管受乙酰胆碱作用而处于兴奋状态时，白术呈抑制作用；而当肠管受肾上腺素作用而处于抑制状态时，白术呈兴奋作用。并皆能使肠管活动恢复至接近给药前的状态。

以上说明白术具有双向调节作用，这不仅与肠管所处功能状态有关，而且与自主神经系统有关。这种双向调节作用为白术通便与止泻的双向调节提供了实验依据。

为确保生白术通便的疗效，有两个问题值得注意和研究：①重用生白术。前述临床报道都是以生白术入药，迄今为止，尚未见到用炒白术通便秘的记载或报道。考张仲景所用，凡《伤寒论》《金匮要略》含白术诸方，均以生品入药。而白术炮制品的使用，基本上是从唐宋开始的，故原方白术未注明用法，当属生用。至于剂量，魏龙骧的经验是少则一二两，重则四五两。常用量一般为60g左右，重用可至120～200g。为何用生品、大剂量，有待进一步深入研究。②辨"证"还是"症"。临床上以白术通便秘往往只强调"症"而不重视"证"，也有认为白术宜于脾气虚的便秘者。

白术通便，显然与传统之攻下、润下等有所不同，姑且称之为运脾通便或曰"运下"。既如此，笔者认为，还是辨证为好，即在脾虚不运或脾不为胃行其津液的情况下使用。当然，对于部分辨证用药而"久攻不下"的便秘患者，试用生白术通便，可收到意想不到的效果。

第二讲　用药传奇

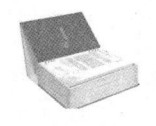

化痰妙药属薏仁

薏苡仁，不就是既能煮稀饭美容，又能当中药用的极普通的一味寻常药嘛，怎么到了你手里就成了妙药？我想大家在没有看完全文一定会这样想，不奇怪。我会让大家相信的。先看一则引起我认识改变的医话。

钟新渊在《薏苡仁清痰》一文中说："1983年9月末，我得了一次感冒，初愈后，每日清晨仍咳黄色浊痰，历时1周，有增无减。我担心痰浊不清，引起他病。暗自思量，找一味善药来清除痰源，黄色浊痰是湿热酿成，我就选用薏苡仁清化。每日取薏苡仁50g煮粥，连吃3日。果然，咳痰逐日减少，尿量增多，湿热从下泄去。我素来脾肾不足，苡仁淡渗寒滑，虽然有利于清化痰热，但却使我溲时余沥点滴，有时自流而难于约束。可见善药也非十全。于是，在薏米粥中加入10枚大枣，连吃4日，痰浊尽去。从此以后，我对肺热痰浊重者，常用薏苡仁治之，效果多佳。"（《长江医话》）

无独有偶。一日，我刚好感冒，并引起了支气管炎（系先天遗传，平时很少犯，只是在检查身体时，拍胸片发现肺纹理较粗乱），伴发热，咳嗽，吐脓痰，浑身无力，脉浮滑数，舌淡苔白。同时，我母亲也患感冒，伴发热，咳嗽气喘（因有慢性肺心病兼肺气肿），大口吐痰。为了试验薏苡仁化痰的作用，我决定让母亲住院行西医治疗，我在家用薏苡仁治疗。现在还记得当时治疗情景：我用生薏苡仁500g，高压锅压半小时，煮了3大碗，每1小时喝250ml左右。该米汤微酸微涩，喝下去以后，半小时多就要小便一次。从上午喝起，一直到下午5时左右，高热开始退却，痰大量减少（其前高热一直不退，家人曾劝我去输液，我执意不去）。结果又服2日薏米汤，完全治愈。既神速又省钱。而我母亲整整在医院住了半个月，其间用进口头孢抗生素类药，1周后才控制住气管炎。

没有比较就没有鉴别，没有实践就没有真知。从此以后，我对薏苡仁这味药，情有独钟，高看一眼。在治疗各种上呼吸道感染引起的气管炎、肺炎、肺脓肿等以痰多而稠为主的各种证候时，首选之药就是薏苡仁。这里要强调的是，大剂量，生用，不得低于50g。为了防止小便滴沥不畅，伤了阴气，应中病即止，或配入大量大枣，取葶苈大枣汤之意。看到这里各位还认为薏苡仁是寻常之物吗？它不神妙吗？

另外，谈点题外之话。我为什么要引用上述医话呢？并不完全是为了佐证我的观点，其重要的意义在于告诉青年中医同志们，学中医，不要光研究理论（不要理解错了，不是不学中医理论），要多看具有临床经验的中医之医话医案，并尽量记在脑子里，这比多记方子、多记药实用得多。理论是抽象的，医案是具体的。医案是活生生的"模特"，人的大脑很容易记住鲜活的形象东西，这是科学。如果有大量的医话医案在脑，一旦遇到疑难病症就会予之，迅速建立起联系，而胸有成竹，泰然处方。这就是古人说的"博涉知病"。多年来，我一直以这样的思路和方法学习临证，受益匪浅，现整理出来供大家思考。

附：网友交流

却波渔翁：薏苡仁为化浊良药，我治鼻窦炎首选之。

唐氏中医：薏苡仁胜过灵芝草，药用价值及营养价值高，常吃可以延年益寿，返老还童。利湿健脾止泻，舒筋除痹，清热排脓。可用于脾虚腹泻，肌肉酸重，关节疼痛，水肿，足癣，白带，肺脓疡，阑尾炎。常用量9～30g。现代药理学研究，其还有以下功效：①对心血管的影响。抑制呼吸中枢，使末梢血管，特别是肺血管扩张。②抗肿瘤。尤以脾虚湿盛的消化道肿瘤及痰热夹湿的肺癌更为适宜。③增强免疫力和消炎作用。薏苡仁油对细胞免疫、体液免疫有促进作用。④降血糖。可起到扩张血管和降低血糖的作用，尤其是对高血压、高血糖患者有特殊功效。⑤抑制骨骼肌的收缩。薏苡仁可抑制骨骼肌收缩，能减少肌肉之挛缩，缩短其疲劳曲线；能抑制横纹肌之收缩。⑥具有镇静、镇痛及解热作用。对风湿痹痛患者有良效。⑦降血钙、延缓衰老，提高机体免疫力。此外，还可用于治疗水肿、足癣、小便淋漓、湿温病、泄泻带下、风湿痹痛、筋脉拘挛、肺痈、肠痈、扁平疣。

桑寄生：薏苡仁甘寒健脾祛湿，寒以清热，甘以健脾，脾健则生痰无源。

华山药工：薏苡仁化痰看来还是在量上。

1055：我经常喝薏米红豆汤，是否也应该加点大枣。我好像湿比较重，脸肿、腿足肿、腹胀。喝了红豆薏米汤后，觉得人轻松多了，小便也比以前多了，这种情况是不是也该加点大枣啊！

古道瘦马：是的，应加大枣好些。

荒岛观潮："气管炎、肺炎、肺脓肿等以痰多而稠为主的各种证候时，首选之药就是薏苡仁"，它是可以去浓浊之物。医话是先生们的心血凝结，最为珍贵。

附：群贤见智录

1. 程广里治疗坐骨神经痛，常在方中重用薏苡仁60～100g，取得良好疗效。[中医杂志，1982（7）：45]

2. 马骥教授曾治愈1例患痢疾后经常凌晨腹痛、腹泻10余年之患者，证属湿热停滞，药用白头翁、黄连、黄柏、秦皮、薏苡仁、木香、白芍、甘草，方中重用薏苡仁100g。(《马骥临证经验辑萃》)

3. 陈景和教授认为，薏苡仁健脾祛湿，缓急止痛，为治湿痹之要药，但须重用方能收效显著，少用则效果明显。每剂用量为100～200g。(《古今名医临证金鉴·痹证卷》)

4. 钱远铭教授擅用清热化痰、排脓祛瘀之千金苇茎汤（芦根、冬瓜子、薏苡仁、桃仁）治疗急、慢性肺部感染性疾病。本方由于性味清淡，故剂量宜大，小则无效。特别在急症及重症中尤应如此。一般薏苡仁可用50～200g。(《古今名医临证金鉴·咳喘肺胀卷》)

5. 谢远明教授常用生薏苡仁治疗各种痈（肺痈、肠痈等），疮疡，急、慢性肾炎，膀胱炎，水肿，湿，泄泻，消化道肿瘤，扁平疣等。应用指征为腹泻，水肿，痈肿，舌质淡，舌体胖或有齿痕，苔厚腻，脉弦滑。用量为30～120g。临床配芦根、冬瓜子、桃仁，治肺痈；配桃仁、牡丹皮、赤芍、红藤，治急性阑尾炎；配制附子、败酱草、红藤，治慢性阑尾炎；配川芎、麻黄、桂枝、羌活、独活、苍术、制川乌、黄柏、甘草、生姜，治湿痹。(《方药传真》)

6. 黄和医师认为，薏苡仁健脾和中，祛湿浊，疏经脉，利关节，止疼痛，安心神。临证常配草薢治痛风，配土茯苓治湿滞头痛，配板蓝根治扁平疣，配半夏治失眠，配伸筋草治筋脉拘挛疼痛，配败酱草治乳腺炎，配天南星、半夏治关节肿痛，配苍术、茯苓治浮肿，配白芷、白花蛇舌草治痤疮。用量为30～500g。

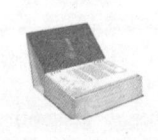

尿浊味臊找萆薢

临床上经常遇到一些患者，述说每天清晨起床后，尿特别臊臭，刺鼻难闻，别无他病。一般遇到这类患者，我首先想到是肝胆湿热下注，常用龙胆泻肝汤加导赤散合方，结果是疗效参半，过些日子又犯了。对此，曾思之一段时间，仍不得其解。按理说这两个方子，理论上是合理的，辨证也是对的，无大错，怎么就疗效不高呢？

一日在读《北方医话》时，发现了"新大陆"。其中一篇《川萆薢治疗湿热遗尿——侯士林》的医话，引起了我的兴趣，不知不觉就联系到上述思之已久的问题。顿时心中豁然一亮，何不将川萆薢加入上方呢？

这篇医话的原文说："遗尿一症，多属中气不足，下元不固。然湿热下注亦多见不鲜。1958年吾师授方：川萆薢50g（小儿酌减）水煎，夜卧时顿服，治湿热下注遗尿痼疾。

笔者近20年用本法治疗有录者42例（成人18～21岁者4例）。只要掌握辨证要点——遗尿腥臊恶臭，无不药到病除。

余治一患者黄某，男，14岁，遗尿10余年，每夜尿炕，尿腥臊恶臭。同屋人无法忍受，令其在外屋地铺而睡，病情渐加重。家长代诉：患者曾经大量服桑螵蛸、菟丝子、覆盆子之属，以及八味丸、补中益气丸、尿崩灵等，全然无效。

1980年4月改用川萆薢30g水煎，夜卧时顿服第一煎，次日晨服第二煎。患者连服3日，尿腥臊味大减。又连服3日病告痊愈。随访至今未犯。

萆薢治遗尿，医籍刊载颇多。《本草纲目》记萆薢'气味苦平，无毒'，入肝、肾、胃，治'白浊、茎中痛''遗浊'。《本草备要》记萆薢'……固下焦……治膀胱宿水，阴痿失溺，茎痛遗浊……'《名医别录》有治'失溺'的记载"。

他山之石，可以攻玉。自从看完这则医话后，我再碰到此类患者时，就加川萆薢30～50g，一般3～5剂药就解除症状。尽管不是遗尿，但病机相同，故效之。

我虽出生于中医世家，但同辈学中医的就我一个，也从未拜过师，完全是自学，反复研读经典《伤寒杂病论》，尤为下功夫的是名医的医案医话。秉持的方法就是学习、临证、检验、总结。即古人说的"博涉知病，多诊识脉，屡用达药"。

我最爱看的就是老中医的医话，文字不多，内容深刻，言简意赅。特别是一些老中医一生最得意、最拿手的病案医话，耳熟能详，验于临床，一旦有效，就屡屡使用，屡用屡效。这也算是一点经验体会吧，现谈出以抛砖引玉。

第二讲 用药传奇

> **附：网友交流**
>
> 诚信中药：川萆薢最善清利湿热，临床只要见到舌苔黄腻、脉滑数即可用。用量在30g以上效果明显。临床不独治疗下焦湿热，对口腔异味、口臭亦有特效。
>
> 中医一生：的确这样，我受龚士澄老中医的影响，这样的患者一般用此药，但一般还加栀子、苦参，看情况再加竹叶，很少让人失望。

> **附：群贤见智录**
>
> 1. 朱良春教授擅以通泄化浊法治疗痛风，对降泄浊毒药的选择，特别推崇土茯苓、萆薢两味，每方必用，且多重用。一般萆薢用量为15～45g，土茯苓用量为30～120g。（《古今名医临证金鉴·痹证卷》）
>
> 2. 黄和医师认为，萆薢以善清脾胃湿热而祛浊分清见功，且疏通脉络而利筋骨，故常用治湿痹、痛风、浮肿、慢性胃窦炎、泌尿系感染、前列腺炎等病证，用量为15～60g。
>
> 3. 治疗骨痿。骨痿是痿病之一种，亦称肾痿，多由湿热伤肾，阴精耗损，骨枯髓虚所致。症见腰脊酸软不能伸举，下肢痿弱不能行履，伴有面色黧黑、牙干枯等。治肾损骨痿，不能起床，《赤水玄珠·卷四》有金刚丸方，药用川杜仲、萆薢（炒）两味，用酒煮猪腰子为丸，如梧桐子大。每服50～70丸，空腹盐汤送下。川萆薢利湿，杜仲补肾强腰，合用之，湿热俱去，肾坚骨强，体若金刚，故方名金刚丸。《医学纲目》金刚丸用萆薢、杜仲、肉苁蓉、菟丝子各等份，为丸服，加强了补健腰效用，主治和制服法与本方相同。又《本草纲目·卷十八》引《广利方》，萆薢与杜仲比例为3:1，为散服，重在清利湿热，治腰脚痹软，行履不稳，并注明服药时须禁食牛肉。
>
> 4. 治疗小便频数。小便频数，日夜无时，川萆薢（洗）不拘多少，为细末，酒和为丸，如梧桐子大。每服70丸，空腹、食前盐汤送下（方见《济生方·卷四》萆薢丸）。治小肠虚冷，小便频数，也可用牛膝（酒浸，切，焙）、续断、川芎各5钱，萆薢2两，为末，炼蜜丸，如梧桐子大，空腹盐汤下40丸。或做汤，入盐煎服亦得（方见《圣济总录》牛膝丸）。《普济方·卷四十一》引《护命方》萆薢散，治小便频数，不计度数，临小便时疼痛不可胜忍，

用萆薢1两（用水浸少时，漉出，用盐半两相和，炒干，去盐），川芎1分，为细末，每服3钱，水1盏同煎，取8分，和滓空腹服二三盏后，便吃化毒汤。萆薢能治"失溺"，《名医别录》有明文。张锡纯说："拙拟醒脾升陷汤中，曾重用萆薢治小便频数不禁，屡次奏效，是萆薢为治失溺之要药可知矣"（《医学衷中参西录》）。《本草纲目·卷十八》李时珍在"萆薢"条下按："杨子建《万全护命方》云：凡人小便频数不计度数，便时茎内痛不可忍者，此疾必先大腑秘热不通，水液只就小肠，大腑愈加干竭，甚则浑身热，心躁思凉水，如此即重症也。此疾本因贪酒色，积有热毒、腐物、瘀血之类，随水入于小肠，故便时作痛也。不饮酒者，必平时过食辛热荤腻之物，又因色伤而然。乃小便频数而痛，与淋证涩而痛者不同。"由此观之，则萆薢之用，实有分别水道之功，引水归于大肠以通谷道，使尿液澄清，临小便时无痛苦之患。但萆薢不能泛用于淋。《本草经疏》说，下部无湿，阴虚火炽，以致溺有余沥，茎中痛，不宜服。张锡纯亦认为，本品误用于淋涩之证，有可能引起癃闭，甚至小便滴沥不通。这一点要注意。

5. 治疗肠风痔漏。治肠风下血等疾，用萆薢（细剉）、贯众（去土）各等份。为细末，每服2钱，空腹温酒调下（方见《类编朱氏集验医方·卷六》如圣散）。本方在《杨氏家藏方·卷十三》名胜金丸，治疗诸般痔疾。若大便后重下脓血，可选用《圣济总录·卷七十八》如圣散：臭橘、萆薢各1两。共捣碎，炒令烟出，放冷，为细末。每服2～3钱匕，茶清调下。贯众清热止血，善除湿热之毒；萆薢清热祛风，善利下焦之湿，两药配伍，最宜用于湿热蕴结大肠之肠风痔漏。臭橘，枸橘之别名，有行气止痛之效，与萆薢同用，善除后重脓血。

6. 凡湿热下注，清浊混淆者，用萆薢分清渗浊最宜。配益智、茯苓、石菖蒲、车前子，治精浊、癃闭；配刘寄奴、马鞭草、炮山甲（代）、赤茯苓，治早、中期大脚风（下肢象皮肿）及膏淋；配炒桑枝、防风、防己、羌活、独活、威灵仙、老鹳草，治风寒湿痹；配土茯苓、槐花、白鲜皮、甘草，治杨梅疮毒；配金钱草、土茯苓、金银花、薏苡仁，治痛风。用量一般掌握在10～30g。（《临证本草》）

第二讲　用药传奇

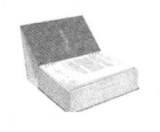

开胃化食取莪术

先转载一篇用药文章，虽说是转载，但也是我比较欣赏和有体会的。

临证中，我常用莪术，这是有来历的。记得30多年前，我治一胃病患者未效，后被他人治愈。索视其方，才知那位同仁重用了莪术。

查阅前人医籍，这才恍然大悟。《本草备要》说："莪术辛苦气温，入肝经血分。破气中之血，化瘀通经，开胃化食，解毒止痛。治心腹诸痛……虽为泄剂，亦能益气。"其他医书论莪术，亦不外乎破气、行血、化瘀等。有些同志似乎忌讳莪术，即便治疗积聚之病，与三棱伍用，药量亦很轻微，唯恐伤正。其实，这种顾虑是不必要的。那个胃病患者被他人治愈，对我启发很大，从此，我在临床中，格外重用莪术（古道瘦马按：临床上我也有与刘老同样的经历，致使我以后治胃病除了三仙以外必用莪术，而且疗效十分令人满意）。

1952年我去外地学习，因不适应当地生活习惯，得了胃病，服保和丸之类中成药，未能将病根除，后来改服"烂积丸"，一举而奏效。因后方中有莪术，疗效显著可想而知。1953年有一患者胃有实滞，虽经针灸治疗，胃痛减轻，但缠绵数日未愈。我在治疗中把莪术列为君药，与消食和胃之品配伍，仅治数日而愈。

我认为，治疗肝胃之病，如果经过准确辨证，因人、因病而异，方中适量加入莪术，无论缓解症状，还是调节脏腑功能，疗效甚为可观。

几十年来，我通过对数十例患者的疗效观察，深深体会到莪术的临床应用价值是不能怀疑的，也是不可忽视的。一般地说，我应用莪术的基本剂量是7.5g，中等剂量是10g，有时也用到15～20g，或者剂量更大些。这要根据病情的轻重缓急和患者的体质强弱来决定。

随着医学事业的发展，莪术的应用有了更为广阔的天地。近几年来，有的地区和单位用莪术治疗癌症，取得了一定效果。我用莪术治疗肝炎、溃疡病，也用于治疗癌症。莪术的一个主要特点是通肝经聚血，解毒止痛。我通过临床实践，认为莪术对胃癌疗效较好。胃癌早期用莪术，会增进食欲，增强体质，促进病情稳定；胃癌晚期用莪术，能够明显减轻疼痛，改善机体"中毒"症状。以上所谈，是我在临床中应用莪术的粗浅体会。（《刘绍勋医话》）

再谈一谈我运用莪术的经验。自从了解了莪术的这一新功效，我在治胃病时，凡是需要开胃化食，帮助消化，尤其是胃胀突出时必加莪术，这已经成了我的用药习惯。

【验案】杜某，50多岁，陕南人，2009年底经人介绍来我处就诊，说是胃上长了个瘤子，请我给治一治。

刻诊：身高1.65m左右，面苍悴略暗，头发枯燥。舌瘦，质淡，有齿印，苔白腻。脉双关微滑带涩，寸尺不足。

目前突出症状为气胀，一吃东西就胀得厉害，食不多，二便正常。湖北襄樊某医院检查报告显示：近胃贲门处有一红枣般大的肿块。化验：鳞状上皮增生。医院认为无法手术，预后不良。患者只好到千里之外的西安找中医治疗。结合四诊八纲，我决定采取扶正祛邪法。方用补中益气汤合消瘰丸合开胃汤加莪术、猫爪草等。30剂。每月一诊，根据当时症状略作加减，基本方子不变。前后服药半年多，后来在襄樊某医院检查，肿瘤已不复存在。胃已不胀，也能多进饮食。观其面色红润，头发乌黑铮亮，精神抖擞。

按：此病例实际上兼顾了莪术的两大作用，即开胃化食，削癥去癖，故而效佳。我的体会，莪术临床上是一味很好的、很有效的胃药，一点也不孟浪。诸位不必开胃化食，言必称焦三仙、谷麦芽一类，不妨广开药路，用一用莪术，也许能带来不少的惊奇。

附：群贤见智录

1. 周康教授根据"瘀血发狂"及"癫狂由于气血凝滞"之学说，制达营汤，治疗精神分裂症属气血瘀滞者，方药为莪术、大黄、赤芍，随证加减，方中莪术用量为100g。（《古今名医临证金鉴·癫狂痫卷》）

2. 黄和医师常在辨证方中伍用莪术治疗腔隙性脑梗死、冠心病、血管炎、慢性肾炎、肾病综合征、乳腺小叶增生、子宫肌瘤、卵巢囊肿、体表炎性肿块、良性肿瘤、恶性肿瘤及血瘀之头痛、眩晕、颈肩腰背四肢疼痛等，凡血气瘀滞之证均可应用，用量为10~100g。尤其在治疗肾病及防治缺血性脑血管病时，针对其血液的高度浓稠性、黏滞性、聚集性和凝固性之特点，制活血通脉汤，验之于临床，对改善血液黏稠度和血液循环状态，效果较佳。基本方药为莪术、当归、地龙、水蛭、川芎、牛膝、决明子，随证加减。药理研究证明，莪术能明显改变血液流变学各种参数、抗血栓形成、改变全血黏度，配伍他药增疗效。注意应用莪术时，对气血虚者，应投黄芪、人参、当归等补益气血之剂辅之，以其善破血中之气故也。

3. 治心脾痛。王执中《资生经》：执中久患心脾疼，服醒脾药反胀，

第二讲　用药传奇

> 用耆域所载蓬莪术，面裹炮，研末，以水与陈醋煎服，立愈。盖此药能破气中之血也。(《本草纲目》)
>
> 4．莪术30g，配生黄芪30～60g，当归12g，蜈蚣2条等，治带状疱疹后遗神经痛有良效。(《临证本草》)
>
> 5．莪术30g，配生黄芪60g，板蓝根、大青叶、马齿苋各30g等，治寻常疣、跖疣、扁平疣有良效。用法：第一、二煎内服，第三煎外洗患处，并轻轻按摩。(《临证本草》)

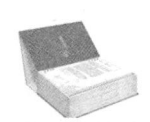

尿床重用益智仁

临床上小儿尿床病时常有遇，因为我过去不看儿科，很少见到这方面的病例。现在则经常遇到，故在这个病上也做了点研究和试方，最后终于我找到了一个稳妥而十分有效的方子和专药，这就是大家常用的固精涩尿的益智。中医界有一句话叫"不传之秘在于量上"嘛，确实是这样。要想完全治好小儿遗尿，必须重用益智仁，这是关键。

益智最早记载于《本草拾遗》，为姜科多年生草本植物益智的成熟果实。主产地海南、广东、广西等。夏、秋间果实由绿变红时采收。晒干，去壳取仁，生用或盐水炒用。用时捣碎。

益智味辛，性温。主要归肾、脾经。本品辛温助阳，气香兼涩，既能温脾胃、和中止泻摄涎唾，又能暖肾阳、固精涩尿止遗泄，故具有温脾止泻摄涎、补肾固精缩尿之功效。凡肾阳不足、封藏失职，脾胃虚寒、运化失常所致的滑脱失禁等症，皆可选用。益智配乌药为末，用山药糊为丸，名缩泉丸，常用于治疗遗尿、小便频数、夜间尿多等症，每次可服2钱，每日2次，温开水送下。如加入桑螵蛸、五味子、山茱萸、补骨脂等同用，则效果更好。配补骨脂、肉豆蔻等，可用于脾肾虚泻。用法用量：水煎服，6～12g；或入丸散剂。外用：煎水熏洗。

【验案】2005年5月间，一中年妇女带领一位十一二岁的男孩来就诊。说听村里的人介绍，你看病特别好，特求诊于你。我这儿子尿床已十余年，看了很多地方，吃了不少药，也没治好，大家都说等到20岁以后，结了婚就好了，你说愁人不愁人。你水平高，给孩子治治吧。我听后哭笑不得，我能看好一些病不假，但不是什么病都看得好。既然人家找上门了，先接下来再说，于是开了个套方，先吃2剂，容我回去再研究研究，下次正式出方。

处方：益智15g，山药30g，山茱萸15g，桑螵蛸15g，金樱子15g，芡实12g，补骨脂10g，炙甘草10g。3剂。

我估计效果不大，因为这是教科书上记载的，也是大家常用之方，都说有效，但都不说绝对显效，所以我心中有数。晚上回去后，翻阅了大量的医案医话资料，方子、用药都大同小异，只有南京中医药大学教授孟景春老中医的一段医话与众不同。

他说：治小儿遗尿（益智30g，覆盆子15g，金樱子15g，五味子6g，莲须9g，杜仲9g，山药15g，党参、桑螵蛸各15g，鱼鳔9g），方中益智必须用至30g，一般3~7剂即愈。若益智减至15g，则效果较差。

看到这里，我认为这就是精华，人云亦云大多不行。我经常和我的学生讲，看书要会看，外行看热闹，内行看门道。书中，尤其是老中医，且长期不脱离临床的老中医，讲出与众不同，见解独特，超凡脱俗，并反复强调的地方，一定要注意吸取并及时在日后的临床中验证，长期积累，必有所得，必有长进。

3日后，该患儿如约而至。其母说效果不大。我说不要着急，我只是先试几剂药，看其适应不适应，绝招还没用呢。因为心中有底，故而再出方。

处方：益智30g，山药30g，桑螵蛸15g，金樱子30g，芡实15g，补骨脂15g，杜仲15g，莲须15g，麻黄10g。5剂，水煎服。

此方加麻黄是因我平时看书经常见到有人用麻黄素治小儿遗尿，也曾听过我叔父（他是西医）讲有效，故而加上此药。

1周后，患儿母子再来，告知，患儿尿床已大见好转，5天晚上只尿了1次。因为那天玩得太累，晚上睡得太沉所致。基本上已治愈。其母怕再犯，要求再服药一段时间。我说可以。又续10剂，彻底治愈。

通过此案的高效，孟老中医不欺我也。后来，该患儿之母又连续介绍了几个遗尿患者，均重用益智30g，屡用屡效，一时好多患者找我治尿床，我俨然成了治遗尿的专家。其实不然，应归功于孟景春老中医重用的益智仁。

按：通过以上用药的论述，可能有的同道会发现一个问题，都是超常规用量。那么是不是所有的药都要大量的用呢？非也！这一点诸位要注意。有些病需要重剂超常规用量，有些病就没有必要，而且必须用轻剂才能获效。如湿热证呕恶不止，昼夜不差欲死，属肺胃不和，胃热移肺，肺不受邪者，用川黄连1~1.5g，紫苏叶0.6~1g，煎汤，呷下即止。

又如已故名医秦伯未治一女患者，呕吐数月，食已即吐，甚则闻食味、药味即

第二讲　用药传奇

吐。检前处方有健脾养胃之剂，有养胃化浊之剂，药量均较重。测其脉，关弦小数；验其舌，舌中、根苔黄薄。治以黄连1分，竹茹5分，佛手柑2分，呕吐即平。而这3味药前医均已用过。有人问：为何此效而彼不效？秦伯未答曰：效在用量之轻。

盖以呕吐既久，胃气已虚，黄连虽能止呕降逆，但其性味大苦大寒，易伤胃气，若用重量更伤其胃，对胃虚气逆者不宜。黄连仅用1分，再如佛手柑、竹茹理气和胃，能使胃气不伤而发挥其降逆和胃作用，故应手取效。

再如玉屏风散对肺卫之气不足易感冒的防治，用黄芪180g，白术120g，防风60g，研粗末，每次服10～15g，每日1次，煎服，连服30日，疗效比较满意。有人用大剂量玉屏风散预防感冒，服3剂即胸闷不适，仍改小量而获效。

从上可见，用药剂量的轻重对治疗的效果是有决定意义的。使用轻量、重量应有个客观依据，即正确地掌握适应证，该重则重，该轻则轻，不可一味大量，否则的话，我岂不成了误人子弟的千古罪人了？

附：网友交流

神奇平衡力：中药不传之秘在量上，的确如此。

大内密探：曾用麻黄汤加益智、桑螵蛸治疗尿失禁患者，效果不错。

附：群贤见智录

1. 益智仁擅治崩漏。益智，味辛、微苦而性温。长于温脾、暖肾、固气、涩精。临床常用于脾胃虚寒所致的吐泻、腹中冷痛、食少、时吐清涎，肾虚不固所致的遗精、小便频数、遗尿、白浊等。此外，本品"治妇人崩中"（《经效产宝》）。此用奇于一般之见，故阐发于后：脾为太阴，喜温恶寒，喜燥恶湿。益智性温暖脾，温燥湿，益脾统血，故脾虚所致之崩漏，用之为宜。肾乃封藏之，肾虚不固则男子遗精，女子崩中。益智温涩，补助肾阳，秘精固气，肾虚而阳无权所致之崩漏宜用。况益火则能补土，故脾肾两虚所致之崩漏用之亦宜。益智温涩者，故虚、脱之证得之，可补可固皆知之，而郁滞者得之，又可辛散宣通之，则少有顾及。盖因本品气温"秉天春和之木气，入足厥阴肝经"（《本草经解》）。气温益肝，则肝气固，而血藏矣。其味辛，"辛能开散，使郁结宣通"（《本草害利》），故因肝虚或郁滞而致的崩漏者亦可用之。列历代临证用方以征之：①治妇人崩中（《经效产宝》）。

益智子，炒细研，米饮入盐服1钱（折合3.73g）。②治胎漏下血（《济阴方》）。益智仁半两（折合18.65g），缩砂仁1两（折合37.3g），为末。每服3钱（折合11.19g），空腹白汤下，每日服2次。③治产后血崩不止（《护命汤》）。菟丝子、杜仲（去皮）、益智子（去皮）、草薢、山茱萸、五味子、茯苓、赤石脂、龙骨、川芎各1分（折合0.373g），川椒3铢（折合1.803g），覆盆子半两（折合18.65g）。上为细末，炼蜜丸如梧桐子大，早晨空腹盐汤下30丸。

2. 单味益智可愈怪症气脱。严洁言："怪症，腹胀多时，忽泻不止，诸药不效，此气脱也。用益智仁2两（折合74.6g），煎浓汁服之立愈。"

3. 益智药对的配伍运用。益智配山药，温肾固精；配乌药，固精止遗；配草薢，温肾利浊；配高良姜，温中暖胃；配小茴香，散寒止痛；配茯苓，摄涎止遗；配白术，固涩去浊；配巴戟天，温肾止遗；配石菖蒲，温肾制浊。

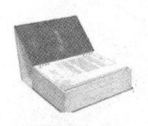

补虚定喘煮蛤蚧

曾听一位四川籍的老人讲过，过去云贵川地区的达官贵人上山求神拜佛，常常是坐滑竿（即竹轿子）上去。抬滑竿的人都是穷苦人，吃不饱穿不暖，上山本来就够费劲了，还要再抬个大活人，肯定是气喘吁吁，但为了生计还是要做的。怎么办？劳动人民是聪明的，知道蛤蚧有补气定喘的功能，于是抬滑竿的人就把蛤蚧尾含在嘴里，巧妙的就解决了气喘吁吁、肺气不足的问题。生活中蛤蚧解决气喘吁吁的问题，实际上是来源于临床上治疗哮喘的广泛运用。

大壁虎为脊椎动物壁虎科动物，蛤蚧为大壁虎除去内脏的干燥体。主产于我国广西、云南，广东亦产。剖开除去内脏，拭去血液（不可用水洗），以竹片先从横面撑开，再用长竹一条撑住下腭延至尾末端，用微火焙干，两只合成一对。味咸，性平。归肺、肾经。补肺益肾，纳气平喘，助阳益精。

"自古即得仙蟾名，形影相随蛤蚧声。补肺滋肾治咳喘，赴汤蹈火结伴行。"这是一首描述中医虫类药蛤蚧的名称、习性、主治和入药特点的本草诗。蛤蚧是守宫科动物，它性喜雌雄相伴，常常相随而行。雄性的鸣叫声似"蛤"，雌性的鸣叫声似"蚧"，一唱一和，故称之为"蛤蚧"。

蛤蚧头略呈三角形，口内有细齿，尾圆而细长，遇危险时尾部有自断性，以断

第二讲 用药传奇

尾保身。足有吸盘，善在石缝或树洞中爬行，动作敏捷，昼伏夜出，以昆虫为主食，有时也捕食壁虎等小动物。冬季藏于洞穴中，春暖花开时四出活动。有趣的是小小蛤蚧一旦"结婚"，就一夫一妻制，如同鸳鸯形影不离，情丝绵绵，"爱情"坚如磐石。如一方被捕，另一方将不顾一切扑上前去，紧紧抱着"伴侣"不放，因此常双双被擒。故中药店出售的蛤蚧均为成对包装。传统认为，配对蛤蚧疗效尤佳。中医学认为，蛤蚧药力在尾，所以药用蛤蚧多保留其尾部。

蛤蚧为名贵中药，药效显著。李时珍在《本草纲目》中说："蛤蚧补肺气，定喘止渴，功同人参；益阴血，助精扶羸，功同羊肉。"中医药理认为，其具有补肺滋肾、止咳平喘的功效。常用于虚劳、咯血、消渴、阳痿、早泄、久泻、尿频、遗尿等症。对于此药，我常常用于虚喘中，每每起效迅急，力挽狂澜，是我特别偏爱的一味药。蛤蚧的功效很多，我仅举在哮喘中运用的几例以示之。

【验案一】张某，女，28岁。整日胸闷，气短，乏力，喘不上气来。曾在多家医院治疗，效果不佳。也看过不少中医，吃过很多中药，药效平平。经人介绍来诊。

刻诊：面色泛黄，说话有气无力，舌淡苔薄白，脉沉濡细无力，饮食一般，二便正常，无咳嗽痰饮。月经基本准时，但量偏少偏淡。突出症状就是动则喘憋，平时疲惫不堪。

自诉吃过补中益气丸、六味地黄丸、气血和胶囊和阿胶补血露一类药物，都没有治好，特来就诊。经过辨证，我认为是肺肾两虚，气血不足。

处方：生黄芪30g，太子参15g，茯苓12g，白术10g，当归12g，川芎10g，熟地黄60g，白芍10g，炙甘草10g，蛤蚧1对。5剂，水煎服。

当我在写处方时，患者插话说，你这些药我都吃过，别的中医也都是开这些药。我说你别着急，我还没有写完呢？当写下蛤蚧1对时，问曰：吃过这药吗？说没有。熟地黄60g，用过这么大的量吗？其哑口无言，一笑了之。

1周后复诊：说吃了2剂药后就不喘憋了。现在已不太乏困，请继续治疗，同时问需要吃多长时间。我说40天左右。后以麦味地黄汤加蛤蚧和八珍汤加蛤蚧，1周一交替，服药50天左右，停汤药，喘憋、乏力痊愈。后以麦味地黄丸补中益气丸隔日交替再服用2个月善后。

【验案二】我的母亲，75岁，患有高血压病、糖尿病、肺心病等。其中的肺心病是由慢性支气管炎发展而来的。气管炎乃几辈遗传，我的外祖父及上辈均因此病引起呼吸衰竭于50多岁去世。虽说和医疗条件差有关，但寿命短是不争的事实。基于此，从2002年以来，我在治疗我母亲的疾病时，均配1剂以大量蛤蚧为主的胶囊服用。几年来，除高血压病和糖尿病住过几次医院外，肺气肿、气管炎、哮喘冬春季几无为患。我认为，这也是蛤蚧的功劳。这些年在临床上我用蛤蚧治虚喘患者比较多，而且疗效也比较显著，比起冬虫夏草类药物，可以说物美价廉，功效不差。特此为它写上一笔。

> **附：名医王三虎论蛤蚧（王三虎《中医抗癌临证新识》）**
>
> 在笔者最喜欢用于治疗大病重病的药中，可以说得力的有人参，广泛的有柴胡，擅长的有蛤蚧。
>
> 笔者自1993年以大剂蛤蚧治愈白水县某人顽固性哮喘后，用蛤蚧治疗哮喘的机会非常多，用量也大，一般是重病每日1对，轻病每2~4日1对，既不炮制，也不去头足（古人认为要去头足），每每出奇制胜。
>
> 有一年暑假回故乡，竟因为笔者的原因导致合阳县城蛤蚧短期脱销，也算一桩趣事。特别是治疗合阳县百良镇陌东村人雷某（男，27岁）的哮喘持续状态的病例和其他2个病例一起被《中国中医药报》冠以"王三虎急重症医案三则"的巨幅标题给予刊载。

按：原文是："患者素有支气管哮喘宿疾，20天前因劳累、感冒又发。当地用抗生素及平喘药，症状日渐加重，于1997年9月3日到某县中医院住院治疗。经中西医治疗15天，症状更加严重。已下病危通知3次。1997年10月18日准备到西安治疗。但因患者衰竭已甚，恐经不起长途颠簸。随即专车到西安邀请笔者会诊。内科主任陪同检查病人后，查阅以往3次会诊记录，各专家均从西医角度提出过不同的诊疗方案，几乎用过各种消炎平喘西药，但未见讨论中医辨证论治有何得失。中医从入院到今均按'热哮'应用越婢加半夏汤。自忖笔者尚有用武之地。刻诊：张口抬肩，喘息短气，喉中痰鸣，不能平卧，大汗淋漓，时感烦躁欲死，面色晦暗，口中干咳欲饮，痰黏而色黄，小便黄而少，大便偏干，舌质红，舌苔花剥，脉弱尺甚。热哮辨病辨证无误，肾亏虚早已存在，如今大汗淋漓，阴亏太脱，又兼肝火犯肺，此时不用人参等扶危持颠之王牌药，更待何时？乃以参蛤散、射干麻黄汤、黛蛤散加味，大剂给药。"

"处方：人参12g，蛤蚧1对，熟地黄40g，山茱萸15g，射干12g，炙麻黄8g，细辛3g，五味子20g，半夏10g，生姜5g，炙紫菀12g，炙款冬花12g，大枣6枚，小麦50g，青黛5g（包煎），蛤粉20g，白果12g，生龙骨、生牡蛎各30g。水煎服，每日1剂，早、晚分服。"

第二讲　用药传奇

"上方1剂后即感状减轻。连服7剂后，哮喘持续状态完全缓解出院，后来西安诊3次，减蛤蚧为3剂1对，去黛蛤散，或加胆星、瓜蒌、枇杷叶等，宿疾也大为减轻，可做轻微的体力劳动。2001年5月访，除天气寒冷、感冒偶有咳嗽气喘外，基本正常。"

"按：本案要抓住肾不纳气、气阴两脱这一关键病机，同时兼顾肝火犯肺，用了人参、蛤蚧、熟地黄、山茱萸等要药，五味子、生龙骨、生牡蛎、白果敛汗固脱，方能挽狂澜于既倒，救困危于顷刻。"

在肿瘤临床上，笔者根据蛤蚧"补肺肾，定喘嗽"的功能，用于晚期肺癌等所致的咳嗽气喘，短气不足以息等，也能收到较好效果。

其实，《海药本草》谓蛤蚧"主肺痿上气，咳嗽咯血"，就是肺癌及其常见症状的描述。《博济方》的蛤蚧散，由蛤蚧1对，以及人参、茯苓、知母、川贝母、桑白皮、杏仁、生姜组成，"治患肺痿咳嗽"。著名医家李时珍，则对蛤蚧大为推崇："昔人言补可去弱，人参、羊肉之属。蛤蚧补肺气，定喘止渴，功同人参；益阴血，助精扶羸，功同羊肉。近世治劳损痿弱，许叔微治消渴，皆用之，俱取其滋补也。刘纯云：气液衰，阴血竭者，宜用之。何大英云：定喘止嗽，莫佳于此。"

为什么有如此大的效力呢？因为蛤蚧既能补人体之阴液，又能通调水道而防止水不利而成痰饮，有利而无害，与"燥湿相混致癌论"的立意相当吻合。像这样一药两用的好药只恨太少了。缪希雍在《本草经疏》中做了如此阐述："蛤蚧属阴，能补水之上源，则肺肾皆得所养，而劳热咳嗽自除矣；肺朝百脉，通调水道，下输膀胱，肺气清，故淋漓水道自通也。"可见吾道不孤。

其实，蛤蚧作为补药的基础是精微物质的含量丰富多彩，有肌肽、胆碱、蛋白质、鸟嘌呤及谷氨酸等14种氨基酸，5种磷脂成分，9种脂肪酸，以及钙、磷、锌等18种元素。现代药理研究表明，蛤蚧具有免疫增强作用、平喘作用、抗应激作用、抗炎作用、雌性激素样作用、雄性激素样作用和延缓衰老作用。

蛤蚧的药力主要集中在尾巴上。以体大、肥壮为上，尾全、不破碎者为佳。要鉴别蛤蚧的真假，用李珣的话说："口含少许，奔走不喘息者，为真也。"《日华子本草》谓蛤蚧"凡用去头、足"。《雷公炮炙论》说："其毒在眼。"笔者用了那么多都未去头足，也未见出现中毒症状。《中华本草》谓："蛤蚧毒性低，未能测 LD50。蛤蚧醇提物灌胃最大耐受量大于135g/kg""广西蛤蚧头和尾部醇提取液腹腔注射24g/kg生药量，未见毒性反应"。

> **附：网友交流**
>
> 绿衣：如果蛤蚧尾研磨细粉吞服，身体部分水煎，效果会不会更好？
>
> 古道瘦马：现在的蛤蚧多数是家养的，尾巴油性大，很不好研末，这是其一；我试过研末的效果，由于量太小，只有长期慢服有效，要想速效，还是整个水煎快。

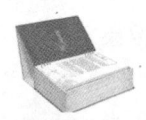

血虚便秘用当归

治便秘是中医的一大优势，中药里面有很多既廉价又安全的药味，如大枣、当归、大麦仁、黑芝麻、决明子等。这里我单说一说对青年妇女较为有益的当归。

当归为常用中药，属于伞形科多年生草本植物。它主要产于我国甘肃、四川、云南、陕西等地，以甘肃岷县当归最佳，其特点是主根长，皮细，质坚实。岷县当归，又称"岷归"或"秦归""西归"。

岷县位于甘肃省陇南山区，这里高寒阴湿，雨量充足，最适宜当归和其他中草药生长，因此，岷县素有"千年药乡"之称。据史书记载，岷县当归已有1400多年历史，为岷县有名的特产。当归始载于《神农本草经》，列为中品，有补血、行血润肠、调经作用。当归性味甘、苦、辛，性温，入心、肝、脾经。当归含有多糖、挥发油、香精、维生素等多种成分，在临床上应用甚广，俗有"十个医生九个常用当归"之说。一般大家用当归都把注意力放到了补血活血之上，往往忽略了它的另外一个重要作用——润肠通便。对于这一点，我在年轻时也未注意到。

记得有一次给我的同事开了一个方子，治疗性功能衰弱，用的是当时流行的抗痿灵（蜈蚣18g，当归60g，白芍60g，甘草60g，研粉，分40包）。其实该方临床检验疗效不佳。当时为了取得速效，大胆将上方改散为汤，结果半夜同事打来电话问，怎么一喝就腹泻，不喝不泻。后来翻书查证，才知是当归惹的祸。结果阳痿没治好，却得到了当归能滑肠的知识。随阅历的增加，我对当归润肠通便的作用，认识越来越深刻，常常把它用于血虚便结，屡屡取效，爱不释手。

【验案】赵某，女，35岁。患有贫血症。来诊时面色苍白，疲乏无力，饮食一般，舌淡苔薄白，脉弦细无力，月经偏少色淡，大便干结，3日一解，甚是痛苦。

处方：当归60g，川芎10g，白芍15g，生地黄15g，大枣10枚。5剂，水煎服。

第二讲 用药传奇

复诊时告知服药第2日大便即下，而后每日1次，大便软适成形。后又服用10剂。因不愿再喝汤药，于是又开了浓缩当归丸，每次50粒，每日服3次。服用1个月后，大便通畅，人有精神，血红蛋白亦恢复正常，月经量增多。基本痊愈而收功。

按：我在临床上治疗虚便秘结时，一般脾虚重用生白术，血虚重用全当归，兼热加增液汤。尤其是久病气血不足，阴液亏损，身形瘦弱，大便干结数日一行，或肠道蠕动无力，排出困难者，用当归50~100g，即能起效。对于不愿服汤药者，用大量浓缩当归丸亦能起效，但要坚持服一段时间，以利于形成习惯。

附：当归的传说

相传有个新婚青年要上山采药，对妻子说3年回来，谁知一去，1年无信，2年无音，3年仍不见回来。妻子因思念丈夫而忧郁悲伤，得了气血亏损的妇科病，后来只好改嫁。谁知后来她的丈夫又回来了。她对丈夫哭诉道："三年当归你不归，片纸只字也不回，如今我已错嫁人，心如刀割真悔恨。"丈夫也懊悔自己没有按时回来，遂把采集的草药根拿去给妻子治病，竟然治好了她的妇科病。从此，人们才知道这种草药根具有补血、活血、调经、润肠的功效，是一种妇科良药。为汲取"当归不回，娇妻改嫁"的悲剧教训，便把它叫当归。明代李时珍的《本草纲目》中说："当归调血，为女人要药，有思夫之意，故有当归之名。"这是对当归有趣而确切的解释。

附：群贤见智录

1. 刘韶景重用当归60g，治疗遗尿100例。药用当归、车前草、炙麻黄，每日1剂，水煎，睡前顿服，总有效率95%。[江苏中医，1990，11（8）：15]

2. 张乐堂在治疗阑尾炎时，常在辨证方中加用重剂当归60~90g，效果较好。(《河北省中医中药展览会医药集锦》)

3. 王连芳常重用当归90g，配伍山药、鸡内金、茯苓、白术、桃仁、乳香、红花、火麻仁、甘草，每日1剂，水煎分服，治疗消化道溃疡，效果良好。(《河北省中医中药展览会医药集锦》)

4. 孙建华用活络效灵丹合四妙勇安汤治疗血栓闭塞性脉管炎，药用丹参、当归、金银花、乳香、没药、川牛膝、甘草，疗效较佳。方中当归用量为30~120g。[山东中医杂志，1991，10（5）：24]

5. 高志银重用当归120g,配伍他药,治疗静脉血栓形成,疗效显著。[四川中医,1992(9):37]

6. 夏永潮教授在辨证方中重用岷当归60～140g,连服80剂,治疗原发性侧索硬化症,疗效显著。如此大剂长期煎服当归未见明显毒性作用。[新中医,1980,18(6):29]

另外,夏教授重用岷当归60～150g,配伍他药,治疗一脑外伤后遗症之左侧偏瘫、智力障碍患者,共服药100余剂,获显效,未见明显不良反应。[天津中医,1989(1):40]

还习用自制佛手益气活血汤加减治疗气虚血瘀之阿尔茨海默病(老年痴呆),药用岷当归、川芎、黄芪、赤芍、水蛭、黄精、枸杞子、甘草。方中岷当归用量为60～120g。(《实用神经精神科手册》)

7. 胡玉森是辽宁省锦州市地方名医,擅用自拟验方金银花、蒲公英、当归、玄参加减治疗乳痈(已成红肿者),效佳。方中重用当归至60g。(《中国民间名医成方》)

8. 马龙伯教授是北京名医,擅用当归治疗崩漏。有认为治崩漏出血不宜用当归者,但马龙伯对此观点颇有异议。根据其60年治疗崩漏之经验,不论是需要四物汤化裁者,或适于补中益气汤加减者,或应投归脾汤及当归补血汤者,当归一向是照用,并不影响疗效。马龙伯治崩漏当归可用至50g。观傅山治疗老年妇女血崩之方则可明此深意,其药用黄芪、当归、桑叶、三七,热象明显者加生地黄,历用甚效。(《名老中医医话》)

9. 任继学教授擅用增损四妙勇安汤治疗心肌梗死、血栓性静脉炎,药用全当归、金银花、玄参、生甘草、炒土鳖虫、三七粉、人参、藤黄、炒水蛭、黄芪,方中当归用量100g。(《方药传真》)

10. 姚希贤教授常用当归治疗慢性肝炎、肝硬化、慢性胃炎、老年习惯性便秘、慢性结肠炎等。认为当归活血补血,性温润,有润燥滑肠之效,治疗老年习惯性便秘,疗效颇佳。因其具有活血作用,用于肝硬化可降低门静脉压力,防止上消化道出血。用量为10～60g。(《方药传真》)

11. 杜健民主任医师常用当归治疗肝炎、肝硬化、缺血性脑血管病、血管性头痛、慢性发热、风湿性疾病、周围血管病、月经失调、痛经等。他认为,当归为肝炎、肝硬化之首选药物,有保护肝、促进肝细胞再生、防治肝恶性变之功,用量为10～100g。(《方药传真》)

第二讲　用药传奇

> 12. 李妍怡常以佛手散加减水煎服,治疗各类心脑血管病及内科疑难杂症,方中重用岷当归100~120g,取得了良好的疗效。所治疾病包括脑血栓形成、多发性脑梗死、脑出血、脑外伤后遗症、散发性脑炎后遗症、深部静脉血栓、冠心病等。治疗过程中,个别患者有便溏或腹泻出现,减量或服健脾中药后泻止。(《常用中药特殊配伍精要》)

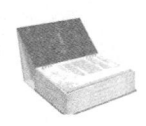

引火归元话龟甲

乌龟,别名龟、水龟、元绪、金龟、金头龟、金钱龟。由于种类不同,又分山龟、绿毛龟等。为人们常见的小动物。体呈扁圆形,腹背均有坚硬的甲,甲长约12cm,宽8.5cm,高5.6cm。乌龟有雌雄之分,一般雌龟的底壳(腹甲)稍稍向外凸出,而雄龟的底壳稍稍向内凹;雌龟个体稍大,躯干短而厚,蹼上的趾爪子稍短,雄龟个体稍小,躯干长而扁,蹼上的趾爪子稍长。

乌龟多群居,常栖息在川泽湖池中,肉食性,常以蠕虫及小鱼为食,但从不咬人。严冬降临,有冬眠习惯。春暖花开时,便出洞活动。其生命力很强,数月断食不会饿死。因为乌龟具有一套特殊的"节能术",故它能度过暂时断"粮"的难关。世上对乌龟有"千年长寿老乌龟"之美称,民间把乌龟列入长寿的吉祥物。古代将印章的鼻作龟形叫"龟纽"。《汉旧仪·卷上》:"丞相、列侯、将军,金印紫绶……银印青绶,皆龟纽。"

乌龟既是一种美味可口、营养丰富的佳肴,又有较高的药用价值。龟肉性温,含有丰富蛋白质及多种氨基酸和多种酶,有止寒咳、抗结核、疗血痢、治筋骨痛的功效,常用于治疗尿多、小儿遗尿、劳瘵骨蒸、久嗽咯血、子宫脱垂、糖尿病、痔下血等。乌龟的腹甲称龟甲,别名炙龟板、败龟板。将活龟杀死,剔净筋肉晒干称"血板";用沸水将龟烫死取下的腹甲,称"烫板"。

《神农本草经》将龟甲列入上品,说:"龟甲,味咸平,主漏下赤白,破癥瘕痎疟,五痔阴蚀,湿痹,四肢重弱,小儿囟不合,久服轻身不饥。"《日用本草》云:"大补阴虚,作羹,截久疟不愈。"现代药理研究表明,龟甲内含动物胶、角质、蛋白质、多种氨基酸、脂肪、磷和钙盐等。

龟甲在临床上应用很广泛,其具有滋阴降火的作用,可治疗阴虚火旺所致的盗汗、心悸、眩晕、耳鸣、足心发热等；因其尚有凉血、填精的作用，又可治疗血热所致的崩漏带下及肾精不足所致的筋骨不健、腰腿酸软、小儿囟门不合等。

现代药理研究证明，龟甲有抗结核作用，可用于治疗肺结核、淋巴结核和骨结核等。此外，龟甲还有软坚散结作用，可用于治疗慢性肾炎、慢性肝炎、肝硬化等。龟血可治妇女干血痨，龟头可治脑震荡后遗症、头痛、头晕等症。龟溺为乌龟的尿液，点舌下，可治中风、舌瘖、小儿惊风等。经研究，龟血和龟蛋白对癌症尚有较好的治疗作用。

中药中乌龟主要用的是甲壳，亦称上龟甲或下龟甲，我在临床上经常用以滋阴补肾，潜阳降火，治疗心悸、口疮、肿瘤、增生、崩漏等一些疑难杂症，往往能收到意想不到的显著疗效。

【验案】赵某，女，58岁。2008年4月来诊。患慢性复发性口腔溃疡，常年不愈，看了很多地方，吃了很多药，还是无法治愈。西医让其常年服用维生素B_2和转移因子或胸腺肽，几年下来仍是口腔溃疡。现准备6月去日本女儿处，经人介绍来就诊，希望在出国之前能治愈。

刻诊：中等身高，面白皙，舌淡尖微红，苔白腻，舌尖边两侧各有2个或3个溃疡点，底白透红，口腔上腭及两侧散布有4处或5处溃疡，逢饮食辛辣酸咸、过热过凉、刺激性大的食物，则疼痛增剧。每当言及此处就掉眼泪，说这个病把人折磨得实在都不想活，真是痛不欲生。脉象弦细无力，尺脉尤不足。由于饮食不便，营养缺乏，人偏瘦，大小便正常，已绝经7~8年，睡眠较差，多梦易醒，乏力不堪，每天带个小孩就感到腰酸腿困。辨证：脾肾两虚，阴火上冲。

处方：制附子10g，砂仁6g，龟甲30g（先煎），黄柏15g，生甘草15g，苍术30g，胡黄连15g，黄连10g，鸡内金10g，肉桂6g，天冬、麦冬各15g，徐长卿15g，怀牛膝10g。7剂，水煎服。

1周后复诊：说嘴已不太痛了。查看口腔大部分溃疡已愈合。患者高兴的劲儿就别提了，一个劲儿地感谢，请求继续治疗。效不更方，继续以上方为主略事加减，又服14剂，彻底痊愈。后以附子理中丸六味地黄丸交替服用3个月。后患者从日本打电话回来，告知口腔溃疡未再复发。

按：临床上我治疗这种复发性口腔溃疡病，多从滋补脾肾入手，清热燥湿屡屡奏效。

口舌疾病与脾、胃、心、肾密切相关。病有虚实。实者多与脾、胃有关，病急痛剧而疗程短，即所谓胃火上炎。虚者病缓痛轻而疗程长，多反复发作。治疗多用滋肾阴、养心血、清虚火、泻南补北等法则，但疗效不甚理想。本方乃封髓潜阳丹合验方，其奥妙所在，乃重用龟甲，少用肉桂。因龟甲乃血肉有情之品，有滋阴潜阳、益肾健骨之效。《本草蒙筌》载："专补阴衰，善滋肾损。"肉桂有温补肾阳、散寒止痛之功，在滋润药中加入少量能引火归原，导龙入海，而使肾阳安，虚火平，复其阴平阳秘之常。在治疗本病时，其他药物可据证灵活取舍，唯有龟甲却是不能缺少，而且还要重用，方可取效。此点不可不知。

龟甲不仅是治口疮的妙药，而且还是治疗心悸、崩漏、癌症的要药。我在临床上，治疗甲状腺功能亢进症之心悸，崩漏之失血，癌症之放化疗，均重用龟甲滋阴液，护正气，每每收效，而且无他药可替代。各位同道不妨在实践中去体会。

附：群贤见智录

1. 治淋巴结核。龟甲碾成细粉，与凡士林或香油混合调成龟甲膏，已溃破或已形成瘘管的病灶，如发现创口肉芽不好，不必腐蚀和剪平，也不用除去创面结痂，只需用生理盐水棉球或过氧化氢（双氧水）洗涤创口，即可敷上药膏。对没有溃破已有成熟溃破倾向的淋巴结核病灶，也可在病变部位敷上药膏。溃破病灶上药1次，创口分泌物即显著减少，一般平均换药6次或7次即可痊愈。对未溃破的病灶，敷上药膏也能很快吸出脓液，并促进其早期愈合。[中级医刊，1960（5）：34]

2. 治烧伤。龟甲炭、地榆炭各等份，研极细末，用时加适量麻油调成稀糊状，即成龟榆散糊剂。第一次用药前，先用温生理盐水洗净患处，再涂药于患处，以后涂药时不要冲洗，以免破坏药形成的保护膜。每日涂药2次，有较大水疱者，可用消毒针挑破，让渗出液流尽吸干，再涂药。治疗患者53例，治愈率为100%。[赤脚医生杂志，1974（4）：44]

3. 治食管癌痛。龟甲、石斛、枸杞子各20g，北沙参、生地黄、女贞子各30g，当归、黄药子各15g，麦冬、川楝子、黄柏、知母、玄参、火麻仁、天花粉各10g，蒲黄、炒五灵脂各6g，白屈菜30g。每日1剂，水煎服。[中西医结合杂志，1985（10）：244]

4. 治不射精症。生龟甲、鳖甲各30g，枸杞子、桑椹、山茱萸各15g，五味子、知母、黄柏各9g(龟甲通精汤)。每日1剂，水煎服。功效：滋阴降火，填精补肾。主治阴虚火旺、肾精亏耗所致不射精症。症见头晕耳鸣，腰膝酸软，阳强不衰但不能射精，舌红少苔，脉细数。[吉林中医药，1983（2）：18]

5. 治心房纤颤。阿胶15g（烊化）、鳖甲15g、龟甲10g、牡蛎30g、炙甘草10g、生地黄15g、麦冬10g、白芍30g、肉桂6g、僵蚕10g、防风10g、全蝎6g(阿胶龟板汤)。每日1剂，水煎服。功效：育阴镇惊潜阳。主治心房纤颤。[陕西中医函授，1995（1）：14]

6. 治高血压病。肝肾阴虚、阴虚阳亢证。枸杞子、菊花、钩藤、白芍、生地黄、牡丹皮、怀牛膝、龟甲、珍珠母（钩藤龟板煎）。功效：滋阴补肾潜阳。主治高血压病，肝肾阴虚，阴虚阳亢证。多见于中晚期高血压或并发脑失濡养或肾功能受损的病变。每日1剂，水煎服。[实用中西医结合杂志，1991，4（5）：261]

7. 治乳糜尿。生地黄、龟甲各15g，知母6g，黄柏、炙橘白、乌药、制香附、牛膝各9g，石斛、车前子（包煎）各12g。每日1剂，水煎服。功效：益阴消热。主治湿热内阻，阴分已伤所致的乳糜尿。症见小便时清时浊，体亏口干，皮肤干燥，舌苔干燥，脉数。[中医杂志，1982，23（9）：13]

8. 治脑动脉硬化症。熟地黄30g，龟甲10g，牡蛎30g，天冬15g，山茱萸10g，五味子10g，茯苓20g，牛膝15g，远志15g，磁石30g，葛根20g，丹参20g，石菖蒲10g，郁金15g，焦山楂、焦麦芽、焦神曲各15g。治疗患者128例，有效率为92.3%。[中医研究，2000，13（1）：46]

9. 治小儿脑积水。熟地黄500g（焙干），龟甲200g，生山药150g。共为细末，混匀，过80～100目筛，制成地药龟板散，装瓶备用。1岁以内每次服1g，1～2岁每次服2g，2～3岁每次服3g。每日3次。一直服至前囟闭合为愈。[河南中医药学刊，1995，10（1）：61]

10. 治脑鸣。熟地黄、茯苓各12g，山药15g，泽泻、牡丹皮、山茱萸、龟甲、鹿角胶各10g，生龙骨、生牡蛎各30g，磁石20g。脑虚神耗、髓海空虚者，加菟丝子、桃仁。气血亏虚，脑髓失养者，加黄芪、党参、当归、白芍。肝郁气滞者，加柴胡、枳壳。每日1剂，水煎，分2次服。治疗20日为1个疗程。[实用中医药杂志，2000，16（7）：12]

11. 治阿尔茨海默病。鹿角胶30g，龟甲18g，人参9g，枸杞子15g。每日1剂，水煎，分早、晚服。[中医研究，2007，20（10）：3]

12. 治疗股骨头骺骨软骨病。龟甲12g，鹿角胶9g，熟地黄6g，牛膝6g，当归尾4g，桃仁4g，穿山甲（代）3g，白芍6g，炙甘草3g。每日1剂，文火煎2次，取汁300ml，分早、晚2次温服。药渣布包外敷患处，每日1次，每次30分钟。痛甚，加三七、制乳香、制没药；湿重，加薏苡仁、白芥子；肌肉萎缩，加鸡血藤、黄芪。治疗患者48例，总有效率为93.75%。[河北中医，2002，24（4）：259]

13. 治心脏神经症。熟地黄20g，山药15g，山茱萸10g，枸杞子12g，菟丝子10g，龟甲15g，鹿角胶12g，茯苓20g，牛膝12g。每日1剂，水煎，分早、晚服。10日为1个疗程。病重体虚者，可加用能量合剂静脉滴注，好转即停用。随证加减：以失眠为主者，加酸枣仁、龙骨、牡蛎；以胸闷为主者，加枳壳、瓜蒌；以神疲乏力、气短为主者，加用太子参、五味子。[福建中医药，2003，34（6）：43]

14. 治骨质疏松症。龟甲12g，鹿角片12g，淫羊藿12g，威灵仙12g，熟地黄12g，肉苁蓉12g，巴戟天12g，黄芪12g，党参12g，当归12g，红花3g。每日1剂，分2次煎服。以上治疗6个月为1个疗程。治疗患者45例，总有效率为88.88%。[江苏中医，2001，22（6）：28]

15. 姚树锦主任医师善治疑难杂症，常用龟甲，可谓得心应手，特别是良性肿瘤、乳腺增生、各种囊肿，用之皆效。其用龟甲主治甲状腺功能亢进症、糖尿病、失眠、肿瘤包块、肝脾大、小儿疳积。指征：检查有包块、癌肿、囊肿、增生；阴虚骨蒸内热，虚性兴奋的失眠。禁忌：阳气虚衰、脾虚易动时不易吸收，形成腹泻。配伍：龟甲15g，配鳖甲15g，秦艽10g，银柴胡10g，青蒿10g，白薇10g，地骨皮10g，治五心烦热，骨蒸盗汗；龟甲15g，配太子参15g，麦冬10g，五味子10g，治甲状腺功能亢进症；龟甲15g，配远志10g，石菖蒲10g，龙骨15g，治不寐；龟甲6g，配鳖甲6g，穿山甲（代）3g。白芍6g，茯苓6g，当归6g，清半夏4g，天竺黄4g，鸡内金4g，治小儿疳积。用量：6～15g。（《方药传真》）

16. 卢芳主任医师使用龟甲的关键是重煎。用龟甲治疗阿尔茨海默病、脑萎缩、痨热都是文火单煎，每次先煎4小时，滤出清液，再加水煎4小时，两次煎液合并，用于煎煮方中其他药物。常用龟甲主治脑卒中或脑卒中先兆，结核咯血、低热等，痨病，健忘，不寐及阿尔茨海默病等，肝脾大。禁忌：无阴虚和积聚者不宜使用。配伍：配银柴胡，治痨热（结核发热、自主神经功能紊乱发热）；配白芍，治肝脾大；配川芎，治脑萎缩、阿尔茨海默病等。用量：15～50g。（《方药传真》）

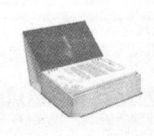

治高血压重坤草

坤草即益母草，它有活血调经、行气消肿的作用。这一点学中医的都知道。但是，它还有治疗高血压的作用，知道的人恐怕就不多了。

益母草味辛、微苦，性微寒，入心、肝二经，长于活血祛瘀，为妇女经事不调、产后瘀阻腹痛诸疾之要药。其子名茺蔚子，又名小胡麻、三角胡麻，主治略同，尤擅解郁平肝、活血祛风之长。至于两者区别，李杲谓："根茎花叶专于行，子则行中有补也。"朱良春则认为："二味活血祛瘀之功近似，若论利水，则益母草为胜。"

临床上经常见到用大量的益母草活血利水治水肿的报道，受此启发，我想，既然能利水活血，那么用于高血压不就相当于西药的利尿药吗？西医治高血压经常配用利尿药，以减少血容量来达到降压。参考西医医理，用益母草不是挺好吗？一能活血，二能利水，何乐而不为？且近人早有指出，益母草具有平肝潜阳治产后高血压之作用。再说益母草的活血作用可替代丹参，利水作用可替代车前子，一药二用，省钱省药。根据此想法，我在临床上有意把益母草加入方子之中来治高血压病，结果收到预期的效果。从此，就把它作为治疗高血压病的有效药之一来使用。

【验案】刘某，男，54岁。2008年5月来诊。身高1.8米，身材魁梧，面黑红，耳赤，声音洪亮。患高血压病。

刻诊：舌微红，苔白厚，脉弦滑大，头晕胀，腿软，睡眠不好，记忆力减退，小腿肿胀，一按一个坑，饮食、大小便正常。说服西药不良反应太大，故改中医治疗。测血压190/100mmHg（25.3/13.3kPa）。辨证：肝肾阴虚，肝阳上亢。治法：滋补肝肾，平肝潜阳，活血利水。

处方：沙苑子30g，钩藤50g，菊花30g，墨旱莲30g，女贞子15g，益母草150g，川芎10g，怀牛膝12g，磁石30g（包）。3剂，水煎服。

3日后复诊：血压140/90mmHg（18.7/12.0kPa），头已不昏胀，腿部肿胀消失，余症略有改变。效不更方，又续服7剂，兼送服杞菊地黄丸。

1个月后停药，血压平稳为130/80mmHg（17.3/10.7kPa），上述症状不复存在。嘱再服杞菊地黄丸3个月。

按：益母草治疗高血压病，实践证明是可行的，但要注意用量一定要大。我临床上常用100～150g。量小仅有活血作用，利水的作用不明显，这一点要注意。另外，用不用益母草的一个指征是小腿肿胀，肿即为必用之证，不肿可考虑用其他具有降压作用的药。

第二讲 用药传奇

> **附：朱良春老中医益母草治产后高血压验案**
>
> 平肝降压益母草之降压作用，已为现代药理实验所证实，但决非泛泛使用，它主要适用于肝阳偏亢之高血压症。《杂病证治新义》之天麻钩藤饮（天麻、钩藤、生石决明、栀子、黄芩、川牛膝、杜仲、益母草、桑寄生、首乌藤、朱茯苓）有平肝阳、降血压之作用。分析此方，除用潜阳、泻火、平肝诸品外，尤妙用牛膝、益母草之活血和血、降逆下行，使肝木柔顺，妄动之风阳得以收敛，其"新义"殆在于斯。朱老指出："益母草有显著的清肝降逆作用，对产后高血压尤验，但用量必须增至60g，药效始宏。"当肝阳肆虐，化风上翔，出现血压增高、头晕肢麻时，或久病夹有痰湿、瘀血，伴见面浮肢肿、身痛拘急者，均可适用。朱老曾制益母降压汤，药用益母草60g，杜仲12g，桑寄生20g，甘草5g。头痛甚者，加夏枯草、生白芍药各12g，钩藤20g，生牡蛎30g；阴伤较著者，加女贞子12g，川石斛、大生地黄各15g。

【验案】周某，女，93岁。夙患高血压病，长期服用降压片。今测血压为178/106mmHg（23.7/14.1kPa），经常头晕且胀，肢麻身痛。近半个月来，又增腹中隐痛，腹泻日三四行，更觉疲乏难支。舌苔薄，脉弦劲。缘风阳偏亢，脾土受戕。治予潜阳息风，抑木安中。

处方：益母草、生牡蛎（先煎）各30g，桑寄生、钩藤（后下）各20g，白芍12g，乌梅肉6g，木瓜10g，甘草5g。

连进8剂。血压下降至150/88mmHg（20.0/11.7kPa），腹泻已止。仍从原方出入，调理而安。

> **附：群贤见智录**
>
> 1. 陈继明教授常以《金匮要略》当归芍药散（当归、芍药、川芎、白术、泽泻、茯苓）为主方，着眼肝脾，兼顾血水，加用重剂益母草、泽兰治疗肝硬化腹水，以达扶脾利水、养血和肝之功。益母草用量为120g。（《古今名医临证金鉴·黄疸胁痛臌胀卷》）
>
> 2. 孟维滨主任医师用益气活血法治疗肺心病，重用益母草100g，每日1剂，水煎服，获得了较好的疗效。[中医药学报，1983（1）：42]
>
> 3. 戴希文教授治疗慢性肾功能不全，常在辨证方中配伍益母草，每剂

用量达到200g。曾有报道，益母草有肾毒性，但戴希文临床长期应用未遇有肾损害者，故此论尚有待于进一步研究。(《第五届全国中西医结合肾脏病学术交流会论文集》)

4. 吴翰香教授治疗严重的急性肾炎早期病例，症见血尿、少尿、浮肿、高血压等，常在萍翘四苓汤（浮萍、连翘、白术、茯苓、猪苓、泽泻）的基础上，加用益母草120g。临床观察，此方连用6～26日，血尿、浮肿可以消失，高血压亦可下降，疗效较满意。(《古今名医临证金鉴·水肿关格卷》)

按：益母草具清热解毒，活血逐瘀、利水消肿之功，大剂应用时利水消肿作用显著，对急性肾炎及早期急性肾功能不全的近期疗效较佳。现代药理研究显示，益母草具有抗血小板聚集、抗凝血、抗血栓、降低血液黏滞度、改善微循环、抗变态反应、调节体液免疫、增强细胞免疫、改善肾血流量、利尿、降血压、调节肠道运动、抗菌等作用，而此诸多功用对改善肾脏病变（包括肾功能不全）具有积极重要之意义。

5.《常用中草药新用途手册》记载，用益母草120g，每日1剂，水煎，分早、晚2次服，治疗中心性脉络膜视网膜炎24例，一般15日左右见效。

6. 夏天教授认为，益母草能祛瘀生新，活血调经，利尿。其生药有效成分含量低，故水煎剂用量宜大，一般为15～60g。治肾炎用量更大，可用30～120g。临证配当归、川芎、赤芍、桃仁、红花、三棱、莪术、牛膝，治月经不调，产后恶露不尽，闭经，痛经；配香附、延胡索、川芎、当归、乌药、小茴香，治痛经；配白茅根、车前草、玉米须，治肾炎水肿兼瘀者。(《方药传真》)

7. 奚九一善用益母草治疗血栓性静脉炎，药用益母草、紫草、紫花地丁、赤芍、牡丹皮、甘草，随证加减。方中益母草用量为60～100g。(《常用中药特殊配伍精要》)

8. 赵轩亮习用重剂益母草治疗女性不孕症，药用益母草、赤芍、当归、红花、桃仁、香附、川牛膝、木香、沉香、紫河车，随证加减。方中益母草用量为90～120g。(《常用中药特殊配伍精要》)

9. 陈士铎以解悬汤治疗垂乳证属胃之气血虚衰、胃血燥者，药用人参、当归、川芎、益母草、麦冬、荆芥、炮姜。方中益母草用量3两。(《辨证奇闻》)

10. 黄和认为，益母草长于活血祛瘀，且能解毒利水，是治疗妇女月经失调、产后瘀阻腹痛诸疾之要药，亦为肝肾疾病水肿之效药。常于辨证方中加用重剂益母草90～150g，治疗急、慢性肾炎，妇女痛经，闭经，荨麻疹等，颇有良效。

第二讲　用药传奇

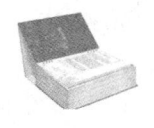

理气止痛九香虫

中药的命名丰富多彩，蕴含了多学科的文化内容。有的是根据药用部位和四气五味来命名的，如菊花、葛根、木香等；有的则与历史典故和民间传说相结合，如刘寄奴、何首乌、徐长卿等。"九"，在中国传统文化是极数，九香有极香、最香之含义。但实际上，活的九香虫不但不香，反而臭烘烘的，古人是反其意而命名之。

九香虫又名臭大姐、屁极虫、蜣螂虫、打屁虫，产于云南、贵州、广西、四川等地，以贵州所产为道地药材。

别看它不太讨人亲近，但是在中药王国里却是一味很好的药，说起认识它的作用还有一段故事。

2006年我在某中医诊所上班时，曾治一樊姓老妇人，时年70。患胃病、慢性浅表性胃炎，不想吃饭，稍吃即饱，小腹微痛，大小便正常，舌淡苔薄白，脉弦濡无力。别无他症。我结合脉症给开了开胃进食汤：四君汤合二陈汤加藿香、木香、丁香、砂仁、厚朴、生麦芽、生谷芽、神曲。5剂。1周后，基本解除了不想吃饭和脘胀症状，仅留下了小腹胀痛一症。我又给开了5剂加味导气汤。满以为药到病除，谁知1周后患者又找到我说还是痛。我思之良久，又开出了5剂逍遥散加天台乌药散，以为这回肯定能痊愈。

岂知1周后患者又来，说还是痛。这一下我有点不敢大意了，急忙要求其到某医院做B超等检查。检查完，拿了报告单给我看，也没发现什么问题。我只好又开了些疏肝理气止痛的药，还是无济于事。

恰好那个星期我有点事去了一趟郑州，等我回来，患者又来找我，说是感冒了，让我给开3剂中药。我很纳闷，患者怎么就没有说肚子痛的事呢？开完药，我忍不住问了一句，肚子不痛了？老太太告诉我治好了。说你回郑州期间我也回了趟老家临潼，在那里找了个70多岁的老中医，给开了个方子，吃完就好了，不痛了。我吃了一惊，连问有方子么？答曰：有。病历里夹着。我拿出来一看，也没什么稀奇的药，跟我前一段开的药大同小异。怪哉！又细看了几遍，发现了九香虫这味是我从未用过的药，而且用量还挺大，30g。肯定是这味药起作用了。

回去急忙翻书查阅，书中记载：九香虫味咸，性温，归脾、肾、肝经，有补肾助阳、理气止痛之功效。《本草纲目》云，九香虫"治膈脘滞气，脾肾亏损"。现代人认为，对脾胃虚寒、肝气郁滞所致的胃脘疼痛、胸胁胀满、气滞腹痛、女性痛经、宫寒不孕等病证有捷效。配伍香附、延胡索、木香、全蝎等理气止痛药，多用于慢

性胃炎、慢性结肠炎等肝郁气滞型者。(《虫类药证治拾遗》)

俞慎初等重用九香虫治疗肝胃气痛，疗效良好。药物组成：九香虫30g（半生半焙），车前子（微炒）、陈皮各12g，白术15g（焙），杜仲24g（酥炙）。研末，蜜炼为丸，梧桐子大，每服5g，以盐汤或酒送服，早、晚各1次。(《虫类药物临床应用》)

周志林说"九香虫咸温无毒，观其以香命名，其虫之香气可知。故能理滞宣胸膈。咸能入肾，温可壮阳，气香归脾，故为脾肾之药。蠕动气香，咸味之物，似又能流通血脉耳。"(《本草用法研究》)

看完这些记载，我恍然大悟，此老中医乃临证老手，我又学了一招。九香虫善理气止痛、温中助阳，性走窜，能温通利膈而行气止痛，远远胜过一般草草棒棒，从此以后，我在临床上治气滞类胃脘、少腹之痛，每每加入九香虫，取效甚捷。自此案以后，我就更加留意同行的用药经验，一有机会就虚心请教，增长见识。孔子云："三人行必有我师。"天外有天，人外有人，善哉！善哉！

附：群贤见智录

1. 治慢性喘息型支气管炎。九香虫用火焙焦，研成粉与鸡蛋搅匀，再用芝麻油或棉油煎鸡蛋（不用猪油），每日服1次，每次用鸡蛋、九香虫各1个。服药期间，忌食猪油和吸烟。治疗21例患者，大部分是年老体衰、久治不愈的慢性喘息型支气管炎患者，有效率为100%。[河南中医学院学报，1979（4）：66]

2. 治血管瘤。活九香虫若干只。用镊子两把，一把夹住虫的前半部，另一把夹破虫体尾部，挤出虫的腹内容物，涂在血管瘤上，视血管瘤面积大小，分布均匀为度。每日3次或4次，连用数日，无不良反应。[中医杂志，1987（11）：40]

3. 治阳痿。九香虫50g，焙酥研粉。以肉苁蓉30g，菟丝子30g，淫羊藿10g，煎汤送服。每日2次，每次3g。(《常见药用动物》)

4. 治胃癌。九香虫9g，藤梨根90g(先煎)、龙葵、铁刺铃各60g，石见穿、川桐皮、鬼箭羽、无花果各30g。水煎服。(《虫蛇药用巧治百病》)

5. 治慢性胆囊炎。柴胡、金钱草、虎杖、茵陈、大黄各15g，郁金10g，九香虫5g，白芍12g，人参10g，生姜、连翘各12g，龙胆15g，甘草10g（胆通炎消汤）。每日1剂，水煎，取汁300ml，每次服150ml，每日2次。治疗患者80例，有效率为92.5%，疗效显著优于消炎利胆片对照组（$P<0.05$）。[河

北中医，2006，28（12）：908]

6. 治男性肾虚不育。九香虫5g，枸杞子12g，淫羊藿10g（九香虫汤）。每日1剂，水煎，分3次服用。1个月为1个疗程。一般治疗2个疗程以上。严重者3～4个疗程。治疗患者10例，治愈7例，好转2例，无效1例，总有效率为90%。[中国社区医师，2007，23（7）：37]

7. 治胃炎

（1）九香虫、紫苏梗、香椿花、鸡内金各10g，木香、三棱各6g，莪术15g，太子参、生麦芽各30g。气滞，加柴胡、枳壳；湿热，加茵陈、黄连；瘀血，加丹参、延胡索；脾虚，加党参、白术；阴虚，加沙参、百合；胃黏膜充血或丘疹样改变，加蒲公英、白花蛇舌草；黏膜水肿，加生薏苡仁、茯苓；黏膜变白，加桂枝、吴茱萸；黏膜紫暗或有瘀斑出血点，加三七；伴不典型增生，加山慈姑、皂角刺。每日1剂，水煎服，3个月为1个疗程。治疗慢性萎缩性胃炎168例，总有效率为72.02%。[中国中西结合杂志，1993，13（12）：721]

（2）九香虫、白及各100g，蒲公英、黄芪各300g，甘草90g，黄连、枯矾各60g。泛酸甚，加海螵蛸；胃痛甚，加徐长卿；呕吐甚，加姜半夏；胆汁反流，加川大黄；纳差，加鸡内金；糜烂局部凹凸不平甚，加血竭。研末，过120目筛。每服10～15g，饭前半小时用蜂蜜或粥汤调糊吞服，30日为1个疗程。服后勿饮水及果汁，禁辛辣煎炸物，治疗2～3个疗程。治疗糜烂性胃炎患者38例，痊愈27例，有效6例，无效5例。[江苏中医，1994，15（11）：6]

（3）九香虫（研粉吞）、炒苍术、制厚朴、煨草果、煨葛根、佛手片、炙甘草、白及各10g，云茯苓30g，淡吴茱萸3g，沉香曲、马齿苋各20g，炒党参、炙黄芪各15g（九香散）。每日1剂，水煎，分2次温服。九香虫研粉后分2次吞服。连服2周为1个疗程。1～2个疗程后复查胃镜作为评定标准。治疗疣状胃炎15例，有效率为93.6%。[实用中医药杂志，2002，18（1）：16]

8. 治重型病毒性肝炎。九香虫20g，土鳖虫20g，穿山甲（代）20g，赤芍20g，桃仁20g，干地龙30g，生甘草30g(后下)，水蛭3g(冲服)，蜈蚣2条。水煎服，每日服2次。主治重型病毒性肝炎。[中西医结合肝病杂志，1994，4（4）：33]

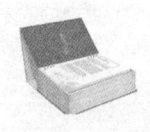

痛风就用土茯苓

土茯苓为百合科植物光叶菝葜的干燥根茎，主产于广东、浙江、安徽、湖南、四川等地。该植物蔓生如莼，被称为过山龙、过岗龙者，乃言其藤藤相接，攀缘而至满山之意；其根茎呈块状而不规则，其结节状隆起如盏连缀，大若鸡卵，半在土中，皮如茯苓，故得名。

土茯苓味甘、淡，性平，归肝、胃经。功能除湿，解毒，通利关节。用于湿热淋浊、带下、痈肿、瘰疬、疥癣、梅毒及汞中毒所致的肢体拘挛、筋骨疼痛。由于该药入药较晚，如张山雷曰："自濒湖《纲目》，始以药入本草。"宋代苏颂《本草图经》始有"施州土人用以敷疮颇效"。临床上应用的人并不多，且不广泛。实际上该药的作用是很强大的，用得好，往往起沉疴，疗大病。

要想用好土茯苓这味药，一定要掌握好两个特点：一是祛湿，二是解毒。尤其是第二个特性。前贤在这方面论述得特别突出：土茯苓利湿导热、凉血解毒，历来为治梅毒要药。明兰茂《滇南本草》中有一专治杨梅毒疮的单方，即用"土茯苓一两或五钱水酒浓煎服"。明代汪机《本草会编》亦用以治疗杨梅毒疮。李时珍在《本草纲目》中对土茯苓治疗梅毒有较详细的记载："今医家有搜风解毒汤，治杨梅疮，不犯轻粉。病深者月余，浅者半月即愈。服轻粉药筋骨挛痛、瘫痪不能动履者，服之亦效。"若因服轻粉导致肢体拘急者，可重用土茯苓，配猪牙皂、牵牛子各3g。

名医张山雷善用土茯苓治疗杨梅毒疮，其独特之处为大剂量久服，"专用大剂，采用鲜根，熬膏长服""多服此药，永无后患"。现代临床用土茯苓为主药，配合金银花，或苍耳子，或蒲公英、忍冬藤等清热解毒药组成复方，治疗早期梅毒或隐性梅毒，其血清转阴率在90%左右，而中晚期梅毒治愈率在50%左右。

梅毒是毒，湿毒更是毒，虽说种类不同，但在中医里都可以划归于湿毒的范围。我在临床上常用土茯苓治疗湿疹、牛皮癣、头痛、带证及痛风等。这些病凡是湿热瘀久，化毒伤正，湿毒邪盛者，都可以重用土茯苓来治疗，往往应手起效。

【验案】霍某，男，62岁。西安民航管理处退休职工。2008年来诊。患顽固性痛风3年，经医院查血尿酸925μmol/L，病理活检确诊为痛风石，X线片提示右足跗趾关节第5跖骨头外缘有半圆形掌齿状小透亮区。诊断为痛风。平素怯冷，面白无华，形肥神疲，走路一瘸一拐，声称痛极了。曾服西药别嘌醇片，因胃肠道反应停药。后经多处治疗不效。现舌淡苔白厚，脉滑大，辨证：湿毒留滞经脉，痹闭不利。治宜化湿毒，通经络，蠲痹著。

第二讲　用药传奇

处方：生黄芪30g，当归10g，土茯苓120g，川革薢30g，生薏苡仁50g，泽泻30g，猪苓15g，苍术15g，滑石30g，阿胶10g（烊化），僵蚕10g，全蝎15g，威灵仙30g。

基本上以上方为主，每服7剂调一次处方。重用土茯苓90~120g。共服60余剂药。经检查，血尿酸恢复到正常值，右足亦不痛了，人也有精神了。基本痊愈。嘱戒海鲜、肥肉半年。

按：痛风此乃嘌呤代谢紊乱所引起，中医学认为系湿浊瘀阻、停着经隧而致骨节肿痛、时流脂膏之证，应予搜剔湿热蕴毒，故取土茯苓健胃、祛风湿之功。脾胃健则营卫从，风湿去则筋骨利。此证确以湿毒为主因，但往往兼夹风痰、死血为患。治此证，恒以土茯苓为主药，在用量上突破常规，一般每日用60~120g，参用虫蚁搜剔、化痰消瘀之品，坚持守方，定收佳效。

附：群贤见智录

1. 朱良春教授擅以通泄化浊法治疗痛风，常用基础方为土茯苓、革薢、生薏苡仁、泽兰、泽泻、当归、桃仁、红花。方中常加入祛风通络之品，如豨莶草、徐长卿、威灵仙、老鹳草、鸡血藤、乌梢蛇、地龙等，同时据证加减。对降泄浊毒药的选择，特别推崇土茯苓、革薢二味，每方必用，且多重。朱良春认为，土茯苓甘淡性平，主入脾、胃两经，可助升清降；革薢苦甘性平，主入肾、膀胱二经，有利于分清泌浊。二药皆有除湿、解毒、利关节之功。而痛风既缘于浊毒瘀滞为患，用之既能降泄浊毒，又可通利关节，不但降低血尿酸，又能解除骨节肿痛。一般土茯苓用量为30~120g，革薢用量为15~45g。至于湿浊上蒙清窍所致之头痛，亦常用土茯苓治之，一般每日用60~120g，随证配伍，多获显效。（《朱良春用药经验集》）

2. 周达人主任医师常以重剂土茯苓治疗妇女带下，如白带、白浊、白淫等。一般用量宜重，方可获效。用量为30~100g。（《方药心悟》）

3. 朱延山在辨证方中重用土茯苓60~250g（必要时量更多），治疗梅毒400例，总有效率96.75%。[福建中医药，1960（3）：19]

4. 阎崇文以身痛逐瘀汤为基本方，重用土茯苓120~240g，治疗膝关节腔积液，疗效显著。[江苏中医杂志，1986，7（9）：21]

5. 王玉常在辨证方中重用土茯苓100~120g，治疗急性肾炎、慢性肾炎蛋白尿，取得了较好的疗效。[吉林中医药，1985（2）：14]

6. 黎镜分型分级辨治血栓闭塞性脉管炎，对症属湿热者，常配伍土茯苓90～200g。[中西医结合杂志，1991，11（11）：677]

7. 任继学教授认为，土茯苓上可解毒利咽，散结止痛；中能和中解毒，散湿除满；下可渗透肾络，化毒排浊；内入经络，外达皮腠，为解毒之上品。故常在辨证方中伍用土茯苓治疗病毒性心肌炎、肾小球肾炎、肾盂肾炎、咽喉炎、风湿性关节炎等，对水湿邪毒内盛者必用，用量为15～200g。服用该药时忌茶，慎用升散之味。（《方药传真》）

8. 范国梁教授常在辨证方中配用土茯苓10～200g，治疗急、慢性肾炎有蛋白尿者。（《方药传真》）

9. 黄和治疗急性肾炎、慢性肾炎、肾病综合征、肝炎、痛风、类风湿关节炎、系统性红斑狼疮、白塞病、血管炎、炎性肠病、过敏性皮炎、湿疹、荨麻疹、痤疮、头痛等病证而属湿浊邪毒壅郁者，常在辨证方中配用土茯苓30～500g。凡湿浊毒蕴者必用此药，且剂量宜大。该药甘淡平和，虽重剂服用亦无明显不良反应。大剂煎汤时，宜适当多加水。（《中药重剂证治录》）

附：土茯苓治头痛有效

【验案一】杨某，女，38岁。右侧头痛反复发作8年，1～2个月发作1次，发作时痛如锥刺，前额、眼眶胀痛，右侧面部发红，伴呕吐稀涎。服麦角胺、卡马西平可以缓解。笔者接诊时，察其舌质暗红，边尖有瘀点，苔薄黄，脉弦略数。考虑为气郁痰滞络阻，用清代陈士铎《辨证奇闻》所载散偏汤加减，服3剂头痛渐止。1996年5月8日，头痛复发如前，用上方加土茯苓。

处方：土茯苓120g，川芎30g，白芍30g，柴胡10g，白芥子10g，炙远志6g，白芷10g，葛根30g，生甘草6g。水煎服，1剂。

服1剂，头痛即止。未及3个月，头痛又发，乃尝试独用土茯苓120g水煎服，亦服1剂止痛。

迄今3年余，头痛发作间隔时间延长，4～6个月发作1次，症状逐渐减轻。每次发作均用土茯苓120g水煎服，均1剂止痛。

【验案二】张某，女，17岁。1997年4月20日初诊，患神经官能性头痛。头痛3年多，每因受凉、生气而发作，剧时满头胀痛伴恶心，平时则绵绵痛。常服吲哚美辛（消炎痛）、索米痛片（去痛片），止痛效果越来越差。患者

第二讲 用药传奇

12岁时曾做过心脏瓣膜手术，体质差，情怀悒郁。察其舌质偏淡、苔薄白，脉弦细。予土茯苓120g，装入保温瓶中开水泡2小时，代茶频饮之。服药后，当晚头痛大减。遂每日泡服120g，3日后头痛消失。

按：土茯苓首载于《本草纲目》，未言其治头痛。而后的中医学著作亦未言其治头痛。若此解毒清热、健脾除湿之药，重用120g何以能止头痛？笔者百思不解，便重温清代徐大椿关于"药性专长"的一段妙论："凡药性专长，此在可解不可解之间，虽圣人亦必试验而后知之。如菟丝子之主面皯，亦其一端也。以其辛散耶？则辛散之药甚多。以其滑泽耶？则滑泽之药亦甚多。何以他药皆不能去，而菟丝能之？"徐大椿由此而推论药性之专长曰："但显其形质气味者，可以推测而知，而深藏于性中者，不可以常理求之……药中如此者极多，可以类推。"故临证者除了熟悉药物的四气五味、升降浮沉、归经及常规用法之外，还应掌握药物的特殊专长与优势，便于出奇兵而奏厥功。(《我的中医之路》)

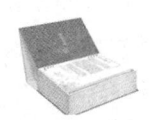

治结核莫忘蜈蚣

说起治结核，有经验的老中医可能首先想到的是百合固金汤，或者百部、麦冬、龟甲一类汤药。实际疗效怎么样呢？我想大家都知道，疗效慢，甚至无效。西医治疗此类病，如肺结核、肠结核、淋巴结核、骨结核等病，一般需要半年到一两年时间。实际上，中医治疗此病，如果得法，药物适当，3个月就可以治愈。我临床上治疗此病基本上都用这么长时间。其中的奥妙就在用了一味关键药——蜈蚣。

蜈蚣俗称"百脚"。其体扁而长，全体由22个同型环节构成，长6～16cm，宽5～11mm。头部红褐色，身黑绿色，头板杏仁形，窄端向前方突出，头板和第一背板金黄色。具1对触角，有单眼4对和发达的爪及毒腺，最末一对步肢向后延伸呈尾状。栖息于潮湿阴暗处、石隙中，昼伏夜出，行动敏捷，为食肉性动物，全国各地多有分布。其捕食小动物，但也蜇人。

蜈蚣，性味辛温，有毒。具祛风、镇痉、解毒之功。可治中风、惊痫、破伤风、百日咳、瘰疬、结核、癥瘕、瘤块、疮疡、肿毒、风癣、痔漏等，用途甚广。

虽说蜈蚣用途甚广，其中止痛解痉，大家都常用，但作为治结核的特效药用的人并不多。我经过多年的实践验证，其确实是一味不可多得的治结核良药。

【验案一】张某，男，20岁，陕西丹凤县人。在西安打工期间不幸得了肺结核，住在某结核病医院，注射链霉素，口服异烟肼（雷米封），被要求封闭治疗半年。已治疗3个月仍未控制住病情，经人介绍来我处要求中医治疗。

刻诊：身高不足1.7m，人消瘦，低热，乏力，纳差，舌淡白，苔薄，脉细弦微数。X线胸片：右肺上部空洞1.2cm×2.3cm，轻微积水。咳嗽，胸痛，痰少。辨为气阴两虚，偏重气虚。治则：补气扶中，滋阴杀虫。方用十全大补丸加减。

处方：生黄芪30g，仙鹤草60g，茯苓15g，白术12g，生甘草10g，当归10g，百合15g，生地黄15g，麦冬15g，地骨皮50g。30剂。水煎服，每日1剂。另蜈蚣胶囊（每粒0.5g），每次5粒，每日3次。

1个月后复诊，空洞基本愈合，留有片状阴影。乏力纳差已有改善。效不更方，在前方基础上加炒神曲、炒山楂、炒麦芽各15g。又服30日，结核已基本痊愈，右肺病灶已钙化，各项症状基本消失。又续服上方1个月以巩固疗效。1年后追访，一切良好，未再复发。

按：此案是我治疗肺结核中的一例。早年我在治疗肺结核病时，习用百合固金汤，月华丸一类，不用蜈蚣及滋阴补肺的方子。治疗时间常在半年以上，疗效参半。后学习了老中医刘玉璋用蜈蚣散治疗瘰疬经验，将蜈蚣用于肺结核，收效大大提高。常叹老中医的经验不可轻视，要认真学习吸收运用才是。

【验案二】患者为出家人，女，47岁，铜川人。脖子右后侧长了5个"疙瘩"，中医称为瘰疬，俗称老鼠疮，西医称为淋巴结核。此症排除脂肪瘤，辨证并不难。但治疗起来，并不是很容易。早年我治疗此症习用《医学心悟》上的消瘰丸，治疗起来不是很得心应手，时间长，疗效慢。后学习了刘玉璋老中医的经验，在消瘰丸的基础上加蜈蚣，疗效大幅提高，时间缩短。我治疗此案所用的方药是消瘰丸合逍遥丸。用逍遥散，是因为患者因为家中有变故，情志抑郁而出家，且时间不长。另加蜈蚣和夏枯草，做成蜜丸。服用了2个月就彻底治愈了。

按：我的体会是，临床上只要是结核性质的疾病，都可以加入蜈蚣，疗效又快又好，不容置疑。各位同道不妨临床再验。

第二讲 用药传奇

附：刘玉璋老中医蜈蚣散治疗瘰疬

蜈蚣散系老中医刘玉璋老师之经验方，由蜈蚣30条，全蝎、僵蚕、炮甲珠各30g，浙贝母、牡蛎、金银花、伸筋草各50g，黄芪、海藻、夏枯草各60g，地龙、白术、玉竹各15g组成。诸药共为细末，每服5～10g，每日2次，开水吞服。

本方以蜈蚣、全蝎、僵蚕、地龙、穿山甲珠、牡蛎通络散结、消散瘰疬以治本；浙贝母、海藻化痰逐水以消结；金银花、伸筋草散风热、通经络；夏枯草清解肝胆郁热；黄芪、白术健脾益气、扶正祛邪以治标。诸药为末服用，利于缓消渐散，不伤正气。一般疗程以3～6个月为限，剂量和服用次数可以酌情增减。

蜈蚣散用于各型瘰疬患者，可随证加减化裁，也可另开方药煎汤作引子吞服药粉。凡瘰疬初起，夹有风热而红肿疼痛者，宜另用薄荷、黄芩、皂角刺、牛蒡子煎汤冲服蜈蚣散，待红肿疼痛消退后则仍服用蜈蚣散原方。瘰疬穿溃，可另用蒲公英、紫花地丁煎汤送服蜈蚣散，并外用验方乾坤散（玄参、生川乌、生天南星、生大黄各60g，生黄柏100g，红花、独活、赤芍、枯矾、蒲公英、皂角刺各30g，白芷、青黛、硫黄各15g，共为细末，调成油膏，贴患处，每日一换）外敷。若瘰疬溃后形成瘘管者，吞服珍珠粉，因珍珠价格昂贵，可改用皮纸条药捻插于瘰疬形成的瘘管中。药捻以皮纸条做成，粗细以瘘管大小而定，药粉由鳖甲、麝香、穿山甲（代）等份为末，将皮纸捻涂油膏之类黏附剂，然后将药粉黏附于药捻上即成。

还有一种脏疬，包括西医肠系膜结核之类疾患在内，则另以百部、山药、地骨皮、益母草煎汤送服蜈蚣散。若脏疬患者倦怠无力、饮食太少、肌肉消瘦、脉大无力，出现一派脾虚症状者，应调理脾胃功能后，再服本方，可选用北沙参、糯米根、隔山消、生谷芽、茯苓、莲子心、芡实、薏苡仁等甘淡实脾之品为佳。

本方之所以命名为蜈蚣散，据刘玉璋老师说，是因为选用了蜈蚣为主药。他个人经验认为，蜈蚣对瘰疬有特效。换言之，本品对结核杆菌有特殊抑制作用。他曾用蜈蚣一味为末配合其他养阴清肺之品治愈多例结核病。20余年来，运用刘玉璋老师蜈蚣散于临床，治愈了数十例瘰疬患者，特笔之于书，以供外科医家选用。介绍两例典型病案如下。

【验案一】陈某，女，26岁，教师。自诉5年前因婚姻问题，情绪受到很大影响，遂发生颈部之核累累，大小不等。服消瘰丸若干，不效；到某医院就诊，胸部X线透视无肺结核，诊断为单纯性淋巴结结核，服抗结核之药亦无效。平时多愁善感，甚而烦躁易怒，舌淡苔白，脉来沉弦。此瘰疬因肝脾不调、痰气郁结所致，宜调理肝脾、化痰解郁。予蜈蚣散全方加百部60g，柴胡30g，生麦芽100g，共为细末，改作蜜丸，每服3g，每日3次。3个月后瘰疬消散1/5。1年后信访，瘰疬全部消散，并云从此笑逐颜开，抑郁之感完全消失。

【验案二】张某，男，52岁，干部。因患肠系膜结核来诊。患者食欲缺乏，大便时硬时溏，倦怠消瘦，舌淡脉弱，诊断为脏疬。用蜈蚣散全方加阿魏3g，北沙参60g，隔山消、糯米根、薏苡仁、山药、百部各90g，共为细末，做蜜丸。每服3g，每日4次。3个月为1个疗程。服药2个疗程后，经医院检查，有1/3肠系膜结核消退，可以不做手术。共服药3年，结核全部消散，恢复健康。

注意：因本方服用疗程很长，若在服药期间有感冒、腹泻等临时疾病，应停服本药，先治新病；如服本药有不良反应时，应即时停药，进行辨证论治，不要据守成方；散剂不便服用，可改散为丸。（《方药妙用》）

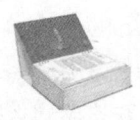

治癌效药重壁虎

壁虎也称守宫，我小时候的伙伴们都称它为四脚蛇。据书上介绍是一种益虫，夏季专门吞吃蚊子。在我学医的过程中，仅知道它是治疗瘰疬和食管癌的药物，不想以后却成了我治各种癌症的一味重要的药。

【验案】2007年11月，我在藻露堂某国医馆坐诊，一日遇到一对60余岁的夫妇买药，问我灵芝孢子粉能否治疗癌症，我就多问了一句，谁得了癌症，什么癌？两口子一脸悲伤，带着哭腔说到，大女儿，今年28岁，长了一个神经肿瘤，已连续2年做了手术，做完不到1年又长出来，医生说是神经上的恶性肿瘤，现在还没有转移，一旦转移恶化也就没有什么办法了。两口子听后悲伤不已，到处找药试图一治。听到这里，我告诉他们，不妨带来我看看，也许中药还有些办法。两口子听后不胜感激，连忙回家把病历及各种检查治疗资料拿来叫我看。看完病历和资料知悉，该

第二讲 用药传奇

患者右腰侧部长一红枣大小的肿瘤，在某肿瘤医院经过切片活检诊断为神经瘤，具体病名已不记得，反正不是纤维瘤，暂称恶性神经瘤。2005年做了第一次手术切除，1年后又在原发处再次长出，又做了第二次手术。医院告知，预后不良。听人说灵芝孢子粉能治疗此病，故而到处打听购买。恰好我们相遇。根据我以往的经验，我觉得可以治疗，令其隔天将女儿带来，辨证施治。第三天两口子如约将大女儿领来。

刻诊：张某，28岁，中等身高，面色灰暗，舌质略红，苔薄白，脉寸关浮濡，双尺沉弱，饮食二便正常，月经略少，腰酸腿困，整日乏力，未婚。检查右腰刀口平整，有褐色肉芽瘢痕长一寸余。辨证：肝气郁结，肾气不足。

处方：柴胡疏肝散合阳和汤。30剂。另配守宫散胶囊（西洋参100g，海马60g，壁虎250g，全蝎60g，蜈蚣10条，鹿角胶60g）1剂，每次5粒，每日3次，同汤药一次服用。

3个月后，腰酸腿困乏力均消失，停服汤药，继续服胶囊1年，腰部恶性神经瘤未再复发。一家人喜笑颜开。我认为，1年不复发还说明不了问题，至少要在3年以上。患者又服守宫散胶囊2年，至今未复发。我认为基本属于痊愈。

按：此病治愈主要得益于壁虎之功。壁虎亦称守宫天龙。其体扁平，长12cm左右，背部暗灰色，有黑色带状斑纹。全身密披小鳞，枕部有较大的圆鳞。其四肢及指、趾的下面有横褶襞，用如吸盘，所以能在墙壁上自由爬行而从不失足。其头扁，舌幅广，伸展灵活，善捕食蜘蛛、蚊、蝇等小动物。平时栖于壁间、檐下等隐蔽处，夜间才沿壁活动和捕食，故名"壁虎"。壁虎细长的尾巴，遇险时有自断性，以摆脱天敌的继续追捕。不久以后壁虎的断尾部位会重新生出新的尾巴。

壁虎性味咸寒，有小毒，具祛风定惊、止痛散结、解毒之功。主治癫痫、破伤风、风湿性关节炎、中风瘫痪、瘰疬结核及癌肿。民间早有用于癌症治疗。

附：壁虎治疗癌症的几个偏方及药理作用

1. 食管癌。民间秘方：白酒600ml，内浸壁虎（最好是活壁虎）20条。1周后可饮用。每次1匙，每日服3次。

2. 脑肿瘤。处方：壁虎粉1.5g，蜈蚣粉1.5g，山羊角粉1.5g，牛黄粉0.6g，吞服。

3. 瘰疬。将壁虎焙干研末，装入胶囊，每日3次，每次3粒，用黄酒送服。已溃破的，可用壁虎干燥粉掺于创口上，外用普通膏药贴敷。临床治疗4例，均获痊愈。

现代药理研究表明，多疣壁虎含铝、铁、钙、镁、钡、铍、镉、钴、铬、铜、锰、镍、铅、磷、锌、锆等17种微量元素，以锌含量最高；无机元素以钠为主。此外壁虎含脂肪油、甘氨酸、谷氨酸等14种氨基酸，并含有蜂毒样有毒物质及组胺等。抗癌体外试验发现，壁虎水溶液可抑制人体癌细胞的呼吸，提示其有抗肿瘤作用。

我在临床上感觉到，壁虎消痰软坚，活血散瘀，是治疗有形肿块的特效药。元代以前少入药用，李时珍在《本草纲目》中首倡以壁虎炒焦入药为噎膈之主药，并在"壁虎"发明条下谓"犹蜈蚣之性能透经络也，且入血分，故又治血病、疮疡，以毒攻毒，皆取其尾善动之义"，并附有《青囊》"血积成块，用壁虎一枚，白面和一鸭子大，包裹研烂，做烙饼熟食之，当下血块，不过三五次即愈，甚验"。《丹溪摘玄》用壁虎等治疗反胃膈气的方剂。自20世纪80年代，壁虎成为治疗食管癌的主药之一。湖北医学院附属二院用壁虎酒，安徽中医学院李修何教授用壁虎散，均有大量病例报道，特点是取效快。

笔者常将壁虎用于食管癌、脑胶质瘤、脊髓瘤、乳腺癌等病例，多能收效，并延长患者的生命。临床上，早期主要是配合汤药用，一旦病情稳定下来就坚持服守宫散胶囊。实践证明，此药作用非凡，诸位切莫等闲轻视之。

壁虎临床多炙焙研末兑服或作散剂外用，多用于治疗消化道癌肿及颈部肿瘤等。

附：群贤见智录

1. 治食管贲门癌。周氏报道，以虎七散治疗食管癌32例，胃癌18例。方法以壁虎70条焙干研粉，加三七粉50g拌匀。每次空腹服3～4g，每日2次，黄酒或开水送下，并加服汤剂基本方。结果：生存期（从治疗日开始计算）超过6年者2例，3～6年者4例，2～3年者5例，1～2年者25例，6～12个月者10例，6个月以下者4例。大多患者服药后症状减轻，食纳增进。

宋氏报道，用壁虎制剂治疗食管癌42例。以复方壁虎酒（黄酒、壁虎、泽漆、蟾皮等）每服25～50ml，每日3次，饭前半小时服，天冷可温服。能进食后，再每次调服壁虎粉2g及蟾皮粉1g。治疗结果痊愈13例，临床治愈19例，显效7例，无效3例，总有效率92.36%。

蔡氏报道，用含壁虎复方食管合剂口服并配合针刺、化疗，治疗晚期食管贲门癌32例。结果好转10例，稳定12例，无效10例，总有效率69%。

王氏报道，用天龙复方南星半夏汤治疗食管贲门癌梗阻患者36例，并

第二讲　用药传奇

对其中缩窄型或蕈伞型食管癌加服蜈蚣壁虎酒。结果显示：缓解食管癌梗阻有效率为92%，缓解贲门癌有效率为72.73%。

郁氏报道，用壁虎复方开关饮加减治食管癌10例，对缓解症状有较好疗效，个别患者肿块消失，恢复体力劳动。

临床用壁虎或壁虎酒治食管癌梗阻，民间及各地报道屡用有效。

2．治胃癌。顾氏报道，以壁虎复方六君薏仁三虫汤治疗晚期胃癌术后30例。用药坚持1～2年，结果存活1～5年22例，6年1例，10年以上1例。服药后大多症状缓解，食欲好转，体重增加，一般情况改善。

陈氏报道，以扶正抗癌Ⅱ号方制成水蜜丸，每日3次，口服，治疗晚期胃癌32例。用药2个月后复查，疗效评价参照1978年在常州举行的全国化疗会议标准，结果完全缓解1例，部分缓解6例，稳定20例，恶化5例。复查结果还表明，本方能提高机体免疫功能，降低血液黏稠度，从而改善癌症患者正虚血瘀状态。

3．治肠癌。钱氏报道，用消瘤净片（含壁虎、地龙、三七、桂枝等，每片相当于原生药1.5g）治疗各种肠癌（直肠癌、结肠癌、乙状结肠癌、小肠癌、回盲部癌、肛门癌和肠系膜根部恶性瘤等）61例（其中未手术或虽手术但已有转移或复发者共45例）。口服消瘤净片，每日3次，每次2～3片，并辨证配以汤剂内服。均不用放、化疗。治疗结果按直接法计算，本组患者3年生存率为30%，2年生存率为42.9%，1年生存率为58%，均未见毒性作用。

4．治颈部肿瘤。李氏报道，以壁虎粉内服结合辨证施治治疗颈部肿块顽症（甲状腺癌、唾液腺癌、癌肿转移、恶性淋巴瘤、淋巴结核及淋巴结炎等），取得满意疗效。

周氏报道，以壁虎散（壁虎、水蛭、蜈蚣、桃仁等）每次6g，每日2次，内服，治疗颈淋巴结转移癌1例，服药3个月后淋巴结肿物均消失。另有以瘿瘤膏（壁虎、蜈蚣、蟾皮等）外敷，加味消瘿散内服治疗甲状腺瘤11例，均获得显效或痊愈。

5．治假黄色素瘤。李氏报道，以壁虎粉外用治疗假黄色素瘤1例。壁虎粉直接撒于疮面，换药20余次瘤体全部脱落，继敷半个月痊愈。随访半年，未见复发。李氏认为本方有较显著的蚀肉祛腐、拔毒生肌作用。

6．此外，壁虎在治疗肝癌、宫颈癌、白血病、肺癌等方面亦有报道。

如上海市启东地区以壁虎配蟾蜍等组成蟾龙片口服治疗48例原发性肝癌，有效率达54%。有人以守宫散治疗宫颈癌17例，结果临床痊愈1例，显效4例，有效6例。周氏以壁虎复方消白散治慢性粒细胞性白血病2例获效。陈氏报道，以壁虎复方治恶性胸腺瘤伴左锁骨上淋巴结及右肺转移患者1例获效，已存活5年。

7. 壁虎有小毒，多炙焙研末兑服或作散剂内服或外用。治肿瘤量稍大，一般研末5~8分，入煎剂每次2~4条，浸酒内服则适量。在一般用量下未见有明显不良反应。

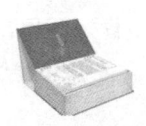

制酸不忘败酱草

胃病中很常见的一个症状就是泛酸、胃灼热，中医在治疗此症习惯用左金丸、乌贝散、煅瓦楞一类药物，用得好的话，也能起到很好的效果。临床上还有一味制酸的药物——败酱草。

败酱草制酸，我是从《中医杂志》上学来的，临床上验证，疗效很好，不但能制酸而且还能消炎，杀灭幽门螺杆菌，一药二用，比传统用药更为合适。只要脾胃不是虚寒的，我临床上一般都是用败酱草，屡用屡效，几乎都成了我治胃病的专药。

【验案】焦某，女，70岁，2006年来我处就诊。中等身高，面略黑，较瘦，舌略红，苔白腻带黄，脉弦细。主要症状是胃痛，泛酸、胃灼热。特别是后者，强烈要求能尽快治愈泛酸、胃灼热一症。不愿服西药，因服西药（西咪替丁、雷尼替丁一类）期间管用，一停就犯。饮食不能吃酸食和甜食，饭量一般，大小便正常。辨为肝胃不和，木火犯土。

处方：半夏泻心汤合焦树德的胃痛三合汤，再加左金丸吴茱萸。3剂。

3日后复诊说：胃酸略好一些，但药太难喝，辛辣苦涩，要求能否换味道好一些的中药。我知是吴茱萸这味药的事，尽管有效，但是难咽，也是一个问题。如果加枣或红糖，虽说能矫正口味，但不利于制酸。于是我就去掉吴茱萸，加败酱草30g。5剂。

1周后，患者再至，说这次药不难喝，胃也不痛了，也不吐酸水、胃也不灼热了，要求续服，彻底治疗。前后共用药20余剂根治胃酸，追访，以后未再复发。

第二讲　用药传奇

按：临床上我在胃病治疗上遇有胃酸一症，必加败酱草，既经济又有效，可以说是一味不可多得的治胃病的良药。药量我一般为30g，低于15g效差，这一点要注意。

败酱草性微寒，味辛苦，"此草有陈腐气，故以败酱得名。能清热泄浊，利水消肿，破瘀排脓"（《本草正义》）。败酱草以清热解毒、散瘀泄浊见长，如《金匮要略》薏仁附子败酱散治肠痈；《闽东本草》用鲜败酱草、冰糖开水炖服治赤白痢疾；《外台秘要》产后腹痛方中的败酱草，与川芎、当归、芍药、续断合用，治产后恶露不尽；民间流传用鲜败酱草捣烂，治痈肿毒、毒蛇咬伤等。败酱草性寒泄热，辛散善降。朱良春老中医十分推崇本品，认为败酱草有祛腐生新之功，化瘀复元之效，用败酱草、蒲公英、徐长卿、白及等清泄郁热，理气和胃，治疗胆汁反流性胃炎多效。

湖北省中医药研究院邵冬珊撰文说："败酱草出自《神农本草经》，又有龙芽败酱、泽败、鹿酱之别名，以清热解毒，散瘀排脓见长，临床常用于治疗痢疾、泄泻、肺痈、黄疸等证。笔者临床体会，败酱草为一味制胃酸良药。泛酸或吐酸为临床常见症状，脾胃肠病证中或以其为主症，或为胃痛、胁痛、呕吐之兼症。夫酸者，肝木之性也，吐酸多与肝、胃相关，且有寒、热之别。《证治汇补·吞酸》云：'大凡积滞中焦，久郁成热，则本从火化，因而作酸者，酸之热也；若客寒犯胃，顷刻成酸，本无郁热，因寒所化者，酸之寒也。'但吐酸总以热证多见。笔者则无论病之寒热，凡有吐酸症者，皆随方加用败酱草，常用量15g，效不显者，可用至20～30g。如治患者程某，女，苦病有年，饥则胃痛，食后吐酸，手足欠温，大便不畅，舌淡苔白，脉沉。病之性属寒，故以健脾温中，化湿和胃为治。于主方中加海螵蛸、瓦楞子之属，少效；后仍守同一主方加败酱草20g，仅服3剂则胃痛减，吐酸止，续服10余剂，随访3个月，病未发作。湿热郁滞于中，随气上逆，则吞酸作矣。败酱草用于湿热之证，此其制酸之理也。"[中医杂志，2002（12）]

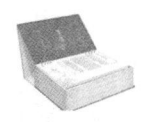

通络难忘鸡血藤

鸡血藤性温味甘，活血通络，养血调经，尤其是妇科病最常用。广西中医学院的妇科老前辈班秀文最擅用此药，曾有专文论述。我最早学用鸡血藤就是受班老的影响。在治疗妇科病时用于调经，妇人血少、血瘀，常常不离此药，疗效显著。一药二功，既能养血，又能通瘀，和丹参不差上下。主要谈一谈其在外科方面，尤其是在治疗肩周炎方面运用的体会。

肩周炎，又称五十肩、肩凝证，属中医的血痹、寒痹的范围。患此病的中老年人较多，尤其是在秋冬季。我自己也曾经在47岁时患右肩肩周炎，到了54岁，左肩又患一次。这个病，一部分人不用治疗，经过几个月能自愈。还有相当一部分人经久不愈，甚是痛苦，发病时吃饭、梳头、干活均不便。时间一长，肩关节还容易粘连。西医治疗一般用布洛芬一类的止痛药，或建议中医针灸按摩治疗，疗效也不是很明显。于是很多患者就找到了中医。我将此证的治疗分为两个时期，早期喜用活血通瘀加虫类药，或温阳散寒加虫类药，如张锡纯的活络效灵丹加大量的蜈蚣、全蝎，和麻黄附子细辛汤加大量的蜈蚣、全蝎，治疗20日左右基本治愈，但是近些年全蝎、蜈蚣的价格昂贵，我只有重新寻找物美价廉的中药。经过一段时间的摸索和临床验证，终于选中了鸡血藤这味既便宜又好用的良药。

对于鸡血藤这味药的认识我也是有个过程。前期主要是用于妇科调经，活血通瘀为主，对其养血通络的作用认识不足。后来在学习了其他医家的经验后，逐渐在治疗风湿痹证中也试着加用鸡血藤，发现疗效也很好，也有丹参的一味顶四物的作用，既养血又活血。只是剂量太小不起显著作用，只有大剂量才能发挥通络止痛的效用。既然能在治风湿疼痛中起效，我就有了在肩周炎中试试看的想法。经过一段时间的考虑，我选定了两个方子作基本方，加大剂量的鸡血藤。一是桂枝汤，二是阳和汤。分别用于一些患者，均收到了不错的效果。

【验案一】乐某，女，50岁，西安北郊某单位退休职工。2006年11月来诊。听亲戚介绍，专门从北郊坐车赶到南郊我坐诊的诊所，要求治疗肩周炎。说已患病2个多月，越来越重，现在右胳膊痛得举不起来，梳头、穿衣都困难，在北郊某诊所针灸了几次效果不大，特求速治。

刻诊：中等身高，面白胖，脉沉细无力，舌淡苔白，平时乏困，易出汗，饮食一般，二便基本正常，已于2年前绝经。辨证为气血不足，血虚受风。方用桂枝汤加鸡血藤。

处方：桂枝45g，白芍45g，鸡血藤150g，生姜15片，炙甘草30g，海桐皮15g，片姜黄15g，大枣12枚（切）。5剂，水煎服。

1周后复诊：自诉药后全身发热，右胳膊痛已轻，要求继续服药。效不更方，原方又开了5剂。

三诊：患者自诉右胳膊已不痛。前方减鸡血藤为60g，又开了7剂巩固善后。

1年后，因其他病就诊，告知最后一次药吃完，肩周炎就彻底治愈，至今未再犯。

【验案二】何某，女，60岁，干部。2009年8月来诊。左肩患肩周炎1周。

刻诊：人瘦高，面色白皙，舌淡苔薄白，脉沉弦细、寸弱，时有头晕，怕冷，腰困酸。血压偏低，80/50mmHg（10.7/6.67kPa）。饮食、二便基本正常。现症：左肩疼痛，不能上举后背。辨为肩凝证。治法：温补肾阳，活血通络。方用阳和汤加鸡血藤。

处方：熟地黄60g，鹿角胶15g（烊服），麻黄10g，炮姜6g，桂枝30g，白芍30g，白芥子15g，鸡血藤150g，生甘草10g。7剂，水煎服。

1周后复诊：言症状已见轻，但还是痛，服药至第3剂时，药后有眩瞑反应，一过性头晕。于是将鸡血藤减至100g，续服7剂。

三诊：左肩已基本不痛，能上举后背。巩固治疗，又服7剂。血压已上升为90/70mmHg（12.0/9.33kPa），头亦不晕，基本痊愈。

按：鸡血藤味苦甘，性温，入肝经，有活血补血、舒筋活络之功，行补兼备。临床上治疗血虚类痹病有其独特功效，尤适合于筋骨麻木、风湿痹痛的老年人和妇女。因其多有血虚在先、痹阻在后之病机，故宜取具有一药二功之药物，鸡血藤正符合此要求。但在临床上使用时要大剂量才能取效。

附：网友交流

yeju：鸡血藤治疗血虚痹病疗效确实不错，我治风湿性心脏病，鸡血藤用量在30g，似乎也有疗效，150g的剂量没用过，在临床中尝试一下，疗效或许更好些。

薛东庆：鸡血藤这味药我经常使用，具强壮之功。通络，补血活血。其质重，剂量要大些。一般最小剂量30g。

辛玉公子：一些证型的银屑病我也常投此药，很便宜，也很好用。

附：群贤见智录

1. 陈景河教授认为，鸡血藤温不伤阴，补不壅滞，善通络活血，主要治疗血虚兼瘀滞所致之周身关节痛、痛经等，用量为30～70g。临床配防风治疗风寒身痛伴血虚有瘀者；配附子治疗阳虚型风湿性心脏病；配玉竹治疗阴虚血热型风湿性心脏病；配川芎、防风、全蝎，治疗舞蹈病；配益母草治疗月经不调及痛经。（《方药传真》）

2. 黎镜教授习用自拟脉炎汤治疗血栓闭塞性脉管炎，疗效显著。药用忍冬藤、当归、玄参、党参、蜈蚣、川牛膝、鸡血藤、丹参、石斛、白术、桃仁、红花、甘草、鹿角霜。方中鸡血藤用量为30~60g。[中西医结合杂志，1991，11（11）：677]

3. 冉刚祝教授习用自制鸡血藤汤治疗原发性血小板减少性紫癜证属阴虚火旺者，药用鸡血藤、升麻、仙鹤草、栀子、熟蛋黄（2份，冲服）。方中鸡血藤用量为50~150g。[广西中医药，1996，19（1）：8]

4. 黄和认为，鸡血藤功擅活血养血，舒筋活络，大剂量时通瘀止痛之力著，凡血虚血瘀络阻之头颈、身体四肢疼痛麻木之证，则为必用之品，用量为30~150g。

古道瘦马按：鸡血藤所治之证为痹病、痛证、月经失调、痛经、血管炎、血小板减少性紫癜等，其最小用量30g，最大用量150g。鸡血藤甘温无毒，临床应用较为安全。一般小剂量养血和血，中剂活血通经，大剂逐瘀疏络止痛之功著。

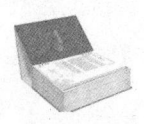

止痛妙药有麻黄

麻黄的作用主要是解表散寒、宣肺平喘、利尿消肿，而对其止痛的显著疗效，我也是经过多年的学习和临证才认识到的。尤其是在治疗风湿痹痛中，为我必用之药。

我开始将麻黄主要用于宣肺平喘、发汗利尿，而且用得得心应手，对于麻黄其他方面的作用知之甚少。

记得，20世纪80年代的某日，曾读到一篇文章谈到麻黄治疗坐骨神经疼痛效佳，引起了我的注意。具体是哪本书已记不清了，仅有笔记记载如下："坐骨神经痛多为坐卧湿地，感受寒湿所致，沿足太阳经脉发病。因此和太阳经气的不通有密切关系。麻黄能疏通太阳经气。张锡纯谓麻黄'于全身脏腑经络，莫不透达，而又以逐发太阳风寒为主治之大纲'。但一般用量作用甚微，不足以除此沉疴，常须用至15~30g。"

病人甄某，女，35岁。右下肢后侧窜痛连及腰背，难以行走，兼头身困重，舌淡红，苔白腻，脉沉缓。前医以化瘀止痛、温阳通络方10余剂无效，且增纳差腹胀。综合脉症，考虑为寒湿痹阻，经络不通。方予麻黄20g，附子15g，薏苡仁50g，白

第二讲 用药传奇

芍50g，木通15g，党参30g，甘草10g，水煎1小时，分服。2剂后病减大半。复进3剂，病告痊愈。后以麻黄15～30g，附子15～30g，白芍30～60g，薏苡仁30～60g，土鳖虫10g，甘草10g为基础。年高体弱者，加党参；腰膝沉重者，加防己、木通；咳则痛剧者，加桑白皮、杏仁。水煎1小时。治愈本病患者不下数十人。但患者见舌红无苔、脉细数等阴虚之象，则宜慎用。（1989年3月26日记）

通过这篇文章的学习，我的脑海里就留下麻黄能止痛的印象。因该文有论有案，所以深刻。在以后的临床中就有意去找机会验证，结果一验就灵。

记得曾治一例60多岁的男性患者，腰椎增生引起腰腿痛，走路蹒跚，亦步亦趋，甚是痛苦。吃了很多祛风湿止痛和吲哚美辛（消炎痛）一类的药均无效，又做了推拿按摩也无济于事。最后又打封闭针，略能好几天，还是疼痛。于是经人介绍来我处，要求中医汤药治疗。我一看是这病，凭着过去的经验，开出了常用的独活寄生汤5剂，满以为药到病除，患者高兴称谢。谁知1周后患者复诊时仍然是一脸痛苦不堪的样子，不用问就知疗效不佳。果然，患者说5剂药服完，稍有好转，但不明显。患者是个知识分子，说得比较委婉。但让我看来，就是无效，只不过患者给我一个面子罢了。我思之良久，想应该怎么继续治疗，该用什么方药。突然就想到麻黄和以前读的书中医案，这不就是一个机会嘛，用麻黄试试看。

刻诊：患者体虚白胖，舌淡苔略腻，脉弦滑无力，有高血压病，饮食、二便基本正常。对于高血压病使我在用麻黄时思之再三。能不能用麻黄？血压升高怎么办？但又一想，我是中医，不能囿于西医药理去治病。况且独活寄生汤中的杜仲有降压作用，应无碍。遂将麻黄15g加入独活寄生汤中，3剂，水煎服。还是心有余悸，不敢开5剂。结果，3日后患者笑逐颜开地来到诊所，告诉我这3剂药真管用，服完以后疼痛大有减轻，要求继续开药治疗。

我听后既高兴又感叹。高兴的是见效了，对得起患者了；感叹的是麻黄的作用太神奇了，居然止痛效果这么好、这么快。兴奋之际还有一丝担忧，血压怎么样？高了没有？急忙又测了血压，在正常范围。并且，患者还告诉我，这几日降压药也没吃。听后，一颗悬着的心才算放下来了。后来又服20余剂麻黄加独活寄生汤，骨质增生引起的腰腿疼痛基本治愈。

从此，我就开始使用麻黄治各种风湿疼痛。十几年下来，用麻黄加入各种方中治疗疼痛，得心应手，屡用屡效。如肩周炎用阳和汤加重剂麻黄，坐骨神经痛用独活寄生汤加麻黄，类风湿关节炎用桂枝芍药知母汤加麻黄，葛根汤治颈椎痛等。疗效非凡。诸位同道不妨一试。

用麻黄止痛，我原以为是自己的独得之秘，其实不然，医圣张仲景早已用过了，只不过我没有注意罢了，抑或是太注重麻黄的解表发汗作用，而忽视了麻黄的止痛作用。

《伤寒论》云："太阳病，头痛发热，身痛腰痛，骨节疼痛，恶风，无汗而喘，麻黄汤主之。"

《金匮要略》云："湿家身烦疼，可与麻黄加术汤。发其汗为宜，慎不可以火攻之。"

《金匮要略》："病者一身尽疼，发热，日晡所剧者，名风湿，此病伤于汗出当风，或久伤取冷所致也，可与麻黄杏仁薏苡甘草汤。"

原文："诸肢节疼痛，身体尪羸，脚肿如脱，头眩短气，温温欲吐，桂枝芍药知母汤主之。"（《金匮要略》）

原文："病历节不可屈伸，疼痛，乌头汤主之""《千金》三黄汤，治中风手足拘急，百节疼痛，烦热心乱，恶寒，经日不欲饮食。"

上述方中均以麻黄为要药，可见麻黄治痛不是恣意杜撰。再看近人运用麻黄治痛医案，更是令人拍案叫绝，毋庸置疑。

【验案一】王某，女，39岁，医生。从1962年起手指关节肿痛，渐延及腕、膝、踝关节肿痛，初服抗风湿类中西药，尚能缓解疼痛。至1970年双手、手指、腕、踝、膝关节肿大畸形呈梭状屈伸受限，行走困难。患者罹患此病缠绵十载，痛楚万分，给董长富写信索方。根据信中描述脉症，拟越婢加术汤合乌头汤加减。

处方：麻黄120g，生石膏500g，生白术60g，红花12g，威灵仙9g，乌头15g，防风12g，甘草9g，生姜15g，大枣15枚。患者视麻黄用量较大，120g，不敢服用。踌躇10余日，觉得将处方药量各减一半试服。服后汗不出，心不烦，夜睡甚安，未见不良反应。于5日后，决定按照上方原量内服。服药当日11时许心烦汗出如水洗，身疲惫无力，旋又入睡。次日见关节肿胀全消，周身如去千斤重，行动自如，遂以益气养血、补益肝肾、活络祛风法，连服20余剂，恢复正常。（董长富医案）

【验案二】患者，男，46岁。1987年1月5日初诊。

患者坚持冷水浴10余载，极少生病。2个月前出差北方，跋涉奔波，左足外踝曾扭拐数次（未扭伤）。返家后因久坐、熬夜而受凉，感觉左小腿肌肉酸痛，未尝介意。25日前的黄昏，左小腿疼痛加剧，不时痉挛，不敢伸直，不能站立。当即热敷、搽麝香舒活灵，贴麝香虎骨膏，服吲哚美辛（消炎痛）、布洛芬等，挛痛渐渐缓解。但半夜时挛痛增剧，患者呼痛、呻吟达旦。翌晨请一中医来诊，医予以艾灸、针刺，并疏重剂芍药甘草附子汤，服2剂而剧痛略减。复诊于西医外科，被怀疑为缺钙、痛风、小腿肌肉损伤、半月板损伤、交叉韧带损伤等。但经实验室检查，血

第二讲　用药传奇

钙、尿酸均正常；经X线摄片，亦未见左腿诸骨关节之异常。既无法确诊，便只能对症治疗，而予以消炎止痛药及维生素。

不得已改延一老中医诊治。老中医细察精详，熟思良久曰，"此为小腿伤筋、风寒侵袭之证"。治疗方案：①内服舒筋活血汤加减，药用羌活、独活、川芎、防风、秦艽、牛膝、乳香、没药、血竭等，每日1剂；配服三七粉、云南白药、跌打药酒。②外用祛风散寒除湿活血中草药，煎水趁热熏洗，每日3次。③艾灸、针刺左腿、足相关穴位，每日2次。诸法兼施、综合治疗23日，仍无明显起色。

刻诊：左腿、足畏寒，肌肉萎缩，不敢伸直，伸直则挛痛。右侧卧时疼痛稍轻，如左侧卧或仰卧则疼痛难忍。下午、夜间疼痛增剧，不时痉挛；上午疼痛较轻，且能弯腰曲背，扶杖而移动几步，但不敢直立，直立则剧痛不已。纳可，舌脉无明显异常。证属阳虚阴盛、寒凝腿络之痛痹。治宜温阳消阴、祛寒通络。

处方一：生麻黄50g，熟地黄100g，北细辛30g，熟附子100g（取阳和汤之意，合麻黄附子细辛汤）。3剂。

煎服法及禁忌：熟附子先用文火煮沸1小时，纳诸药，再用文火煮沸40分钟，连煎2次，约得药液500ml，分5次温服。每日1剂。忌食醋、水果及其他生冷食物。

处方二：山茱萸500g，用白酒2000ml浸泡7日以上，备用。

二诊：服药1剂，左小腿疼痛显著减轻。服完3剂，坐、卧时左腿已能伸直，且能扶杖徐行百步，但仍不能长时间直立。效不更方，原方续进3剂。

三诊：左小腿疼痛消失，已能较长时间直立，可弃杖缓行数百步，唯觉左腿足较沉重、不灵活。嘱其每日午、晚饭后各饮山茱萸酒50ml，连饮15日。

1个月后随访，已经康复如初。（余国俊医案）

古道瘦马按：麻黄辛温，入肺、膀胱经，有解表散寒、宣肺平喘、利尿消肿之功效。一般方书均列在解表散寒药之首。其实，麻黄的作用十分广泛，除用于外感风寒外，《神农本草经》言其"破癥坚积聚"；《日华子本草》谓"通九窍，调血脉"；《现代实用中药》认为"对关节疼痛有效"。据此，我们要放开眼界，不断探索和研究麻黄未发现的作用，本文只是谈了点治疗疼痛方面的作用，仅是抛砖引玉，望大家能踊跃讨论这方面的体会和经验，以便交流。

附：网友交流

funny1573：麻黄非独发汗，只是世人惧于峻汗。善用药者于平淡中见奇功。

一脑门官司：冠心病患者用麻黄是否适合？因为我过去在治疗风寒时出现

过冠心病患者用麻黄桂枝汤导致犯心脏病的。当时的使用剂量都很小，麻黄在方中剂量最大，为15g。

古道瘦马：心脏病，尤其是虚证，还是要慎用。

杏林村夫：可否用炙麻黄代替生麻黄，以减轻其不良反应。其实事情都有两重性，例如麻黄有发汗解表作用，故可用治疗感冒、荨麻疹等疾病；可使心率加快，故可治疗窦缓。关键是辨证准确。我主要是请教麻黄具有温散寒邪的作用，可用于治疗风寒湿痹、阴疽、痰核等，但在上述情况时，应用生麻黄还是用炙麻黄？

古道瘦马：我常用生麻黄。

ajt713：麻黄在治疗周围血管病时常用15～30g，合方疗效显著。

zhou88：麻黄确有很好的止痛效果，如九分散、清心散中都麻黄。其功效不止如此，如张锡纯的麻黄汤加知母凉服有利尿功效。《五部医话》中有一病案，是用大量麻黄治下肢瘫痪，功效奇特。麻黄的临床运用值得大家注意。

haca168168：麻黄有双向调节作用，既能兴奋神经，又能抑制神经的兴奋。所以既能发汗，又能止汗。这也是从医话中学来的。兴奋神经对有些方剂来说是不良反应。如古方煎麻黄汤的时候去上沫，为啥要去上沫？就是此意。而对有些方剂来说，则是变不良反应为神奇功效。再如，治失眠在早上和中午给服的药中加点麻黄，起到兴奋神经的作用，而晚上则给服安神的药，这样治失眠，疗效又快又好。开需要兴奋神经或经脉方面的处方时加入些许，即可增加疗效。我平时在治疗伤及神经或经脉的疾病时，都加入麻黄和伸筋草（石松），其比例是1：2。即伸筋草用量是麻黄的2倍。本草药书上只载发汗、平喘、利尿的功效，而没有兴奋神经的记载，所以总是令我不断思索……好多中药都是在实践中不断发现，不断挖掘，不断发展……

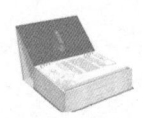

红藤专治少腹疾

我临床用方施药有一习惯和规矩，这就是专方加专药。专方就是经方与时方；专药有两种意思，一是引经报使药，二是专治某症之药。这样用药的好处是标本兼

第二讲 用药传奇

治，尤其是专药的使用能快速见效，既能及时解除患者痛苦，又能增强患者的信心。临床上这类药很多，今天专门谈其中一味：红藤。

红藤是我初涉中医时较早认识的一味药。20世纪70年代初，卫生系统曾掀起"一把草，一根针"的潮流。在草药的王国里，3种药给我留下了深刻印象，即虎杖、红藤、鱼腥草。虎杖治肝炎，红藤治阑尾炎，鱼腥草治肺炎。红藤治阑尾炎，主要是在大黄牡丹汤的基础上加入红藤，疗效可得到大幅度的提高。

自从学会使用这味药，我从单一的治疗阑尾炎，即中医的肠痈开始，几十年下来，逐渐发展到治以少腹为中心的诸多疾病，诸如痛经、子宫肌瘤、子宫内膜异位症、附件炎、膀胱炎、前列腺炎、无名疼痛等，疗效非凡。可以说红藤在活血止痛、消炎散结、专主少腹方面，无有出其二者，是一味难得的好药。

红藤具体从什么年代开始入药，我也未考证过，只是从现代有关中医书刊中得知，红藤为木通科植物大血藤的干燥藤茎，主产于河南、浙江、安徽、广东、福建、湖北等地。味苦性平，归大肠、肝经，有清热解毒、活血止痛之功效。对于红藤的妙用，当代不乏名医，安徽一名老中医张琼林就是其中一位。其《临证碎金录》中的红藤六妙散就是一则："红藤30g，黄柏12～15g，炒苍术12～15g，败酱草30g，生薏苡仁50g，甘草8g。功效：燥湿清热，涤浊浣带。主治：湿热带下（急慢性盆腔炎、宫颈炎、宫颈糜烂、子宫内膜炎、附件炎、盆腔炎性包块等）。"我常以此方加大剂量土茯苓治上述诸症，疗效可靠。

又：上海名老中医戴德英的妇科名方红藤方，亦是靠红藤一举成名的。其方为红藤、败酱草、薏苡仁、桃仁、牡丹皮、丹参、紫草、生牡蛎、生蒲黄、莪术、香附、延胡索。适用病证为瘀热阻滞胞宫脉络所致的子宫内膜异位症、痛经、经期延长、崩漏、月经量少等妇科疾病。临床效验亦不虚言。我在临床上除了用于上述妇科疾病外，也用于外科的肠痈、肠粘连、肠激惹证及无名少腹疼痛。总之，凡是以少腹为主的疼痛不适、鼓形包块，都要重用红藤，疗效显著。

【验案一】患者，女，80多岁，上海人。2010年10月慕名来诊。右少腹下经常隐隐作痛，看了很多地方无法确诊，B超检查亦未见占位性病变，但患者怕是癌症，来我处要求中医治疗。

刻诊：中等身高，瘦弱白皙，舌微红，苔薄黄，脉弦细有力，饮食一般，二便基本正常，精神尚可，但心情不爽，忧心忡忡。查体：右下腹未见明显包块。据述痛时有条块。在医院曾用大量抗生素无效。病发已有1年多。我诊断为慢性阑尾炎引起的肠粘连，属中医气滞血瘀证。方用四逆散加红藤、乌药。

处方：柴胡15g，枳实10g，炒白芍50g，炙甘草30g，红藤30g，乌药12g。5剂，水煎服。

二诊：言服上药后略有效，疼痛的次数减少。我告之，因是肠粘连不可能三五天就能治愈，估计需要2个月左右。既然有效，说明辨证无误，本着效不更方的原则，以此方为主，中间适时加入一些人参、黄芪、当归、地黄之类药，总计服药50多剂，彻底治愈。

【验案二】白某某，女，22岁，河南省漯河人。2015年3月8日，因腹痛到医院就诊。

刻诊：急性病容，右下腹疼痛，牵扯右大腿根抽痛，发热，按压麦氏点反跳痛，化验白细胞计数升高，B超检查阑尾脓肿，西医诊断：急性化脓性阑尾炎。中医辨证：肠痈。漯河二院要求患者入院手术治疗，因费用高，又无人在身边照顾，故托人寻求中医治疗。经永福堂邀请，我在西安为其网诊。因病情单纯，确诊明确，属于中医肠痈。于是果断处方：北柴胡30g，枳壳30g，赤芍、白芍各60g，生甘草30g，红藤30g，蒲公英60g，白花蛇舌草150g，败酱草30g，生薏苡仁60g，桔梗10g，金银花100g。3剂，水煎服，每日4次。

要求永福堂每日追踪病情，服药第一天后，大便3次，先干后溏，人已不发热，右下腹疼痛稍减；第二天已基本不痛了，仅按压隐隐微痛。第三天后彻底不痛，停药，追踪5天后无任何症状，痊愈。

此案比较简单，故用药果断，药大量猛。中医将少腹归为厥阴肝经，故用四逆散疏肝理气，加红藤赤芍活血祛瘀，白花蛇舌草、败酱草、生薏苡仁、金银花、蒲公英清热解毒。力大药专，直捣黄龙。3天即治愈，一点不输西医，且省钱不遭罪。

按：上述两案之所以有效，与我坚持以红藤为主用药甚为有关。我治此类少腹疼痛疾病，临床感到用不用红藤大不一样，实践证明红藤是一味专主少腹疼痛的好药，其作用暂无他药可替代。诸位不妨临床一用。

附：网友交流

刘显洪：之前虽有用红藤治少腹痛之体会，但无如此深之认识。

haca168168：红藤在我这里的民间广泛用于妇科疾病，也广泛用于伤科疾病。只是没有这样深刻的体会。据老药农说，这味药不但药效好，用途广泛，而且几乎无不良反应，所以用起来比较安全。

杏林村夫：我最近也用大黄牡丹皮汤加红藤、白花蛇舌草治疗阑尾炎，疗效颇佳。以前曾用于妇科炎症、前列腺炎等疾病的治疗，也取得了很好疗效。

樊正阳：大血藤虽和鸡血藤功用有别，都是平和效佳的好药，各位不妨放胆大剂用之，疗效实在出乎意料之外！一主腹内痛滞，一主经络血瘀。

第二讲　用药传奇

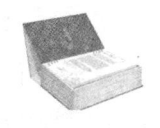

强心通阳靠桂枝

《伤寒论》第一方就是桂枝汤，其主药非桂枝莫属。桂枝的作用如何？恐怕学中医的没有不知道的。辛温解表，温阳利水。真是这样的吗？我认为不全面也不准确。从《伤寒论》原意来看，我认为有两点是其主要作用：一降逆，二强心。

先说降逆。《神农本草经》论桂枝的功效是"主上气咳逆、结气喉痹、吐吸（注：可能是吐呕之误）、利关节"。张仲景《伤寒论》凡有冲逆证者，都加用桂枝，如第十五条"太阳病下之后，其气上冲者，可与桂枝汤如前法，若不上冲者不可与之"。又如桂枝加桂汤证，治气自少腹上冲心。防己黄芪汤方后亦说："气上冲者加桂枝三分。"此外，如苓桂术甘汤治心下逆满，气上冲胸。苓桂甘枣汤治气从少腹上冲胸咽。可见张仲景应用桂枝是降冲逆的。这是毋庸置疑的。临床上我一直是坚持这么用的，咳喘气逆用桂枝，水饮上逆用桂枝，奔豚不息用桂枝，疗效都很显著。桂枝的降逆作用，张仲景叙乏甚明。我这里主要想重点说一说桂枝强心功效。

《伤寒论》的第一方桂枝汤：桂枝3两，白芍3两，甘草2两（炙），生姜3两，大枣12枚。其主药就是桂枝，方名就是明证。此方辛温解表，滋阴和阳。主治发热汗出，恶风脉缓。一般解释为桂枝辛温祛风，白芍滋阴敛汗，一开一合，阴阳调和。真是这样的吗？

我不这样认为。桂枝汤证是风寒表虚，这是大家公认的。其突出症是汗出恶风。汗者心之液，明显是心阳不足，心液受损，无力敛汗。这是主要问题。为了解决这个主要矛盾，张仲景采取了温阳强心的办法，就是以桂枝为主，配用甘草，"桂三甘二"来达到目的。白芍和大枣敛阴滋液补充营养，生姜祛寒散邪。以桂枝为主配甘草强心的作用，在麻黄汤中仍然有体现。为了防止麻黄发散过劲，伤阴损阳，就用"桂枝二甘草一"强心以防之。这才是正解。

更能说明问题的是《伤寒证》第六十四条："发汗过多，其人叉手自冒心，心下悸，欲得按者，桂枝甘草汤主之。"心阳受损就用桂枝甘草汤，桂枝是主药，"桂四甘二"。沿着这一思路，多年来我在临床上一直以桂枝作为强心药来用，实践证明是对的，也是可行的。

【验案】楼某，男，60岁。主症：心动过缓已有2年，心搏每分钟45次，头晕，胸闷，饮食、二便基本正常，舌淡苔白嫩，脉三五一结代。辨证为心阳衰微，气血瘀滞。方用桂枝加附子汤合丹参饮。

处方：桂枝、肉桂各25g，白芍15g，炙甘草30g，制附子5g，丹参30g，檀香

6g，砂仁6g，生姜10g，大枣6枚。7剂，水煎服。

1周后复诊：心搏提高到每分钟60次，头已不晕，胸亦不闷，脉为八九次一结代。效不更方，又续服10剂，脉搏稳定在每分钟65次左右，脉已无结代。后又以炙甘草汤与此方交替服用3个月，基本治愈。

按：我在治疗心动过缓和冠心病、肺心病时，一开始很少用人参、黄芪，多重取桂枝温阳强心，疗效很好。桂枝的好处在于一能强心、二能通脉。方中之所以桂枝、肉桂各半用，是因为古时用的桂枝据考证是肉桂（亦称桂心），桂枝、肉桂实为一物，一气薄一味厚，相得益彰。为了保证疗效，故同用，别无他意。

附：川桂枝平降冲逆、温复心阳效捷

朱老曾治一许姓妇女，腹中攻筑，有气自脐下上冲至咽，窒塞难受，经常频发，迭经多方图治罔效，诊为奔豚病。

处方：桂枝、大枣各15g，杭白芍、旋覆花（布包）各10g，生甘草、生姜各5g，代赭石30g（先煎），橘核、荔枝核各12g。连进2剂，自觉气自咽降至胸部；再进3剂，冲逆已平，诸恙均瘥。

桂枝善于温通心阳，与甘草同用，治阳虚心悸有良效，适用于心阳不振、心脉痹闭之证。朱老经验，凡冠心病、病态窦房结综合征引起之心动过缓，引用之有提高心率的作用。

常以桂枝、黄芪、丹参、炙甘草为基本方，随证佐药。盖心阳虚者心气必虚，故用黄芪以补气；心阳虚则营运不畅，故用丹参以养血活血；阳以阴为基，心阳虚者必兼见心血虚，故用甘草以柔养。此四味共奏益心气、复心阳、通心脉之功。而其中关键，桂枝的用量须打破常规。朱老用桂枝，一般从10g开始，逐步递增，最多加至30g。服至口干舌燥时，则将已用剂量略减2～3g，续服以资巩固。若囿于常法，虽药已对症，但量小力弱，焉能收效。(《朱良春用药经验》)

附：网友交流

樊正阳：我一朋友，期前收缩（早搏）数年，按脉时结时促，心中怕惊。

处方：桂枝30g，炙甘草20g，龙骨20g，牡蛎20g。服月余，病若失。

第二讲　用药传奇

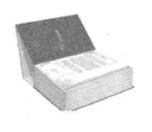

蒲黄巧用疗口舌

前几天写了一篇用药传奇《红藤专治少腹疾》，我觉得言未犹尽，今天再补写一篇，这就是专治口舌之疾的蒲黄粉。

蒲黄为香蒲科水生草本植物水烛香蒲、东方香蒲或同属植物的干燥花粉。蒲黄之花粉为黄褐色之粉末。夏季端午节前后花将开放时采收蒲棒上部的黄色雄性花穗，晒干后碾轧，筛取细粉。药材以颜色鲜黄、光滑、纯净者为佳。

蒲黄入药始载于《神农本草经》，列为上品。蒲黄味甘，性平，归肝、心包经，有止血、化瘀、通淋之功能。用于吐血、衄血、咯血、崩漏、外伤出血、经闭痛经、脘腹刺痛、跌仆肿痛、血淋涩痛。蒲黄的常用量为5～10g，用于汤剂时需包煎。研末冲服，每次3g。止血多炒用，散瘀止血多生用。孕妇应慎用。

我临床上很喜欢用蒲黄，主要分为三个方面：一是少腹瘀血证，如用于妇科痛经的失笑散；二是用于胃溃疡之类，收敛止血止痛；三是用于口腔中溃疡瘀斑之类及眼底出血。疗效都很好，比起三七粉，又便宜又好使。

【验案】董某，女，60岁。有慢性肾病，找我专看舌及口腔溃疡。说是在一个老中医那里看肾病，吃了1个多月的药，吃的满嘴都是血疱和溃疡。其伸出舌头一看，吓我一跳，这么多年我还没有见过这样骇人的舌头，满舌头的大小血疱和瘀斑，有十几个，口腔两侧也有大小不等的溃疡。吃稍硬点食物就擦起个疱，现吃不成饭、喝不了水，痛苦之极。说老中医也没有什么办法了，只好来找你了，因前年在你这里吃过几剂药，还不错。再把脉，脉象弦细数。大便略干，小便稍黄，腰痛。一派火热之毒，想必是前医用热药过多，造成血热脉溢。方用犀角地黄汤合潜阳丹加蒲黄，散血凉血，引血下行。

处方：水牛角100g（先煎），赤芍12g，牡丹皮12g，生地黄50g，制附子6g，黄柏30g，砂仁3g，制龟甲15g，生蒲黄30g（包）。5剂，水煎服。每日3～5次。

1周后复诊：血疱已平成瘀斑。效不更方，前方水牛角减为60g，加炒杜仲30g，续服7剂。

三诊：口腔溃疡已愈，舌上瘀斑消退2/3，已能吃饭喝水。继续7剂，瘀斑消净，舌复常态。

按：此案点睛之处在于用了关键之药生蒲黄。也许有人问，你怎么能想到用这味药？不瞒大家说，这得益于我平时爱看医话医案，多了就记住了，需要时就会从脑海里蹦出来。所以我经常跟学生说要多看医话医案，好处多多。此案治疗受启发于下录医话。

宋代医学家许叔微在《类证普济本事方》中记载，有一士人之妻，夜间忽然舌肿满口，不能出声。其丈夫急忙外出访医，请来了一位名医，用蒲黄频频摊舌上，至天亮时就获得痊愈。

无独有偶，据《芝隐方》记载，南宋度宗皇帝赵禥欲外出赏花，谁知次日清晨，忽然舌肿满口，不能言语，不能进食。度宗及满朝文武十分焦急，急召御医入宫治疗。蔡御医用蒲黄、干姜末各等份，干搽舌上，数次而愈。

以上两则舌胀失音的病例，均通过用蒲黄搽舌的方法治疗取得较好的疗效，其实这正是得益于蒲黄具有化瘀活血之功，用药针对病机，故疾病得治。实际上，外用之理即内用之理。我平时除了用于口舌之疾，眼底眼结膜出血我也常用。20世纪90年代，有一次因工作劳累导致右眼底出血，视物模糊，即用生蒲黄粉10g泡水喝，1周后即愈。平时看病遇到上火眼结膜出血的患者，我也叫用泡茶的方法喝生蒲黄粉，三五日即愈，屡用屡验。故今不私秘，写出来供大家参考。

第三讲　医方真谛

一位好医生不仅要擅长用药，更要擅长用方。同样一方，有人用之无效，有人用之高效。其奥妙何在？本讲就这个问题作出回答。论中或为高手用方之诀，或为笔者施方之窍。均为临床治病用方的独有心得，亦是掌握运用医方的关键之处。

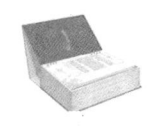

通窍活血汤临床发挥

"通窍全凭好麝香，桃红大枣老葱姜，川芎黄酒赤芍药，表里通经第一方。"这是王清任《医林改错》中很重要的一个方子，我在临床上使用得得心应手，疗效显著。但是，我看到运用该方的经验文章和论文却不多，不知为什么。抑或是方中的麝香难得太贵。反而是应用血府逐瘀汤的人很多。故而，为了不埋没《医林改错》中这颗明珠，特此首先谈一谈运用此方的体会。

通窍活血汤顾名思义是通窍，主要是以头面七窍为主的活血散结方。王清任在书中也是这样列举治疗主症的，我临床上凡是头部面上的疾病，大部分也是以此方为主进行治疗。

方中桃仁、红花能活血通经，祛除瘀滞，是一切血瘀证通用的基本药物，也是王清任在各活血化瘀方中的必用药。赤芍能通顺血脉，行血中之瘀滞，与桃仁、红花配合，用于瘀滞重者最为相宜，但方中用量仅1钱，说明王清任用它重在辅佐活血，使血活而瘀自破除。

另外，赤芍味苦性微寒，借以缓和方中其他药物的辛温之性。川芎辛温香窜，功能行气活血，乃血中之气药，与桃仁、红花、赤芍配伍使用，加强行血散瘀的作用，与麝香合用；可以增强通窍之力。所以，朱震亨认为，川芎有"通阴阳气血"之功。

121

方中麝香也是重要药物（我一般用九香虫代替，此乃湘中名医彭坚教授之经验，以前我曾用白芷替代，疗效似赶不上九香虫），性味辛温馨香，能开诸窍，通经络，兼以活血散瘀，尤其与桃仁、红花、赤芍、川芎等相配，更能增强活血化瘀作用，所以王清任特别强调指出，方中麝香最为要紧。

葱、姜辛散，能通达上下表里之血脉，为通阳活血之品。对于这一点千万不要忽视，不可视为可有可无之品，或嫌其麻烦不用。

我在临床上对此深有体会，用与不用，疗效大不一样。

方中姜、枣配合，可以补脾益胃，缓和方中其他辛香过烈之性，保护脾胃不受刺激，并能促进食欲，增强消化功能，有利于整个药物的吸收，充分发挥应有的药效。大枣甘缓，能益血止血，常被列为一些血液疾病的有效药品之一。酒是辛散之品，善通血脉。汪昂说："用为响导，可通行一身之表，行药至极高之分。"所以，王清任于每一剂药中至少用黄酒半斤煎煮，并强调宁多毋少，其目的就在于用它的行散作用，以充分发挥通窍活血药物的功效。总之，本方是上达天顶，活血通窍的佳方，用好用活能解决不少疑难杂症。

【验案一】2005年10月，我在某中医诊所坐诊，很快就赢得了名声，附近厂矿商业单位的不少疑难杂症患者都找上了门。一日，一位60岁左右的男子来诊。患者系浙江瑞安人，面白皙，中等身高，说慕名而来，求治头痛。这个病已折腾了我好几年了，从浙江到西安找了好多医生，吃了许多药也没治好。再来碰碰运气吧！我说那么多医生都看不好，我哪有那本事？但也不能拒绝。

刻诊：头顶微谢，印堂掐有红印，双目有神，眼睑微肿，舌略红，苔薄白，脉滑微数。说话快，脾气急，饮食、二便基本正常。主症为前额头痛如裂，时发时好。我思之一会儿，认为是瘀久化热，肝阳上亢。

处方：九香虫15g，桃仁10g，红花10g，赤芍15g，川芎30g，地龙10g，菊花30g，珍珠母30g，生姜6片，葱白4茎，大枣3枚，黄酒250ml。3剂试服。特别强调葱、姜、酒不能少。

3日后，患者又来，此时已知其姓张，为高级会计师，随单位来西安工作，一见面先朝我笑，跷起拇指说神了，这几日没有痛，不知能不能彻底治愈，一劳永逸。我说试试看吧。效不更方，前后共服10剂药，即彻底治愈了这10年的顽痛。王清任不虚言也。

【验案二】2005年12月，一日下午2时左右，五六个青年男女扶着一位中年妇女，约50岁，喊叫着来到诊所，要求看一看头痛，在西安某医院已输液1周了，各种止痛针都用了，不管用，听人介绍，特来就诊。

第三讲　医方真谛

刻诊：急性病容，面白略青。察舌质淡暗苔白，脉弦紧。除强烈头痛外，目不张，哭喊嘶叫，余无他症。稍作思考，提笔写下通窍活血汤加减。

处方：九香虫15g，土鳖虫15g，桃仁10g，红花10g，赤芍30g，川芎50g，全蝎30g，蜈蚣6条，生姜3片，葱白4茎，大枣6枚，黄酒250ml。3剂，水煎服。并告知晚上打电话汇报情况。

晚上10时，其女儿如约打来了电话说，晚上6时许服下第一遍药，半小时以后就不太痛了，问晚上还服否？我说再吃一次。第三天，母女又来复诊，说几日来头一直未痛，希望彻底治愈。效不更方，减川芎为30g，蜈蚣为3条，加白芍30g，甘草15g。又服7剂，完全治愈，患者家属感谢不尽。

遗憾的是，现在我已轻易不用此方了。何也？方中蜈蚣、全蝎太贵了，一般人已吃不起了。但是轻症的头痛不用蜈蚣、全蝎也行，只要加大川芎量即可。

【验案三】吴某，女，76岁，西电公司退休职工。2010年6月27日初诊。

因常陪其夫来我处就诊，故对我信任有加。这天一大早，找到我说：我肺炎刚出院，这两天突然手发抖、麻木、流口水、头晕，你给我看一看，吃几剂中药。

刻诊：症状如前所述，舌淡苔白腻，寸关略浮，尺弱。我说这是中风前兆，最好能住院治疗。患者执意不去，非要吃中药。我只好硬着头皮出方。

处方：九香虫15g，桃仁10g，红花10g，当归30g，川芎18g，生地黄15g，赤芍15g，地龙12g，云茯苓30g，苍术、白术15g，制何首乌25g，桂枝15g，生甘草10g，全蝎10g，蜈蚣2条，生姜、大枣各6g，葱白4茎，黄酒500ml（分3次用完）。3剂。

仍是通窍活血汤加减（桂枝、甘草强心温阳，因患者血压偏低。云茯苓、苍术、白术健脾化湿，当归、生地黄、何首乌补血，蜈蚣、全蝎、地龙通络）。3日后，患者又来了，说吃完3剂药好了，现在手也不抖了，也不流口水，头也不晕了。听完之后，我目瞪口呆，不用患者说，我都认为简直是神效。中病即止，因年龄大，后改为补中益气汤合血府逐瘀汤10剂善后，痊愈。

临床上，我主要运用其治疗头部的一些病症，诸如脱发、头痛、耳鸣、褐色斑、玫瑰痤疮、脑血栓、脉管炎等，疗效常常是一剂知，二剂已，出人意料。运用该方时要注意，病症尽量在上，随证加减，葱姜不舍，黄酒不去，才能保证疗效。各位不妨在临床中用用看，尽量使自己的宝库中多些"撒手锏"。

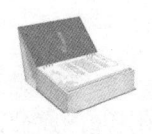

天仙藤散临证新识

说起天仙藤散这个方子，可能青年中医知道的很少，而且估计运用的也不会太多。

这个方子最早出于《妇人大全良方》中：天仙藤（洗，略炒）、香附（炒）、陈皮、甘草、乌药（软白者、辣者，良）各5分。为末。上每服5钱，生姜、木瓜、紫苏叶各3片，水煎，每日服3次。用于治疗"妊娠胎水肿满"证。后亦见载于明代王肯堂《证治准绳》。

据《妇人大全良方》说："淮南陈景初，名医也，独有方论治此病，方名初谓之香附散，李伯时易名曰天仙藤散也。"全方共8味药，天仙藤性味苦温，功能活血通络，又能利水消肿；香附、陈皮、乌药、紫苏叶理气行气；木瓜舒筋活络；生姜、甘草和脾散水。方后语曰："小便利，气脉通，体轻，肿渐消，更不须多服也。"可见，本方在于调气通脉。这个方子看起来不起眼，但却是我临床中治疗妇女水肿和肤胀（严格说起应叫特发性水肿或功能性水肿）的一张王牌方子，且屡用屡效。

临床上我经常遇到一些妇女身体、手足肿胀，要求给予中医治疗，其绝大多数患者的病程都较长，时轻时重，反复性大或经年不消，水肿以四肢明显，手按有坑陷，患者自觉有紧张感，甚至手指难以拳握，脚有憋胀感。其水肿多在清晨卧后减轻，活动后明显加重，水肿还每于经期前后加剧，并与活动疲劳及气候寒冷有关。这种特发性水肿是临床上的常见病，尤其多发于中年女性患者，目前对其发病机制尚未完全明了，缺乏特异性的诊断手段，疗效不够理想。目前倾向于认为属于功能性水肿之列，中医依其临床表现归属于"肤胀""水肿"范畴。

对于这种病的治疗，我开始是从三个方面考虑的。肺、脾、肾三脏主管体内水液的调节，肺宣通水道，脾运化水湿，肾蒸腾汽化，水肿潴留显然是体内水液新陈代谢发生了障碍，故而先是用柴胡疏肝散，不效；继而用连珠饮（即四物汤合苓桂术甘汤），少效；又用当归芍药散，亦是略效。总之，疗效不理想。对此思之良久。自认为辨证无误，应该取效，但辨证分析再合理，疗效不佳也不行。带着这个问题，我先后翻阅不少资料，某日，偶然看到一篇医话谈到这个问题，分析入里，方案切实，心中一下豁亮，疑问顿时冰释。

该老中医在文中写道：对于水肿，传统认识多归咎于肺、脾、肾三脏，所谓"其本在肾，其标在肺，其制在脾"，古训昭然。治水也多责此三脏，似为公式定理，不能逾越。然世间万物，有常有变，矛盾有其普遍性，亦有其特殊性。

特发性水肿在病机上即非肺、脾、肾三脏职司偏颇所可以解释，故循此三脏立

第三讲 医方真谛

法论治也难取得满意疗效。

人身气之流行，肺、脾、肾之作用固应肯定，但斡旋裹赞助，莫不仰赖肝之疏泄。疏泄得当，则气机流行，水道畅利，水液随之升降上下；反之则气机郁结，水液因之滞留。故肝之或疏或结，关乎于气之运塞，水之流止。

验之本病水肿时轻时重，或聚或散，口干渴饮，显系肝郁气滞，水津敷布不匀，而现"旱涝不匀"之象；水肿与臃肥并见乃水脂混浊不分也；胸闷腹胀神疲思睡，乃肝疏不及，气机失布，脾困湿滞所成；月经愆期行而不畅，经前紧张，又莫不与肝郁累及冲脉、气病及血之机制相关。病程长，浮肿久，而形不减，食不衰，显非虚证可比。

所以，综观本病浮肿，既无病肺之风水象征，又无肾之阴水所属，病脾者乃为肝所累，所谓主病在肝，受病在脾也。故本病在病机上首责于肝。治用天仙藤为效。

读完此文，真如醍醐灌顶，心中透亮。真有一种"踏破铁鞋无觅处，得来全不费工夫"的畅快劲。自从得到对治疗这种病的新认识后，以后我在临床上遇到该类患者，用天仙藤散治疗如鱼得水，效果大有改观，患者十分满意。

【验案】2006年5月，一日，我接诊了一位陈姓妇女，35岁，高个，面白，身微胖。说听朋友介绍特意来就诊。

刻诊：舌微红，苔白，脉双关滑大，寸尺不足。主诉经常性下肢水肿。查体：胫骨以下按压有坑，但不似肾炎或心脏病患者严重，上班活动后加重，晨起眼睑肿胀。尿检正常。无腰痛。但乏困无力，月经偏少，脾气急躁。饮食、二便基本正常。对此，我辨为肝郁血虚。

初诊处方：当归10g，川芎10g，白芍12g，生地黄15g，茯苓30g，猪苓15g，泽泻18g，桂枝12g，白术12g。5剂。满以为会见效，谁知想得太乐观。1周后又来，一进门就说吃了5剂药一点效果都没有，要求再给好好看看。没办法，只好重新诊治。经过辨证，我认为是血虚水停。

二诊处方：当归芍药散。5剂。患者持方取药而去。

1周后，患者再来诊。述这几剂药有些疗效，腿肿有些减轻。我也检查了一下，看似轻了些，但仍然是肿。效不更方，继续5剂。

前后又用了十几剂药，病情没有大的进展，患者有些不耐烦了，我也有些着急，吃了这么多药，我竟然有点束手无策，萌生退意，欲令患者另请高明。但是看到患者对自己信任有加，又不应该放弃。于是在治疗期间翻阅了大量资料，终于找到了解决的办法。启用天仙藤散加减，改散为汤，一次即见大效，10剂药即完全治愈了该患者的特发性水肿。

自从治好这例特发性水肿患者，我以后凡遇到该病，首选之方就是天仙藤散，屡用屡效，并把此方稍作加减用于所有具有轻微水肿，特别是兼有肤胀的患者，每每收效。

> **附：我常用之方**
>
> 　　天仙藤15g，香附18g，乌药15g，紫苏叶、紫苏梗各10g，陈皮10g，鸡血藤18g，楮实子15g，苍术18g，生姜6片，木瓜6g，甘草6g。水煎服。
>
> 　　方解：此方以天仙藤、香附疏肝行水为君。天仙藤乃马兜铃的带叶茎藤，味苦、性温，无毒，有祛风利尿、活血通络之功，既可以理气，又可活血。紫苏叶、紫苏梗、乌药香窜行气，冀达"气行则水行"之目的为臣。佐以陈皮、生姜、木瓜理气和中通络。甘草调和诸药为使。以此为基本方，临床随证增减。我习惯加苍术和鸡血藤于其中，疗效似更好，一和血通络，一健脾燥湿。
>
> 　　另说明一点，在摸索治疗特发性水肿时，我曾经也想到过肝气郁滞，用过柴胡疏肝饮治疗，不效。这是为什么呢？这就是药有个性之长，方有专用之妙。此方为什么叫天仙藤散而不叫别的名字，就是为了突出天仙藤这味药。这一点切记，什么药都可以换，唯此不能换，且唯此为大为重耳。

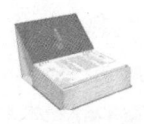

龙胆泻肝汤临床广用

"龙车通黄山，当地卸柴草。"一句龙胆泻肝汤记忆俚语，伴我度过了几十年。自我学习方剂歌诀时，我就开始使用龙胆泻肝汤，而且随着临床时间的推移，越用越活，越用越爱不释手，且疗效显著。故而想谈一谈运用该方的体会。

龙胆泻肝汤出自《医方集解》，由龙胆（酒炒）、车前子、黄芩、栀子（酒炒）、泽泻、木通、当归（酒炒）、生地黄（酒炒）、柴胡、生甘草组成。具有清肝胆实火，泻下焦湿热之功。主治肝胆实火上炎证、肝胆湿热下注证。临床上以口苦溺赤、舌红苔黄、脉弦数有力为辨治要点。本方的功能主治定位非常明确，可操作性强，极易掌握运用。

方中龙胆大苦大寒，"专泻肝胆之火……善清下焦湿热"（"药品化义"）故为主药，并用方名以示其重要；黄芩清肝肺之火，栀子泻三焦之火，二味苦寒清热，共助龙胆以泻肝胆经实火，清利肝胆湿热；木通、车前子、泽泻利水祛湿，使肝胆湿

第三讲　医方真谛

热从小便而出；然肝为藏血之脏，肝经实火，必伤阴耗血，故用生地黄、当归养血益阴以柔肝，使祛邪而不伤正；肝体阴用阳，性喜条达而恶抑郁，火邪内郁则肝气不舒，故又用柴胡舒畅肝胆之气，并能引诸药归于肝经；甘草调和诸药，以免苦寒伤胃，并可缓肝之急，以制其横逆之性。诸药合用，泻中有补，疏中有养，降中寓升，祛邪而不伤正，泻火而不伐胃。配伍严谨，照顾全面，堪为泻肝之良方。

该方原未注明药量，观现代大多数医生所用之量，我认为有些偏小。现根据我临床习惯标出用量，以供参考：龙胆15g，车前子30g，木通10g，黄芩15g，栀子12g，当归15g，生地黄25g，泽泻30g，柴胡10g，生甘草10g。水煎服。

特别要说明的是，方中龙胆的用药量一定不能小，3～6g无济于事，最好用15～18g为宜。

现举几则我治疗高血压病、足跟痛、丹毒、皮肤病、带下病等病例，以看龙胆泻肝汤的显著效果和广泛运用。

【验案一】刘某，女，42岁左右，西安市长安区人。2003年5月来诊。

刻诊：中等身高，面红微黑，眼结膜红丝粗大，说话略快，易激动，舌红苔白，脉寸关浮滑有力，尺不足。

主诉：丈夫5年前去世，后遭婆家欺凌，患头痛病，已五六年。现口苦，心烦，耳鸣，大便略干，休息不好，血压时高不稳。经其姑介绍来诊。

辨证：肝阴暗耗，肝阳上亢。治则：平肝潜阳，滋补肝肾。

处方：龙胆泻肝汤加沙苑子30g，菊花30g，珍珠母30g，墨旱莲15g，女贞子10g，怀牛膝15g，川芎10g。3剂，水煎服。

3日后复诊：头痛已减轻，说药量太大不好熬。我说改用高压锅熬即可。效不更方，又续方10剂，头痛、耳鸣诸症基本治愈。后以杞菊地黄丸善后，未再犯。

治疗高血压、头痛、眩晕等症，习惯上用天麻钩藤饮或镇肝熄风汤，实际上龙胆泻肝汤也是很有效的方子。临床上，高血压最常见的是肝阳上亢，其具体表现常为头痛眩晕、耳鸣目赤、急躁烦怒、口苦咽干或时觉热气上冲等；其次，还有部分患者兼有水不涵木、肝肾阴虚之证。对于这类患者头痛且胀之突出者，我首选用龙胆泻肝汤治疗，并加菊花、珍珠母之药直泻肝火平肝阳，疗效快捷，屡用屡效。

【验案二】2007年11月，我在某药房坐诊。一日，遇两老妇来买中药泡足，见我在坐堂，就咨询我买的这几样药能否治疗足跟痛。我看方是红花、威灵仙、透骨草之类，答曰：可能有些效，但不会除根。其中一妇女问我有啥妙法，并言吃了不少中药，光六味地黄丸就吃了十几瓶，也未见效。我说先诊诊看，是什么问题。

刻诊：患者约60岁，白胖，个子不高，舌胖嫩，齿痕多，苔白微腻，脉沉滑微数。

足跟痛1年有余，不敢久立和多行，甚感痛苦。求医多人，皆言肾主骨，肾虚足跟痛。大量用补肾药不效。结合前医治疗情况，既然补肾无效，应该是另有原因。根据上述辨证，我认为是湿热下注，困阻足跟，故足跟痛甚。水下流，火上炎，乃自然之理。足跟是人体最低下之处，水湿之邪自然下沉足跟，而致阳气不通。经曰："通则不痛，不通则痛。"故而足跟痛矣。方用龙胆泻肝汤加四妙散。

处方：龙胆泻肝汤加黄柏15g，苍术12g，生薏苡仁50g，怀牛膝12g，木瓜10g，以增强清热利湿之作用。

试服3剂，即见大效。10剂后即愈。患者十分高兴，经常介绍亲朋好友来就诊。

按：通观此案，可以说明一点，任何病症都不可囿于一因。尤其是遇到常法久治不效的患者，临证时思路一定要开阔，一法不行，要及时另辟新径，才会取得好的疗效。

【验案三】2008年3月间，西电公司退休职工陈某老妇，双前臂红赤热痛，来到我处，要求服中药治疗。自言外擦过多种药膏，包括激素类药膏，均无效。现症是痒痛，多家医院均诊断为神经性皮炎，外观红赤热痛，无苔藓样改变。说是神经性皮炎，又不像；说是丹毒，又有对称性。一时难以确诊。根据以往经验，从中医的角度来看，我诊断为湿热毒邪，郁滞双臂，干脆直接从清热利湿祛毒方面着手。

处方：龙胆泻肝汤加连翘30g，金银花30g，野菊花30g，蒲公英30g，紫花地丁30g，紫草30g，白鲜皮30g。5剂，水煎服。

1周后，复诊患者先捋起双袖叫我看，说差不多都好了。我仔细瞧之，红赤已退，皮肤几近正常。问之，已不痒痛。再续服5剂，完全治愈。

临床上我对红肿热痛类外科或皮肤科疾病，常惯用龙胆泻肝汤加减治之，疗效确实显著。诸位不妨一试。

【验案四】患者，女，四十五六岁，渭南市白水县人。患白塞综合征，中医称为狐惑证。口腔溃疡与外阴唇溃疡交替发作，在当地医院屡治不愈，后又到西安某大医院治疗亦无效，并被告知西医无法治愈。我接诊后，先用甘草泻心汤加蜈蚣、蜂房治疗10日，疗效不明显，患者和我都有些焦急。因此，我思考了两天，觉得还是要从湿热下注兼邪毒方面下手，清热、利湿、祛毒。于是采取了以龙胆泻肝汤为主，合升麻鳖甲汤加土茯苓的大复方治疗。10剂以后，就收到了可喜的疗效，白带明显减少，外阴溃疡逐渐收敛。效不更方，以后大致上以此方为主，随证加减，调理1个月之余，基本治愈。

此案虽属疑难杂症，但以龙胆泻肝汤为主治愈，确实可贵，也说明普通之方，用之得当，一样能发挥出神奇效应。我治妇科带下病，诸如阴道炎、宫颈糜烂、白塞病等，凡属于湿热下注，即妇人阴道流出秽浊之物，黄白带臭者，即用龙胆泻肝汤为主加减治疗，疗效非常显著。

> **附：龙胆泻肝汤的临床运用**
>
> 本方出自《医方集解》，具有清肝胆实火，泻下焦湿热之功。主治肝胆实火上炎证，肝胆湿热下注证。
>
> 清肝胆、利湿热是龙胆泻肝汤的功能定位。我的经验，凡属肝胆实火上炎或湿热下注所致的各种证候，均可使用。
>
> 【验案一】张某，男，28岁。1975年12月27日初诊。
>
> 病史摘要：患者1年前突发阳痿，伴有梦遗及滑精，有时尿后有精液滴出，性情急躁，小便短赤，口苦口黏，偶感腰酸痛，饮食如常，曾在当地服用壮阳补肾中药百余剂，效果不显，且症状日见加重。患者之妻要求其半年内治愈，否则就要求离婚，故患者精神异常紧张，迫切要求进行有效治疗，经友人介绍前来就诊。
>
> 西医检查：前列腺无异常，小便常规正常。
>
> 舌脉：舌质偏红，舌苔黄腻，脉弦数，左尺旺。
>
> 辨证：肝经火旺，肾精耗伤（火灼肾精），相火妄动，兼挟下焦湿热。拟直泻肝火，以护肾精，佐清利湿热。
>
> 处方（龙胆泻肝汤加减）：龙胆6g，黄芩10g，生栀子10g，泽泻12g，木通9g，车前子15g，当归9g，柴胡6g，甘草3g，生地黄18g，知母9g，黄柏9g。7剂，水煎服。
>
> 1976年1月6日二诊：服上方后诸症有好转，梦遗已除，阳痿有改善，尿后滴精已除，舌苔黄腻消失，脉象弦数明显好转。嘱原方再服7剂。
>
> 1977年12月20日，患者陪同其父亲来南昌请余诊病，闻服前方病证已愈，并告知妻子已怀孕8个月。
>
> 按：阳痿，《灵枢·经筋》称为"阴器不用"，在《素问·痿论》中又称为"宗筋弛纵"和"筋痿"。形成阳痿的原因是多方面的。尤其是现代社会男子产生阳痿或称为性功能障碍，由于单纯"肾虚"所致者已不多见。大多数原因是生活、工作节奏紧张，身体过度疲劳，心情调节平衡紊乱，或因患慢性前列腺疾病等，而导致性功能障碍，是一种综合因素的结果。《景岳全书·阳痿》有"火衰十居七八，火盛者仅有之耳"的说法。余认为，阳

痿由于命门火衰者已少见，而湿热下注已较常见。从诸多报道中也证实了这一观点。

阳痿与肝经密切相关。足厥阴肝经环阴器，肝者筋之合，筋聚于阴器，肝主筋，阴茎为筋之属。肝又主情志。《素问·痿论》指出："思想无穷，所愿不得，意淫于外，入房太甚，宗筋弛纵，发为筋痿……筋痿者，生于肝，使内也。"表明以肝为中心的情志活动与男科疾病密切相关。

根据本案病史和证候分析，其病位在肝，其病因为湿热下注，宗筋弛纵而致阳痿，所谓"壮火食气"是也。王纶在《明医杂著·卷三》按语中说："阴茎属肝之经络，盖肝者木也，如木得湛露则森立，遇酷暑则萎悴。"根据我的临床体会，因湿热下注而致阳痿者，以中青年较为多见。多与平素饮酒过度及嗜食肥甘厚味，滋生湿热，湿热羁留不解，浸淫肝经，热伤阴筋，致使宗筋痿弛遂发阳痿。本案患者尿赤、舌红、苔黄腻、脉弦数等肝经湿热候已极为典型，同时，由于火热灼伤肾阴，呈现肾精耗伤，相火妄动之兼证，梦遗滑精，佐尺脉旺已是明证。由于患者长期医治未效，已直接影响夫妻和睦，并强令限期治愈，故患者心情异常焦虑和紧张，进一步导致气郁化火，从而加剧了肝火炽盛，实属火上加油。我对本案的治疗，始终抓住肝火炽盛和肝经湿热这一主线，应用龙胆泻肝汤直折其火，清泻湿热。又加知母、黄柏滋肾降火，以护肾精，避免相火妄动，耗伤阴精，加剧肝火亢盛的恶性循环。患者前后服药仅14剂，收效非常显著，实现了"邪去正安"。后妻子喜获身孕，家庭和睦。由此可见，正确运用中医药理论指导临床，把握辨证施治理法方药的一致性，是提高中医药疗效的关键。

【验案二】蔡某，女，20岁。1977年3月14日初诊。

病史摘要：于2年前突然发生脱发，以头顶部较显著，梳头、洗头或搔头皮时脱发更甚，病损部位发根较松，很易拔出。脱发时轻时重。严重脱发前，皮肤萎黄，饮食缺乏，精神倦怠。脱发处于低潮时，上述症状好转。平素情绪压抑，焦虑烦躁，口苦口干，晨起口黏，小便短赤，有时伴灼热感，屡服益气养血、滋补肝肾、养血祛风及胱氨酸、维生素类等中西药物，局部涂生姜等均未见明显效果。终日戴帽上班，精神压力和心理负担巨大。外观头顶部毛发极为稀少，病损处皮肤光亮，无瘢痕及鳞屑，发根疏松，易将毛发拔出。舌质偏红，舌苔黄厚腻，脉弦近数。

辨证：肝经湿热，循经上扰巅顶，经络气血瘀滞，毛发失养。治以清肝利湿泄热。

处方（龙胆泻肝汤加减）：龙胆6g，生栀子9g，黄芩9g，生地黄12g，车前草15g，泽泻9g，木通6g，甘草3g，当归9g，柴胡9g，萆薢12g，赤小豆15g。嘱连服10剂再来复诊。

4月1日二诊：患者服上药后舌苔黄腻已除，脉象弦数转为细软，饮食增进，口不苦不干，小便已清，病损区已布满短嫩发，梳头时已极少脱发，拟改用参苓白术散善后。后追踪随访，疗效巩固，未再出现脱发。

按：脱发大致可分为两种类型，一为头发突然脱落，常在一宿之间，成片成块掉落，脱发处头皮光亮如镜，不留发根，古称油风，俗名鬼剃头，现称斑秃。一为头发逐渐稀落，尤以头顶为甚，日久形成秃顶。

脱发属于难治性疾病，目前尚无较好的治疗方法。大量脱发，女性高于男性。其原因是多方面的。如长期的心理压力、未治愈的感染或不正确的饮食，也可能是某些疾病或先天性疾病所致。中医多责之于肝肾两虚、血虚风燥、湿热内蕴、瘀阻经脉等病因。发失濡养为其共同病机。

本案患者为妙龄未婚女性，从事商业服务工作，大量脱发，多方治疗不愈，已严重影响其心身健康。查阅治疗记录，常规方案已重复多遍，始终未能获效。我接诊后，认真分析其证候表现及治疗经过。从总体上看，患者虚实见症并存，既有脾虚血亏，气虚不固之虚证，如精神倦怠，食欲减退，皮肤萎黄，发根不固易脱落；又见舌苔黄厚腻，脉象弦数，口苦、口黏、口干，小便短赤灼热等湿热证候。上述见症为进一步辨证施治提供了重要基础。但导致大量脱发的主要矛盾是由虚还是因实而致，这决定辨证施治的正确定位及能否取得疗效。从证候特点分析，我认为是由实致虚，实为因，虚为果。脱发是由实所致。所谓"实"是湿热邪实，阻遏头皮经络气血的正常运行。头为诸阳之会，为气血聚会之所。又"发为血之余"，头部为神经、血管极为丰富之处，"发"得气血之濡养，则"发"润根固而茂密。气血不足，或瘀血阻络，"发"失濡养，则毛发干枯，发根不固，而易脱落。头皮经络与"肝主筋"和"肝藏血"功能密切相关。从本案证候表现分析，显然为肝经湿热循经上蒸巅顶，热郁经络，气血瘀滞，毛发失养，发根不固所致。故用龙胆泻肝汤加味以火降热清，湿浊得消，经络气血运行通畅，发得濡养，故药后肝经湿热证候首先消除，继而病损区布满短嫩发，梳头时已少脱发，追踪随访，疗效巩固。由此可见，正确地进行证候分析，区分矛盾的主要方面，以及因果关系，结合临床，融会贯通中医药理论的纵横联系，这对丰富临床思路，提高临床水平，有不可忽视的重要作用。

【验案三】肖某，男，29岁。1986年10月16日初诊。

患高血压病已年余，血压波动在（150～180）/（100～110）mmHg，服降血压西药可暂获效，但难以稳定病情，情绪不佳、劳累，甚至饮食不当，都可使血压波动。症见面色红赤，口唇鲜红，性格外向，急躁易怒，头痛头晕，口苦口干，夜寐不安，大便较干，小便赤热，舌质红尤以边红为甚，舌苔黄腻，脉弦，以左关弦甚，偏数。

西医检查：心电图提示窦性心动过速；高脂血症、脂肪肝。血压168/100mmHg。

辨证为肝火炽盛，湿热内蕴。治宜清肝泻火，利湿泻热。方用龙胆泻肝汤加减。

处方：龙胆15g，生栀子10g，黄芩10g，生地黄30g，北柴胡10g，木通10g，生甘草10g，车前子20g，丹参30g，决明子30g，双钩藤30g，生大黄10g（后下）。7剂，每日1剂，水煎服。

二诊：患者服药后大便日解3次，稀软便，头痛头晕缓解，睡眠明显改善，血压146/90mmHg，脉弦数已趋缓和，黄腻苔减少。再按原方续服7剂。

三诊：血压已趋平稳，110/86mmHg。肝火上炎证候已趋消失，拟改用杞菊地黄汤加减善后。

处方：生地黄30g，山茱萸10g，牡丹皮10g，枸杞子10g，泽泻15g，怀山药15g，甘菊花10g，白茯苓15g，双钩藤30g，决明子30g，生山楂30g。14剂，每日1剂。

四诊：改方后血压持续平稳，（110～120）/（85～90）mmHg，无明显自觉不适。继续服用杞菊地黄汤加减以稳定血压、降血脂。

按：世界卫生组织建议使用的血压标准是凡正常人收缩压应小于或等于140mmHg（18.7kPa），舒张压小于或等于90mmHg（12.0kPa）。本案患者治疗前血压测量结果显然属于高血压病。中医对高血压病的辨证分型，目前较为统一的分型意见为肝火亢盛、阴虚火旺、阴阳两虚和痰湿壅盛。以此为依据进行辨证施治能取得较好的疗效，但并非所有高血压病都能取效。我的经验是，肝火亢盛证效果最好，其远期疗效优于西药。该证型多见于高血压症患者。高血压病与肝密切相关，"肝体阴而用阳"，阳亢为肝病的证

第三讲 医方真谛

候特征。因阴虚所致者,为阴虚火旺而阳亢,属虚证;因肝火所致者,为肝火亢盛而阳亢,属实证。

本案证候表现,显然属于因肝火亢盛引发的血压升高,故应用龙胆泻肝汤加减苦寒泄降,以直折其火,火降则亢逆自平,"邪去则正安"。方中将甘辛温的当归换成苦微寒的丹参,既可避免当归甘补辛散,温通助热,又发挥了丹参凉血清热、活血祛瘀之长,其与决明子、双钩藤相配,有助于清肝泄热以降压、降脂。钩藤具有温和而持久的降压作用,常用于治疗高血压病,效果良好。因钩藤主含钩藤碱,不宜高温久煎,故宜后下,且用量宜大。决明子与大黄相配以泄热通腑,不仅有助于降压,而且对降血脂和治疗脂肪肝亦有良好的协同功效。火盛易伤阴,肝肾同源,高血压病患者早期多以肝火亢盛为主,迁延不愈极易发展为肝肾阴虚。肝体阴而用阳,"阴虚阳亢"是其发展的必然结果,故本案患者后续治疗重在滋肝肾,以防止"阴虚阳亢"的发生。

(《中国现代百名中医临床家丛书——洪广祥》)

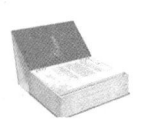

加味导气汤临床运用

临床上我治疗下腹部的一些疾病,如少腹胀痛、气滞肠道、阴囊水肿、睾丸坠痛等,喜分寒热治之。热郁用四逆散类加减,寒郁用导气汤类加减,具有执简驭繁的作用。这里重点谈一谈导气汤的运用体会。

导气汤出自《医方集解》,其方组成为吴茱萸、川楝子、木香、小茴香,共四味药。药味简单,方意明确,主"寒疝疼痛"。凡因寒邪所致之少腹痛、睾丸痛者,皆可随证加减,均有良效。方中川楝子苦寒入肝舒筋,利气止痛,解挛急之苦,为治疝痛主药;木香降诸气,调和脾胃,通利大小便,疏肝而和脾;小茴香温煦丹田,理气祛寒;吴茱萸入肝经气分,暖肝散寒。共成行气散寒止痛之剂。

临证加减法:少腹胀满者,加香附、乌药;痛见肠型者,加荔枝核、橘核;隐痛不休者,加白芍、甘草;湿重者,加苍术、茯苓;少腹重坠者,加柴胡、桔梗;瘀血者,加蒲黄、五灵脂。临床上以导气汤加减治疗寒性少腹痛,实践证明,疗效良好。

加味导气汤,乃辛亥革命以后,西安市书院门陕西省立第一师范学校校医泾阳焦培堂老中医所创,陕西中医学院已故王正宇教授推广。名"加味",即上方加木瓜、大腹皮也。临床上治阴囊水肿有可靠疗效。

【验案一】刘某,女,40岁。

初诊:少腹痛5日。素常少腹易痛,每因起居不慎、寒热不当、饮食不适等致疼痛加剧,但可自行缓解。近5日来疼痛逐日加剧,时胀痛难忍,腹鸣不已,少腹如负冷物,遇温则适。大便溏,日行数次,质溏,无赤白,无里急后重。自诉有虫,曾服驱虫药,未见虫下,痛如故。小便清长。查体:少腹柔软,按之不拒,但隐隐作痛。苔薄白,脉沉。证属寒邪郁久,气行不利。治宜导气散寒,温通止痛。方用导气汤加味。

处方:吴茱萸10g,小茴香6g,木香10g,川楝子10g,延胡索12g,桂枝5g,沉香3g,白芍15g,茯苓15g,甘草10g。3剂。

二诊:药后疼痛逐减,今时而微痛,矢气时转,少腹尚冷感,纳食已好。大便尚溏,日行2次。苔薄白,脉沉。

拟再进前方。患者懒于煎药,希用成药,故以茴香橘核丸以善其后。《王正宇医案》

【验案二】刘某,男,9岁。2008年9月10日初诊。

患者于感冒后继发阴囊水肿,少腹微胀满,小便不利,面色㿠白,舌苔白润,脉沉虚弦。辨证属寒湿之邪阻滞肝经,下注阴囊。随拟暖肝散寒导湿利气之法。投加味导气汤原法为治。

处方:川楝子12g,大腹皮9g,吴茱萸9g,小茴香9g,木瓜12g,木香9g。嘱每煎分2次温服。外用白芷10g,蝉蜕30g,水煎外洗。

1剂则小便清长,诸症悉除。(《古道瘦马医案》)

此案所述病证即中医学所谓之水疝。叶桂《临证指南医案》云:"疝病之本,不离乎肝,又不越乎寒,以肝脉络于阴器,为至阴之脏,是太阳之脉属肾络膀胱,为寒水之经。"可见,水疝与足经太阳、厥阴有关,多系寒水相结为患。患儿睾丸肿大行及少腹,伴有小便急结不利,实由寒湿之邪阻于肝、膀胱二经,气水相结,寒湿凝聚所致。故拟加味导气汤,以温厥阴、暖膀胱、利气机、导湿浊而收捷效。

体会:加味导气汤所治之证虽有多种多样,但因全方药味主入肝、肾、膀胱、小肠、大肠等经,且诸药的作用部位皆偏于下焦,故其所主证候多以小腹、胀痛、阴囊肿痛为其辨证要点。因其发病多属气滞,寒凝湿聚,故舌质多淡,苔多白腻或滑,脉多沉滞或涩。这些临床表现上的共性,则为加味导气汤证的诊断提示了规律。

第三讲 医方真谛

加味导气汤，从其组成来看，可知此系原导气汤加木瓜、大腹皮而成。

导气汤始见于《医方集解》，汪昂认为，除治寒疝、水疝、筋疝、气疝、狐疝等外，并可治男科遗尿、癃闭、阳痿、胞痹、滑精及妇科血涸经闭、咽干、癃闭、小腹痞块、阴挺、痔核诸证。这些见解，在导气汤的临床运用上则给我们以很大启发。然焦培堂在此4味药的基础上，增加了大腹皮、木瓜二味。我体会到，加此二味药后，一是增强了原方的疗效，二是扩大了原方的治疗范围。临床上除治上述二证外，我还喜用于非器质性病变的腹胀、肠型、隐痛、寒性痛经及不明原因的少腹不适等症。

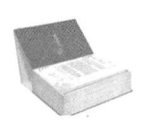

养阴清肺汤古方新用

急性扁桃体炎、咽喉炎、气管炎是临床上很常见的呼吸道疾病，对于这类病的治疗，西医一般是注射抗生素，约需要1周，甚至还有1周多仍然不愈的。中医治疗，我用养阴清肺汤为主加减，治愈此病，毫不逊色于西医，而且费用低，时间短。因此，在这里表一表养阴清肺汤的功劳。

养阴清肺汤原方载于《重楼玉钥》。《重楼玉钥》为清代郑梅涧所撰。郑梅涧的生平已不可考，只知其精针法，治喉科有奇效，其方药以养阴清肺汤为主。

养阴清肺汤原方仅8味，以生地黄、玄参、麦冬为主药［生地黄30g，玄参24g，麦冬18g，即《温病条辨》之增液汤（玄参30g，麦冬、生地黄各24g）］，牡丹皮、白芍、川贝母、甘草、薄荷为辅药。在《重楼玉钥》书中，此方治白喉，后世亦据此方治白喉。

由于现代医药科技的发达，白喉疫苗预防的注射，临床上已很难见到该病了。白喉是一种病原体，现代急性扁桃体炎、咽炎、气管炎的感染也是一种病原体，且都是发生在上呼吸道，根据中医异病同治的原则，移方养阴清肺汤于急性扁桃体炎、咽炎、气管炎的治疗应是可以的，也是行得通的。

临床上在治疗急性扁桃体炎（包括化脓性的）、咽峡炎时，我常在此方基础上加入升降散（片姜黄、蝉蜕、僵蚕、大黄）；治疗急性气管炎时，在此基础上加入金荞麦、黄芩、鱼腥草各30g，则收效更为快捷。

【验案一】王某，男，12岁。感冒后引起扁桃体发炎化脓，在儿童医院门诊部注射头孢曲松钠1周，仅控制住发热，喉咙仍红肿疼痛，咳嗽有痰，来到我处要求中医治疗。根据检查情况，我诊断为是热毒郁滞咽喉，属中医的双蛾喉。

处方：生地黄30g，麦冬30g，玄参30g，白芍12g，浙贝母15g，僵蚕15g，姜黄

10g，蝉蜕6g，大黄10g，牡丹皮10g，薄荷10g，山豆根15g。3剂，水煎服。

3日后复诊：喉咙红肿已退，不咳亦不吐痰。观双侧扁桃体略红，因服药后大便稀，每日2次或3次。故上方减量，又续服2剂而痊愈。

【验案二】贺某，女，68岁，西电公司退休职工。住院1周，治疗感冒并发气管炎，现感冒症状已消失，但气管炎并未控制住。因偏爱中医治疗，要求出院，来到我处就诊。

刻诊：中等身高，面灰青，舌暗红，苔干厚黄，脉弦滑略数，咳嗽痰多，略胸闷，低热，大便略干，小便正常，纳食一般，稍口渴，有高血压病病史。辨证：痰火郁肺，化热伤阴。

处方：养阴清肺汤加黄芩30g，鱼腥草30g，金荞麦30g，北沙参30g。3剂，水煎服。

3日后复诊：咳痰大量减少，已不发热，胸不闷憋。效不更方，略事调整，又续方5剂，基本痊愈。后以玄麦甘桔颗粒和附子理中丸交替服用善后。

急性扁桃体炎，相当于中医所称之乳蛾、喉蛾或单蛾喉、双蛾喉、喉痹之类，患者亦以儿童为多。患者咽喉肿痛，吞咽困难，头痛，有恶寒发热或发高热，如确诊为咽喉疾病，扁桃体肿大或有脓液，黄白斑点，笔者治疗均不采用解表退热药，只投以养阴清肺汤，疗效颇佳。

为何感冒发热，甚至体热很高的患者使用养阴清肺药物而获效呢？笔者初时也未留意探索，直至看到《方剂学》书中介绍的例子和《中医杂志》记载治疗急性扁桃体炎和慢性咽炎文章后有所启发，现略谈一下其药理作用。

养阴清肺汤之主药生地黄，玄参、麦冬具有清热凉血的作用，并具养阴生津之效，用治温热病热邪入营而见高热、口渴、舌质红绛及温热病后期的热甚伤津等。玄参能泻火解毒，故善治咽喉肿痛。麦冬亦可用于养阴清热，润肺止咳。其他辅药中，牡丹皮凉血活血，对金黄色葡萄球菌、链球菌及其他多种细菌都有抑制作用；白芍除养血和阴外，对葡萄球菌、溶血性链球菌均有抗菌作用；浙贝母功能清热化痰，清热散结；甘草清热解毒；薄荷性味辛凉，入肺、肝经，疏散风热，兼治咽喉肿痛。

急性扁桃体炎通常是溶血性链球菌所引起，或因热性病诱发，因此，如单纯使用解表退热药，总不如使用养阴清肺汤略加治喉之专药山豆根等收效之速。

总之，愚见以为，养阴清肺汤可应用于急性扁桃体炎等咽喉疾病，因热邪已传入咽部，使咽部附近组织发炎，已和单纯性之邪热在表者不同，可不必忌讳养阴之药。养阴药本身具有清热凉血的作用，何况更有抑菌、抗菌、解表之药配合，故能

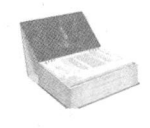

迅速退热消炎。使用本方应根据具体情况稍作加减为宜，而且方中生地黄、玄参、麦冬的剂量应该大一些为好。

独活寄生汤千金之良方

唐朝是个人才辈出的朝代，其中孙思邈就是一位伟大的医药学家，其撰著的《千金方》家喻户晓，人人皆知。作为学中医者，更是厚爱有加。平时在临床上我常用《千金方》，诸如温胆汤、犀角地黄汤，但尤其偏爱独活寄生汤，在治疗腰腿痛中每每首选，疗效卓著。

独活寄生汤来源于《备急千金要方》，原文如下：

"夫腰背痛者，皆由肾气虚弱，卧冷湿地当风得之。不时速治，喜流入脚膝为偏枯、冷痹、缓弱疼重，或腰痛、挛脚重痹，宜急服此方。

独活3两（45g），桑寄生30g，杜仲30g，牛膝15g，细辛10g，秦艽12g，茯苓15g，肉桂6g，防风10g，川芎10g，人参10g，甘草10g，当归10g，芍药10g，干地黄15g 各2两。"（方中剂量为我临床常用量）

注意！方中独活用量较重，3两，其余药物均为2两。这是一个关键点。很多人都会用这个方子，但常说疗效不佳，我观其方，发现其中独活不是用得轻了就是与其他药平行，完全违反了制方人的本意，故而不效。

天津名老中医王士福在《治痹之秘在于重剂》一文中谈到："如疼痛较重，舌苔白厚而滑者，加独活一味。此药不但有疏风散湿之功，若用至60g，既有镇痛之神效，又无不良反应。"

本方是治疗痹病的名方，也是治疗腰痛的效方。古人因没有现代风湿性关节炎、类风湿关节炎、坐骨神经痛、腰椎间盘突出症、强直性脊柱炎、腰椎骨质增生等疾病的概念，故凡腰腿痛类证皆从宏观病机分析入手，采取有效方药治之，从而留下了独活寄生汤这首效方。

我临床几十年，用过治腰腿痛的方子无数，疗效都不是很满意，而且还要分型辨病，十分麻烦，一直都想找一个方子作为基础方。后在某医学杂志中，发现有人用独活寄生汤治疗现代医学中风湿性关节炎、类风湿关节炎、坐骨神经痛、腰椎间盘突出症、强直性脊柱炎、腰椎骨质增生等所致腰腿痛效佳，而且不详细分型辨病，统统用该方为主治疗，仍然取得显著疗效。有这么一个执简驭繁、药精效宏的方子，何不取之为我所用？

自此后，在临床上凡是腰腿痛病证，皆用此方验之，并不断地从药量上、药味上体会用方之妙，最后终于形成了用独活寄生汤治腰腿痛的专方。

中医把风湿性关节炎、类风湿关节炎、坐骨神经痛、腰椎间盘突出症、强直性脊柱炎、腰椎骨质增生等现代疾病造成的腰腿痛大多归结于痹证一类。在《黄帝内经》中即有痹病的论述："风、寒、湿三气杂至，合而为痹也。其风气胜者为行痹，寒气胜者为痛痹，湿气胜者为著痹也。"在此明确指出，痹病的成因是风、寒、湿三种邪气联合侵袭人体。湿邪的特点是重着、黏滞，其致病特点是缠绵难愈。大致是由于湿邪的这种致病特点，使痹病的治疗颇为棘手，病情时好时坏，反复发作，大部分患者病程日久而不愈，特别是遇到天气即将变化时，病情加重或复发。因此，这类患者具有"天气预报"的称号。

一般认为病程日久的疾病大多出现两个方面的辨证：一是久病多虚；二是久病多瘀。

久病多虚。结合痹病来看，病程日久，其虚多在气血和脏腑。由于本病日久，同时加上久服祛风散寒除湿等温燥之品，大多出现气血的耗伤，从而导致气血两虚证。所以，在治疗此类疾病时，要注意有无气血不足的情况。再者，病程日久，由痹病初期的病在"筋脉肉骨"累及"脏腑"。由于痹病属于筋骨病变，而"肾主骨""肝主筋"，其累及的脏腑必然是肝与肾。肝与肾同居下焦而同源，所以在治疗痹病日久时，若见肝肾不足者，必配伍补益肝肾之品。

久病多瘀。这种理论来源于叶桂"久病入络"的观点。络即经络，经络是气血运行的通道。久病入络而气血通道受阻，故见瘀血之象。比如类风湿关节炎反复发作导致小关节变形即是瘀血的典型表现。

通过对痹病日久的分析，再来看一下本方的组成：独活、桑寄生、细辛、秦艽、防风均能祛风散寒、除湿止痛；桑寄生、杜仲、牛膝、肉桂、干地黄均能补益肝肾；茯苓、人参、甘草、川芎、当归、芍药、干地黄即八珍汤去白术，能够补益气血；牛膝、川芎、当归均能活血。可见本方既能祛风散寒除湿，又能滋补肝肾，益气养血，并能活血。与上面分析痹病日久的病机相一致。所以本方主治的特点是痹病日久，肝肾不足，气血两虚，经络瘀滞。其中，病程日久是最客观的指征。此类痹病的证候表现有腰膝疼痛，关节屈伸不利或麻木不仁，或关节变形，畏寒喜温，或伴有心悸气短，舌淡苔白，脉细弱或细迟等。

由于本方含细辛，其止痛力强，独活、秦艽、杜仲、肉桂等均具有较明显的止痛作用，所以本方止痛作用显著，对于痹病的疼痛具有较强的缓解作用，从而具有显著的近期疗效。此外，由于本方中补益肝肾、益气养血等药物的配伍，只要辨证

第三讲　医方真谛

准确，可长期服用，以求标本同治，而具有较好的远期疗效。

【验案】张某，男，55岁，西安市长安区农民。由于常年在外做小生意（卖面皮），起早贪黑，劳苦作累，患有腰腿痛，天气一变冷，腰就僵硬板滞，弯下困难，并疼痛不已。此次再犯，专门从大南郊赶来要求中医治疗。

刻诊：身高1.75m左右，人微胖，面略苍暗，舌淡苔白腻，脉寸浮滑关尺沉细。

主诉：这两天腰痛得直不起来，啥活也干不成，眼睛还上火，干痛，饮食一般，小便略热黄，大便正常。贴了几张追风透骨膏，不起作用。西医摄片检查，有腰椎增生。

辨证：寒湿侵注，经络痹阻，郁久化热，灼伤肝肾。

处方：独活45g，桑寄生30g，杜仲30g，川续断15g，怀牛膝15g，桂枝15g，秦艽12g，细辛10g，防风10g，党参15g，茯苓15g，白术12g，炙甘草10g，当归10g，川芎10g，赤芍15g，生地黄15g，石斛15g，密蒙花12g，夏枯草15g。5剂，水煎服。加白术有肾著汤之意，密蒙花、夏枯草去肝火。

1周后复诊：腰已不甚痛了，已能直起。减密蒙花、夏枯草，加豨莶草、鹿衔草各30g。又续服10剂，痊愈。

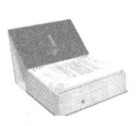

翘荷汤专灭五官冒火

临床上经常遇到患心烦、耳鸣、目赤、鼻干、龈肿咽痛等头面孔窍燥热证患者，一般都是自作主张，先买几袋黄连上清丸或三黄片之类成药服用，结果疗效不理想，有的患者还会因服药不当而出现腹泻。即使找中医诊治，大部分也都是开黄连解毒汤一类药方，取效亦是不佳。实际上，治疗此证有一妙方，即翘荷汤，三五剂即可解除症状。

翘荷汤出自《温病条辨·上焦篇·秋燥》第57条，组成为"薄荷1钱5分，连翘1钱5分，生甘草1钱，黑栀皮1钱5分，桔梗2钱，绿豆皮2钱。水2杯，煮取1杯，顿服之。日服2剂，甚者日3剂。"

加减法：耳鸣者，加羚羊角、苦丁茶；目赤者，加鲜菊叶、苦丁茶、夏枯草；咽痛者，加牛蒡子、黄芩。

吴瑭称此方为"辛凉法"。其原条文谓："燥气化火，清窍不利者，翘荷汤主之。"吴瑭自注云："清窍不利，如耳鸣目赤，龈胀咽痛之类。"

翘荷汤用栀子皮不用栀子，取其轻清之性；薄荷用梗不用叶，防其过散伤津。

两药配合为变通栀子豉汤法，可轻清宣散上焦燥热郁火。生甘草、桔梗为甘桔汤，清利咽喉。绿豆皮甘寒质轻，解热毒，散目翳，合连翘壳轻清以泄燥火。全方以轻见长，且不用过辛、过寒与滋润药，是一首治疗燥热怫郁上焦头面孔窍的重要方剂。由于目前临床上已经很少用栀子皮、绿豆皮，因此，这两味药可以用栀子、绿豆代替。

我在临床上常用翘荷汤治疗燥火上郁所致的耳鸣、目赤、龈肿、咽痛、鼻疖、流涕、头痛等病证。

方剂常用量：连翘15g，薄荷10g，桔梗10g，生甘草6g，生栀子10g。还可以随证加减：咽喉不痛者，减桔梗、甘草；耳鸣者，加夏枯草、石菖蒲、蝉蜕等；目干、目赤、目痒者，加菊花、密蒙花、夏枯草、香附、木贼等；咽痛者，加山豆根、蝉蜕、马勃、玄参、射干等；过敏性鼻炎鼻塞流涕者，加谷精草、青葙子、密蒙花、辛夷、荆芥等；头痛者，加蔓荆子、沙苑子等；牙龈肿痛，或口唇起疱疹者，加升麻、生石膏或大黄等。

【验案一】张某，男，72岁。2008年8月初秋来诊。

刻诊：舌红苔薄黄，脉弦微数，寸关尤甚。眼结膜红丝疏布，右鼻孔外有一小疖子。

主诉：近1周来眼干涩，鼻干痛，耳鸣，咽干痛，不咳无痰，纳差，小便略热，大便正常。辨为翘荷汤证。

处方：连翘15g，薄荷10g，桔梗10g，生甘草6g，生栀子10g，玄参10g，射干10g，夏枯草15g，香附10g，升麻10g，马勃10g，防风10g，黄芩6g。3剂，水煎服。

3日后复诊：上述症状大部分减轻。减黄芩、马勃、香附，又续服3剂，诸症消失，唯纳差未去。又处方益胃汤3剂，痊愈。

【验案二】贾某，女，26岁，研究生。2009年6月来诊。近1周因吃麻辣火锅过多，嘴唇干裂脱皮，越舔越严重，吃各种水果亦不能解除症状。曾到某省级医院专家处就诊，口服维生素，外用派瑞松药膏，不效。因其母常在我处就诊，故带其来诊。

刻诊：舌微红，苔薄白，脉弦细，口略干，心烦焦急，大便略干，小便正常，月经略黑量少。辨为翘荷汤证。

处方：连翘15g，薄荷10g，防风10g，生栀子10g，北沙参30g，生甘草6g，荆芥10g，苦参10g，苍术10g，黄芩10g，大黄6g。3剂，水煎服。

1周后复诊：3剂药吃完就基本治愈，嘴唇已不干裂。

综观以上两案可以看到，翘荷汤以轻清宣泄上焦郁火为特点，是治疗郁火上怫，头面孔窍火热证的专方。在运用中要注意掌握"火郁发之"的原则，但求轻，不求重。这一点很重要。千万不要重药大投，否则会事与愿违，适得其反。

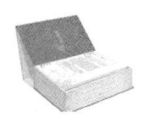

滋肾通关丸古方今用

今人治小便不利多喜欢用导赤散、八正散、五苓散和猪苓汤一类方子，其实还有一个方子在临床上也很好用。就是滋肾通关丸。

滋肾通关丸，又名滋肾丸或通关丸，出自《兰室秘藏》，治"不渴而小便闭，热在下焦血分也"。由"黄柏（去皮、酒洗、焙）、知母（酒洗、焙干）各一两，肉桂五分"组成。"为细末，熟水为丸，如梧桐子大，每服一百丸，空心白汤下，顿两足令药易下行故也。如小便利，前阴中如刀刺痛，当有恶物下为验"。

后世医家多用本方治疗癃闭而口渴者，亦有用以治疗肾虚蒸热、足膝无力、阳痿阴汗、冲脉上冲而喘者。若去桂，名疗肾滋本丸，治肾虚目昏；去桂，加黄连，名黄柏滋肾丸，治上热下冷、水衰心烦。大都围绕"肾"来发挥本方的用途。其实，滋肾通关丸既无补之功，亦乏清肾之力。其功不专在肾，而专于膀胱。与其说为治肾之专方，不如称其为理膀胱之专剂。

滋肾通关丸，药仅3味，配伍异常精当，尤妙在剂量非常考究。盖"膀胱者，州都之官，津液藏焉，气化则能出矣"。膀胱为藏尿液之腑，既恐液多不能出，又怕津乏无以养。其尿液之排与留，全在气之化与不化，化则出，不化则闭或不约。

气之所以不化，不外邪阻和正虚两端。邪阻多湿热，导致小便不利则为癃闭或淋痛、尿血；正虚多气虚，导致膀胱不约而为遗溺或癃闭、余沥。方中知母、黄柏补津坚阴而不碍湿热，燥湿清热而不伤津液，为清利膀胱湿热之妙品；肉桂调膀胱之气化，亦制知、柏之寒凝，使不利者能通，不约者能制。如是则膀胱启闭有制，开合有常。

临床上我经常用此方加减或合其他方治前列腺炎、前列腺肥大和增生引起的小便不利及泌尿系感染，疗效非常显著。

【验案一】2006年，曾治一老者，男，75岁，患有前列腺增生。近1周来小便滴沥难下，少腹憋胀，痛不欲生。曾导尿几次，小便还是不能通畅，其家人请我上门诊之。

刻诊：舌红苔白腻，脉沉弱无力兼数，满脸痛苦面容，小便解不下来，大便3日1次。辨为滋肾通关丸方证。

处方：黄柏30g，知母30g，肉桂10g，生黄芪120g，生甘草6g。3剂，急煎速服。

3日后家人来告知，服完1剂，小便就半通了；3剂服完小便已通畅。问是否还要服。答：可服济生肾气丸加大1倍量，1个月后再诊。后追访，小便一直保持通畅，基本痊愈。

【验案二】焦某，女，63岁。2008年来诊。

近1周小便急、热、痛，不利，伴有腰痛，注射左氧氟沙星3日，无有改善，要求中医治疗。

刻诊：舌微红，苔薄白，脉弦细数，尺部尤甚，无发热，饮食正常。辨为热淋（急性尿路感染）。

处方：黄柏30g，知母30g，肉桂6g，当归10g，苦参12g，浙贝母15g，车前草30g，怀牛膝15g。3剂，水煎服。

3日后复诊：小便急、热、痛已减轻。效不更方，上方加杜仲30g，又续服5剂，痊愈。

总之，滋肾通关丸为理膀胱之专剂，有邪者能祛，无邪者能调，不利者能通，不约者能固。凡膀胱之疾，用本方加味治疗，都有可靠疗效。但应注意，用本方治膀胱之病，三药均不可缺，不可因其实、热而去肉桂，亦不可因其虚、寒而去知母、黄柏，只要酌情在用量上调整即可。能否将本方用好用活，关键在于能否将肉桂的剂量用好用准。一般原则是，热证、实证宜少用，虚证、寒证宜多用。

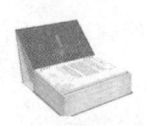

礞石滚痰丸治怪病之妙方

礞石滚痰丸一方，出自王隐君《泰定养生主论》。王隐君名珪，字均章，号逸人，又号洞虚子、中阳老人。因其隐居于虞山，故后世以"隐君"称之，其名反鲜为人知。

礞石滚痰丸由酒蒸大黄、黄芩、青礞石（硝煅）及沉香4味药组成。大黄、黄芩皆苦寒之品，既以清热，又具荡涤之功；沉香行气，是取"人之气道贵乎顺，故善治痰者，不治痰而治气"的意思；青礞石质坚而重，经火硝煅后，尤能攻逐顽痰。从原方剂量看，大黄、黄芩各8两，礞石1两，沉香5钱，可知其意在泻火逐痰，适用于热痰胶结所致的诸般病证。组方合理，用药简洁，洵为治痰名方。

我常用此丸治疗肺炎，早期与麻杏石甘汤同用，中晚期与竹叶石膏汤同用，可使发热顿挫，咳喘减轻，促进炎灶吸收。亦用以治疗某些"怪病"。如一人自诉舌冷如冰，屡用温热药无效；另一人自诉额头发热，如火烧汤灼，迭进寒凉无效；一人舌根发麻，用息风化痰药无效；一儿童抽搐、烦躁、秽语，用西药镇静药无效；皆用此药1~2周治愈。又常用此丸治疗用半夏厚朴汤治之无效的梅核气患者。盖半夏厚朴汤本为湿痰、郁痰而设，此为痰火，故非此清火涤痰之剂不可建功。亦可用

142

第三讲 医方真谛

于打鼾、睡中磨牙,此二者多由胃热引起,即《黄帝内经》所谓"胃不和而息有音者,是阳明之逆也"。此外,尚可用于肝阳上亢之高血压病,肝火挟痰所致之头痛,痰火所致之失眠或多寐、癫痫、眩晕、瘰疬、痰核等多种疾病。

礞石滚痰丸的用量,成人体壮实者,可用9~15g,每日2次,饭后服;或每次9g临睡前一次顿服。小儿酌减。体虽弱病属实证者也可酌用,可改为睡前一次顿服6g。此丸用后腹部会有轻微不适感;肠鸣,大便溏黏如胶酱,每日2次或3次。别无其他不良反应。空腹服之,则胃肠刺激会重一些。前人于此颇多畏忌,认为"气体虚弱者,决不可轻用"(虞抟)。实则此丸并不猛峻,审是痰火胶结,舌红,舌苔垢腻而厚,脉滑大者,有斯证而用斯药,尽可放胆用之。不过,须中病即止,不可多服,更不可常服。明代张景岳对王隐君提出过批评,大意是治痰当分虚实,不能一概攻之。而王隐君以内外百病皆生于痰,悉用礞石滚痰丸一方,是但知目前之利而不知日后之害也。并谓"善治痰者,能使之不生,方是补天之手"。此固明达之论,但正如何梦瑶《医碥》指出的:痰固然是标,致痰者才是本,治病固当本,但要看病势缓急。如果痰势盛急,即虚人亦当先攻后补,如咽喉闭塞,不急去其痰,则立刻堵塞而死,如昧其虚而敢用,独不畏其死耶?何况顽痰"停积既久,如沟渠壅遏,瘀浊臭秽,无所不有,若不疏通,而欲澄治已壅之水而使之清,决无是理"。痰病既多而变化颇繁,痰火尤多急证,何梦瑶之言,可谓先得我心者。当然,以一方而通治诸痰,(王隐君自云"余尝用一药,以愈诸痰,不可胜数矣")则是欠妥的。虚实须分,寒热当断,"虚痰、寒痰、湿痰,即非其所宜矣"。

上述一文乃已故名医何绍奇遗文,我使用礞石滚痰丸就是从此学来的,对于一些疑难怪病屡治不效,束手无策时用之,每每收到奇效。前贤云:怪病从痰治之。此言不虚也。

【验案一】夏某,男,56岁。患癫痫病,每月平均要犯2次或3次,先是狂躁骂人,继之瞬间仆倒,经常磕得头破血流,醒则如常人,家人甚为忧之。

刻诊:舌红苔厚腻,脉象双寸关浮滑有力,饮食、二便正常。我先以柴胡龙骨牡蛎汤合黄连温胆汤治疗1周,以为有效,谁知1周后又再次发作。虽说较轻,但终未治愈。先后用药1个月多,疗效不明显。思之良久,想到了礞石滚痰丸,能祛老痰、顽痰,于是照方配伍1剂,与汤药配合服用。据患者反映,服后大便稀溏,下有黏条之物,无其他不良反应。用药1个月余,癫痫未发作。效不更方,停服汤药,仅用礞石滚痰丸,每日2次,每次6g,坚持3个月,彻底治愈。

【验案二】刘某,女,70岁,西电公司退休职工。患哮喘性慢性气管炎,经常因感冒引起胸闷气短。经大量抗生素注射治疗,仅余走路快时和夜间哮喘。平时保健品不断，蜂胶、洋参片、大枣恣意食之。

查体：舌红，苔白腻，微痰，饮食一般，大便溏臭。辨为痰热壅肺，肺失宣降。因不愿服汤药，故予礞石滚痰丸，每日2次，每次3g。1周后哮喘平息。后以蛤蚧定喘丸善后。追访，一直未再犯哮喘。此亦可见礞石滚痰丸之功也。

临床上我曾用此丸治愈过舌尖发麻凉、两足心发热、晨起黏痰不利以及打鼾病、肥胖等症，疗效都很好。此药加工起来很容易的，有的传统中药店可加工制作。诸位同道不妨临床试一试，治疗一些怪病还是很得力的。

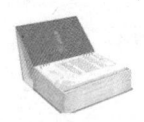

黄芩汤专治手足烦热

熟悉《金匮要略》的人，都知道《妇人产后病脉证治》篇有一首附方：《千金》三物黄芩汤。但介绍运用这个方子的文章很少。其实，这个方子如果掌握正确的话很好使。尤其是治疗手足心发热的证候，可以说是一个特效专方，疗效显著。

手足心发热，我在临床上经常遇到，尤其是妇女。《金匮要略》上说，此症乃产后血虚所致，后世的医书，包括现行的教材都认为是阴虚发热，虚阳外透。在治疗上基本上都是六味地黄汤、桂枝龙牡汤、青蒿鳖甲汤之类，滋阴潜阳，咸寒峻补，结果疗效一般，甚至无效。我早年也是这样认识和治疗的，结果很不理想。对此，曾经很是郁闷，一个小小的手足发热都摆不平，中医的疗效哪里去了？此症，我看到的几乎没有一个是产后特有的症状，也许是我孤陋寡闻，看到的大都是无其他值得辨证的证候，来诊时就一个突出的症状，手足发热，大冬天别人冷得要命，她睡觉时还要把双足露在外边。

治不好，弄不懂，怎么办？继续查资料，求证古人。一日，在温习《金匮要略》妇人产后病脉证治三物黄芩汤时，思之良久，似有醒悟。书曰："《千金》三物黄芩汤，治妇人在草蓐，自发露得风。四肢苦烦热，头痛者，与小柴胡汤；头不痛但烦者，此汤主之。附方：《千金》三物黄芩汤方。黄芩一两（《千金》作'二两'），苦参二两，干地黄四两。上三味，以水八升，煮取二升，温服一升，多吐下虫。"

我的理解是，头痛者乃外感，用小柴胡汤；不痛烦者乃内伤，"烦"通"甚热"义，用三物黄芩汤。根据我以往用经方的体验，一方不应受本条限制，只要对证，可以通用。四肢烦热，就是手足发热，不可局限于产后。再看其他人运用此方的医案，我觉得应该在治疗手足发热一症上试一试。结果大获全胜，基本上拿下了这个不起眼的顽证。其用法是以此方为基本方加减。

第三讲　医方真谛

【验案】贾某，女，45岁，陕西宝鸡市。2007年3月间来诊。

主诉：两颧发热十五六年，手足夏季出汗，其他几季发热、发烫。冬天不怕冷，晚上睡觉只盖一层薄被子，双足还是发热，只好露在外头。常年服用知柏地黄丸，曾多处请中医治疗，服中药无数，均无效验。听朋友介绍，特从宝鸡赶来一治。

刻诊：中等身高，面白嫩，两颧微发红，略畔，舌质略红苔薄白，脉沉滑略数，左尺部沉弱。饮食一般，大小便正常，睡眠差，记忆力略减，人敏感，说话啰唆，无结核病，月经无异常。要求专治手、足和脸发烫。辨证：阴虚发热，虚阳外露。

处方：二仙汤合知柏地黄汤加生龙骨、生牡蛎。7剂，水煎服。

1周后二诊：服药后除睡觉好些，其发烫、发热症依旧，看来常法常方效果不佳，那就用专病专方吧。

处方：黄芩30g，苦参12g，生地黄60g，地骨皮60g，白薇10g，紫草30g，生龙骨、生牡蛎各30g。7剂，水煎服。

三诊：告知发热已减。效不更方，继续又服15剂，诸恙平息，发热、发烫治愈。

此案是我治疗手足发热众多验案中的1例。对于此类病证，大家辨证起来并不难，基本上不出阴虚火旺、虚阳外透的范围，治疗起来也就那么几个方子，但是疗效并不是很理想。这是我的认识，也许还有高明者治疗此症，用此类方子，手到病除，希望有人写出，不吝赐教。

尽管此方在治疗手足发热方面屡屡见效，思考多年，我觉得阴虚发热病机不准确，反而是瘀血发热的病机更合适。

上述一案，如果是阴虚发热，那么一诊的方子就应该见效，结果是无效。况且此病十几年了，治之不愈，应考虑久病怪病从瘀而治。事实上，上述二诊处方已是从凉血散瘀方面考虑的。其中大多数药具有凉血散瘀的作用，诸如生地黄、紫草、地骨皮等，结果取效显著，反证瘀热的病机是正确的。因此，也使我想到血府逐瘀汤治疗灯笼热、胸不任物等证，不也是此理么？《医林改错》的作者王清任不也是从血瘀入手治疗此类证的么？下列几则日本医者的验案似乎也能证明我的看法，但他违背了大家的传统认识，对乎？错乎？任人评说吧。

《勿误方函口诀》："此方不限于蓐劳（亦包含产后之肺结核、产褥热经久不愈者），治妇人血证头痛尚有奇效。又干血劳（陈旧性瘀血所致之肺结核），女子17~18岁时多患之，必用方。一老医传云，手掌烦热，有赤纹者，有此候而无其他证候者，为此方所治。只备一征。凡妇人血热不解，诸药不应者，此方治之。"

《类聚方广义》："治骨蒸劳热（肺结核）久咳，男女诸血证，肢体烦热颇甚，口舌干涸，心气郁塞者。治夏手掌足心烦热难忍，夜间尤甚而不得眠者。治诸失血

145

之后，身体烦热倦怠严重，手掌足心热更甚，唇舌干燥者。"

大塚敬节《汉方诊疗三十年》："33岁妇女。4年前生产，此后一直不眠，经久不愈。苦于手足灼热，发热不眠。别无痛苦。用三物黄芩汤1周，能眠6~7小时，手足烦热亦奏效。"

大塚敬节《汉方诊疗三十年》："22岁妇女，主诉双手足于数年前生汗疱，表皮干燥，遍处肤裂，瘙痒疼痛，口渴。用麻杏薏甘汤、十味败毒汤等无效，用三物黄芩汤好转。"

吉益南涯《成绩录》："20岁余男子，胸中烦闷，按腹如空洞无物，精神抑郁，喜悲无常。手足烦热，汗出如油。口舌干燥，大便秘结，晨起小便浑浊。入夜诸症即缓。以三物黄芩汤为主方兼用黄连解毒汤而愈。"

《临床应用汉方处方解说》："治血室（子宫）之热遍及全身，四肢热甚，痛苦难忍者。本方主要用于产褥热，亦应用于肺结核、神经官能症、不眠症、自主神经失调症、口腔炎、分娩出血、吐血、下血、产褥热之感冒四肢苦烦热者、冻疮、烧伤、荨麻疹、汗疱、顽癣、干癣（有热痒感，干燥呈红色者）、妇女血脉症、更年期障碍、头痛、夏日手足烦热夜不得眠者、夏月足癣等。以四肢苦烦热，即所谓手足苦于发热为目标。以有口渴或伴随口干者。虽然类似小柴胡汤证，但腹部一般软弱不仁（麻木感）。亦有用于头痛者。亦可用于夏月手指、足趾热而难忍，尤以入夜热甚而不得眠者为佳。舌无苔，表面呈现红色而少津，腹部比较软弱，用于产后特有之软弱，或有麻木感。"

方药分析：黄芩清实热、湿热、血热，为主药。一药三用，唯黄芩能当此任。《神农本草经》论黄芩，首言"主诸热"，一语道尽机宜。《本经证疏》谓："仲景用黄芩有三耦焉，气分热结者，与柴胡为耦（小柴胡汤、大柴胡汤、柴胡桂枝干姜汤、柴胡桂枝汤）；血分热结者，与芍药为耦（桂枝柴胡汤、黄芩汤、大柴胡汤、黄连阿胶汤、鳖甲煎丸、大黄䗪虫丸、奔豚汤、王不留行散、当归散）；湿热阻中者，与黄连为耦（半夏泻心汤、甘草泻心汤、生姜泻心汤、葛根黄芩黄连汤、干姜黄芩黄连人参汤）。"而本方以苦参助黄芩清湿热，干地黄助黄芩清血热，共奏清热泻火、燥湿凉血之功。对于产后湿热并见之四肢烦热，药虽三味，却面面俱到。

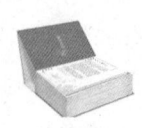

手足冰凉就用当归四逆汤

入冬以后，有不少青年女性找我咨询和治疗手足冰凉，而且不少网友也问到这

第三讲 医方真谛

个问题，甚至有的人问得更细，能否常喝阿胶或是吃大枣、龙眼肉。这么多人关心这个问题，看来不是个小问题，所以有必要谈一谈这方面的话题和治疗。

手足冰凉，尤其是青年女性，不是什么大问题，也不是什么疑难杂症，早在2000多年前，医圣张仲景就解决了这个问题。

《伤寒论》第351条谈的就是这个问题。

《伤寒论》原文："手足厥寒，脉细欲绝者，当归四逆汤主之。当归四逆汤：当归三两（45g），桂枝三两（45g），芍药三两（45g），细辛三两（45g），甘草二两（30g）炙，大枣二十五枚，通草二两（30g）。上七味，以水八升，煮取三升，去滓，温服一升。"（方中剂量为我临床习惯用量）

看看，医圣治疗此病多么详细，有证有方有服法。言简意赅，易于操作。此病临床上多见，辨证起来并不复杂，"血虚寒滞"四字足也。血虚，脉细欲绝，不足么；手足厥寒，即四肢冰凉，寒凝么。治法：当归加桂枝汤补血养血，细辛、通草温阳散寒。桂枝汤本身就是滋阴和阳的温补剂，再添当归和加重大枣用量，共成补血重剂；细辛、生姜亦是辛温良药，为张仲景散寒之常规用药，如嫌力量不足，第352条补之，再加入吴茱萸，加重生姜；通草为通络之药，临床上我常用丝瓜络代替。此方治疗手足冰凉为正治之方，临床疗效显著。

【验案】2009年，我曾治一青年妇女，二十八九岁，中等身高，微胖面白。记得当时是秋末，乍凉还暖，患者来求治月经过少稀发。

刻诊：舌淡苔白，脉沉细无力，月经每次来时仅两天就结束，量少色淡。还未入冬就已把羽绒服穿上，帽子戴上，一副全副武装的样子。我问就那么冷么？答曰：全身不暖和，尤其是手足冰凉，已经有十来年了。于是我细观：双手色白透着微紫暗，触之确实冰凉。饮食一般，二便基本正常。精神尚可，略有乏力头晕。患者问：除了治妇科，能否把手足冰凉一起治一下。为这她看了很多中医，都疗效不佳。经人介绍，常吃桂附地黄丸，也不见好转。我说，此乃血虚寒凝，当归四逆汤证。于是用当归四逆汤合温经汤治之，先予10剂药。

二诊时告知：药后已不太冷了，现已脱去羽绒服，仅穿毛衣。要求继续治疗。处以当归四逆汤合四物汤。

处方：当归30g，桂枝30g，赤芍30g，细辛15g，丝瓜络20g，川芎10g，熟地黄60g，菟丝子15g，鸡血藤15g，生姜30g，炙甘草15g，大枣15枚（切）。10剂，水煎服。

三诊时告知：患者月经已来过了，量已稍多，共来了4日，全身已不怕冷，触之双手已不冰凉。患者甚喜。后以此方为主，加工成蜜丸，又服3个月，彻底治愈。

临床上我治疗此证比较多，尤其是青年女性，西医多归为末梢血液循环不好或雷诺病，亦有认为是缺铁性贫血。但没有什么好的治疗方法。在这方面中医治疗却是长处，治疗效果还是好的。主要方子就是当归四逆汤为主进行加减。实践证明，仲景不欺我也。

然而，有时我也很惑然。前一段时间，有一个北京的网友，22岁，青年女性，求治此证，说一到冬天手足就特别冰凉，说在北京找了很多中医，服了很多药都不见效，很是悲观，问我真的是无治了么？我听后甚是愕然！这并不是什么难治之证，怎么就治不了呢？为此，我小题大做，抽空写了这篇文章，说明此证易治，也请青年学子不要对此证轻之和惧之。得法得方易耳！

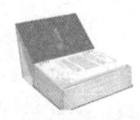

小议六味地黄丸（汤）

说起六味地黄丸，我觉得社会上用的都泛滥了，似乎人人都会用。一说肾虚，不辨阴阳寒热都买六味地黄丸；一说能治糖尿病，不管虚实寒热就服六味地黄丸；一说能长寿，不分体质好坏就服六味地黄丸。更有甚者，我经常瞧见一些中医师，把脉男性，十人九肾虚，一开药就是六味地黄丸，真是令人啼笑皆非，简直是把六味地黄丸视为万金油，无所不能。我真为中医师被这些人庸俗化而担心。

除了一知半解的人在乱用六味地黄丸（汤）外，业内人士是否都能用好呢？其实不然。因此，我想谈一谈自己的认识和体会。

六味地黄丸来源于南宋钱乙的《小儿药证直诀》。其原文如下："地黄丸，治肾怯失音，囟开不合，神不足，目中白睛多，面色㿠白等。熟地黄（炒），八钱，山萸肉、干山药各四钱，泽泻、牡丹皮、白茯苓（去皮）各三钱。"

熟地黄主入肾经，为补肾阴之主药；山茱萸入肝、肾经，能够滋补肝肾，收敛固涩；山药属于补气药，肺、脾、肾三脏皆补，既是补肾阴的常用药物，也是健脾的常用药。三药均为补药，分别针对肾、肝、脾。泽泻、茯苓均为利水药；牡丹皮性寒凉，善清肝火。三药均为泻药。熟地黄大补真阴，最具滋腻之性，得泽泻则补阴而不腻滞，泽泻得熟地黄则利水而不伤阴；山茱萸得牡丹皮之制约而无温燥之性；山药配伍茯苓，共奏健脾之功。

本方在运用上，主要治肾阴不足证，症见腰膝酸痛，头晕目眩，耳鸣耳聋，遗精，盗汗，消渴，骨蒸潮热，五心烦热，口燥咽痛，牙齿动摇；小儿五迟，囟门不合，发育迟缓；舌红少苔，脉细数等。

本方出自儿科专著《小儿药证直诀》，故原方的用法及用量等均为小儿制定。

148

第三讲　医方真谛

现根据教材剂量换算如下：熟地黄24g，山茱萸、山药各12g，泽泻、牡丹皮、茯苓各9g。以上剂量虽为丸剂的剂量，但现在临床上亦可作汤剂。无论是丸剂还是汤剂，其剂量比例需要掌握，即"地八山山四，丹苓泽泻三"。这个比例才符合原方意。此点很重要。

六味地黄丸（汤），在辨证上，我认为业内人士基本上都不会出大错，但是在使用上不守比例的很多。常见的是六味药平等相待，并未突出熟地黄这味主药，所以往往收效平平。原方的"844333"比例关键在于"8"，即熟地黄一定要给足量，疗效就会显著。

【验案】曾治一女性中年患者，赵某，腰酸腿困，口干，五心烦热，耳鸣，记忆力减退。曾在某中医研究所某老中医处服中药3个月，未见明显疗效。此患者很细心，把每次的方子都留底，拿了一厚沓子叫我看。基本上都是六味地黄汤加减，辨证为肾阴虚，肾精不足，髓海空虚。按理说，辨证用方都不错，但就是收效不大。仔细研看了方子，我发现其中熟地黄的用量均为15g，山茱萸、山药一般为12g，余三味为6～9g。熟地黄的用量太小。于是根据我的经验，仍用六味地黄汤，熟地黄用到90g（生地黄、熟地黄各半），山茱萸30g，山药30g，茯苓12g，泽泻12g，牡丹皮9g。服5剂，各种症状都显著改善。患者问方子和前医没有什么区别，为什么服此药有效，而服彼药无效？我答之：关键是主药量太小，也许前医为求稳妥吧。

临床上，我用熟地黄通常在45g以上，60g以上则生地黄、熟地黄各半，基本上3～5剂见效。

六味地黄汤中重用熟地黄这味药，可能有的人认为会太热太腻。这只是书上说的，实际上并非这样。在多年的临床中，我认为"阴性缓，熟地非多难以奏效"，常开到50～60g或100g以上，从未见患者发生不良反应，亦无出现过饮食纳差之弊端。总体感觉，熟地黄平、妥、善，重用无妨。历史上擅长用熟地黄的医生很多，明代的张景岳外号就叫"张熟地"，在其所撰的《新方八阵》186首处方中，含有熟地黄者占50首；《本草正》中药物论熟地黄最多，共973字。其用熟地黄时，轻则一两，重则四五两是常事。受其影响，我在治疗肺病哮喘、慢性气管炎、肾病等中，常常是以六味地黄汤为主，重用地黄，往往取得佳效，从未发生不良反应。

对于不愿服汤剂的患者，在用成药六味地黄丸（浓缩丸）时，我的经验是，用1～2倍的量，疗效也是可以的，但总体还是赶不上汤剂。

总之，在用六味地黄丸（汤）时，一定要遵守原方比例，突出熟地黄，切莫喧宾夺主。只有这样，才能用好这首名方。

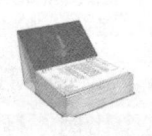

谈十枣汤丸运用的窍门（转文）

十枣汤丸为逐水的峻剂，一般人都不敢轻易使用，因为用不得法，不仅不能达到逐水的目的，而且往往会发生事故。所以，对这类药剂的使用方法，不可不认真讲求。

先师李圃孙先生最擅长使用此方，不发生任何事故，这是我县老辈医生都知道的事实。他掌握的方法没有别巧，就是服药前必须空腹，等泻了数次以后，才可稍进糜粥。所以他用此药时，必先诫患者前一天晚上不要吃饭，睡到鸡鸣以后，将药服下。不久腹内即会咕噜作响，上下转动，然后大泻，泻后肚腹即感宽舒。不久腹内又会咕噜作响，如此泻了三四次以后，水即逐渐减少，腹内亦感平和，才可以逐渐呷些糜粥。在将泻未泻之间，切不可吃东西，这时，腹内除稍有轻度压痛以外，不会有任何难受感觉。而且采用这样的服法，剂量比较一般所用的要少（七八分药末就可以起作用），而作用则比一般的用法来得更准确。这是先师一生得心应手的妙法，古今医书都没有谈到。

我经先师指授以后，通过数十年的经验体会，更认识到他掌握的原则是十分正确的。

原因是甘遂、大戟、芫花等逐水之剂，与其他泻下药作用截然不同。其他泻下药如大黄、芒硝、巴豆等，只是加速胃肠的排泄作用，把胃肠中的糟粕垢秽推荡出去，所以对饮食没有严格的禁忌。但逐水之剂，特别如甘遂等，虽同为泻下，然与正常的胃肠作用方向是相反的。因为正常的胃肠作用是将肠胃内的东西消化为液体，吸收至肠胃以外，营养身体。《灵枢》所说的"济泌别汁，以奉生身"，即是此意。制甘遂等逐水之剂，则是将躯壳以内、肠胃以外的水液吸收到肠胃内来，到了一定的容量，则或上或下的从吐泻排出。这与正常的胃肠作用方向恰恰是相反。所以，使用这种药，必须把握肠胃空虚的时候服下，让它把水液吸收到肠胃内排泄出去，排泄一次，药性就减弱一次，逐渐自然会停止，并没有什么了不起。假使患者进食不久就服药，或者服药不久就进食，这时肠胃中一方面要进行正常的消化作用，把消化的液吸收，向肠外输出；一方面又为药力所催促，要把肠胃外的水液吸收进来，向下排泄。这样一来一往，自相矛盾，好像在肠内进行拉锯战一样，因此患者感觉挥霍缭乱，异常难受，轻引起大吐，重则导致死亡。所以，一般医家感觉十枣汤丸难用，就是这个缘故。其他的泄水药如牵牛子、泽漆、续随子、商陆等也是一样，都是要掌握空腹服药方法，才为稳当。

（江西中医学院——傅再希）

第四讲　医案解读

本讲主要记述了一部分具体的治疗疾病的医案，分三个方面写：一为成功的医案；二为失败的医案；三为先失误再治愈的医案。余认为，这是一个医生治病的真实过程。天下没有神医，包治百病、十疗十痊不现实。有成功有失败是正常的，甚至有时失败的病例更能说明问题，对医者更有启发。窃认为这也是研习中医的一种方法。

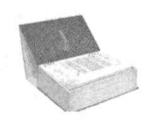

胃癌腹痛

【验案】前两天经人介绍出诊，看了一位胃癌患者，女，42岁，字画作家。胃癌3个月前查出，不愿手术和放、化疗，由某医院确诊并进行热灌注治疗2次，无法继续，出院，请中医治疗。

刻诊：人面白皙，较清瘦，一副痛苦不堪面容，双手按腹跪伏床上，舌微红，苔薄干，脉浮濡兼数，不能吃东西，一吃就呕吐，整个脘腹胀痛不能触按，大便3日1次，量少，小便尚可。余无他证。辨证热盛伤阴，胃气不降。

处方：旋覆花15g，赭石30g，西洋参15g，生半夏30g，枳壳12g，生黄芪30g，桂枝15g，白芍100g，生薏苡仁100g，麦芽糖50g，炙甘草30g，生姜6片，大枣12枚。3剂，水煎服。

此为一胃癌患者，经西医热灌注治疗，病情急剧发展，无效。先请一中医治疗，据患者丈夫告知，开了大量蜈蚣、全蝎、马钱子、半枝莲、白花蛇舌草、莪术、白英等具有抗癌效果的中药，7剂药服后，呕恶腹痛更厉害，且每剂药药费颇高，无效。于是经人介绍来我处就诊。

经过四诊，我并没有从治癌入手，而是先从患者最痛苦症状着手：一是呕；二

151

是痛。本着"急则治标，缓则治本"的原则，用旋覆代赭汤合黄芪建中汤，第二天就收到效果，患者家属电话告知，服完第1剂药脘腹就不痛了，也不吐了。现已能下床做些轻微家务劳动，患者全家甚为欣喜。现仍然在治疗中。

按：对此病的治疗，我的思路是扶正祛邪。服药一两天就见效，并不说明我水平高，也说明不了胃癌的有效控制。我只想通过此案说明一个问题，在治疗癌症这类重急症病时，仍然要坚持中医辨证，按证用方施药。且在患者较虚时，一定要扶正，也就是要先留人后治病，这是个大原则。

所以在治疗癌症这类患者时，我一般都是坚持这个原则，取得的疗效还是比较好的，患者存活率也是较高的。等患者正气恢复，再适时攻伐。实际上在正气恢复的同时，有很多患者的肿瘤也有很大的收敛改观，甚至个别患者的癌症也得到治愈，这也是我临床时常见到的。借此案谈一点自己认识，希望大家共同分析讨论。

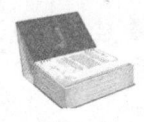

夜间高热

【验案】郭某，男，35岁。近1周感冒发热，咽喉痛，咳嗽时有少量痰，有糖尿病病史。医院诊断为支原体感染，注射阿奇霉素1周，基本已不咳嗽，但每晚12时左右仍发热38.5℃，伴有汗出乏力多梦。

刻诊：脉浮濡微数，舌微红有齿印，苔白水滑，食呆，大小便尚可。要求中医重点解决夜间发热一证。

辨证：阴虚发热。

用方：青蒿鳖甲汤合小柴胡汤加三物黄芩汤。

处方：青蒿30g，鳖甲15g，西洋参15g，白薇15g，玄参30g，地骨皮30g，柴胡30g，黄芩50g，生地黄30g，苦参10g，生甘草10g。3剂，水煎服。

因患者是熟人，服药第二天就来告知，夜间未再发热，同时说药苦难喝，能否停服。我告之为苦参所为，热刚退，还需巩固。后坚持把剩余2剂药服完，夜间高热未再起。

按：此病例由于辨证准确，用药得当，达到了一剂知，二剂已之效。所以，不要认为中医只能治慢性病，急性病一样能治。

此案清热与滋阴并举，因病时已长，体阴虚耗已现，故以滋阴为主，清热为辅。柴胡、黄芩、苦参、青蒿、白薇清热；鳖甲、生地黄、玄参、西洋参、地骨皮滋阴，甘草调和诸药。因定时发热用小柴胡汤，因虚热用青蒿鳖甲汤，因糖尿病兼瘀热用三物黄芩汤，三方均有清虚热滋阴液的作用，集中火力，重复用药，共奏佳效。此法乃学仿唐代大医孙思邈之思路。

此案还有一点要说明，阴虚发热仅从症、时、脉上考虑用方药，舌象不支持，故舍之。在临床上常有此现象，或舍脉从症，或舍舌从症，或舍症从脉；或舍症从舌，要灵活处之，切忌胶柱鼓瑟，死板教条，求全责备，一切以临床取效为是。

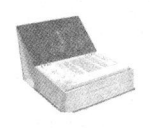

手掌发黄

【验案】患者，女，54岁。最近一个时期双手掌发黄，全身、眼结膜及手背不黄，检查肝功能正常，亦无肝炎，听人说此症是一怪症，可能导致癌症，整天惶惶不可终日，慕名找到我求治。

说实在的，我看过黄疸患者，也知道《金匮要略》上有个黄汗证，但是双手掌发黄的病证还是少见。也许我见识不广，不识此证，也不知道西医上叫个什么名字。于是我就开始用四诊八纲辨了起来。

患者面色略黯，舌尖边发红，舌苔微腻，脉象双关浮滑、寸尺不足，口苦，右胁部隐痛，做过胆囊摘除术，细观双手掌发黄，手背、眼结膜及全身均无发黄，小便亦不短赤发热，大便正常。冬季汗少，睡眠、饮食还可以。无更年期综合征表现。辨证为肝胆湿热，瘀积手掌。方用甘露消毒丹合茵陈蒿汤再加猪苓汤。

处方：藿香10g，石菖蒲10g，豆蔻6g，滑石30g，茵陈60g，木通6g，连翘30g，黄芩12g，射干10g，浙贝母10g，薄荷10g，栀子10g，大黄15g，茯苓30g，猪苓15g，泽泻30g，丹参15g，郁金10g。5剂，水煎服。

患者同单位还有几人亦是此症。本患者先来探路治疗。该单位原为部队毛巾厂，早于3年前倒闭，故不存在职业病。另外几个人都是做完胆囊摘除术后患此证。这是患者所述，所以一并写出，供大家分析参考。看看此症到底是个什么病。

此患者服完5剂药后，手掌黄略减。效不更方，又服20剂痊愈。

附：网友交流

人参：几年前，我在网上认识一位广东的叔叔，他的小孩16岁患有胰岛素依赖型糖尿病，一直依靠胰岛素治疗。后来网上有一位江西草医说能治，我就介绍过去了。开始治疗一段时间，慢慢减胰岛素，血糖没见升高。但是这个药服用了10日左右，手掌开始发黄，但别的检查还算正常。又过了5日，血液检查时，血酮很高，就赶紧停药，继续用胰岛素。后来手掌发黄退没退，我没有继续追问。

手背不黄，就是手掌黄得厉害，但是患儿没有任何不适。当时我想是不是脾色现了，所以，叮嘱那个叔叔严格监测小孩的血糖，有任何不妥马上用胰岛素。

liujianli0371：郁病的一种，属于湿郁。此病病名就叫作郁病。郁病有很多种，如气郁、火郁、湿郁、食郁、血郁等。此患者属于湿郁。既然是郁，郁滞在何处，便是何处有郁。我们知道脾主四肢，脾色黄，所以这种郁病的形成往往与脾有关。我在诊疗中也遇到不少这样的情况。

古道瘦马：此症胆囊摘除术后常见吗？西医叫什么病名呢？

liujianli0371：此症的形成与胆囊是否摘除无关，胆囊没摘除的人也会出现这样的问题。西医对疾病的确立要依靠各种检测结果做出评价，西医检查一通，各种检验指标正常，就认为没病。但中医就不这么认为。此病建议用四逆散加茵陈、栀子。

杏海拾零：很赞同用四逆散加味治疗。如果单从利湿，可能还是不能治其本。之前看过一手掌发黄案，先是用麻黄连翘赤豆汤无效，后辨为营卫不和，用桂枝汤加茯苓皮几剂治愈。

李建龙："心之合脉也，其荣色也，其主肾也。肺之合皮也，其荣毛也，其主心也。肝之合筋也，其荣爪也，其主肺也。脾之合肉也，其荣唇也；其主肝也。肾之合骨也，其荣发也，其主脾也。是故多食咸，则脉凝泣而变色；多食苦，则皮槁而毛拔；多食辛，则筋急而爪枯；多食酸，则肉胝䐢而唇揭；多食甘，则骨痛而发落。此五味之所伤也。故心欲苦，肺欲辛，肝欲酸，脾欲甘，肾欲咸，此五味之所合也。五脏之气，故色见青如草兹者死，黄如枳实者死，黑如炲者死，赤如衃血者死，白如枯骨者死，此五色之见死也。青如翠羽者生，赤如鸡冠者生，黄如蟹腹者生，白如豕膏者生，黑如乌羽者生，此五色之见生也。生于心，如以缟裹朱；生于肺，如以缟裹红；生于肝，如以缟裹绀；生于脾，如以缟裹栝楼实；生于肾，如以缟裹紫。此五脏所生之外荣也。"不知可否从这里得出一二方法。

150766：现把吉林老中医陈国恩茵陈退黄汤献上。茵陈1250g，栀子10g，大黄10g，龙胆15g，红花10g，白茅根50g，柴胡10g，茯苓30g。治急性黄疸肝炎，退黄迅速，疗效确切。我曾经见过一个手掌黄的人，没有病史。后来去医院检查，说手黄是肝炎自愈后遗症。

Huangh：见过吃很多胡萝卜，手掌发黄，无症状，少吃便消啦。

闲来想想：这个手黄，我认为是肝胆湿热而传脾故。治过一例，从当时的情况来看，是肝脾两虚，且肝胆湿热。肝胆之湿热传脾后，脾无力化湿，积久成热。但脾虚不甚，故只在远端气不足处湿郁。当时用丹栀逍遥加茵陈蒿。但不见复来，未知疗效。

张红军：属肝气不疏引起的胆汁反流。我也曾见过此症，用疏肝利胆、清热利湿而愈。也不知此证叫什么病名。

四海承风：现在的胡萝卜、南瓜收获了，经常吃，就会手发黄的。记得前几年，我婶婶吃了半个多月的南瓜手发黄，吓坏了，去医院做检查，一切正常。后来不吃南瓜了，慢慢好了。那一段时间，好几个这种情况的，都有吃南瓜的经历。

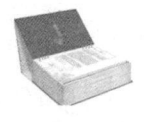

尿口息肉

【验案】患者，女，70岁。主症是便秘，1周1次，少腹胀满，十几年了。西医除了予以开塞露外也没什么好办法。只好找中医调理。经过辨证为脾虚津亏。予以补中益气汤。

处方：炙黄芪30g，当归60g，生白术100g，柴胡6g，升麻6g，陈皮10g，党参15g，炙甘草10g，大枣10枚。7剂，水煎服。

服后大便即通，每日1次。因患病时间太长，我要求其连续服1个月以便形成习惯。谁知其间又发生了泌尿感染，小便急、热、涩、痛。我也未详细检查，就在上方中加入一些清热利湿解毒的药，几日后就好了。谁知没有几天又犯了，这次老人直接就到医院去了，化验、打针，3日就好了。满以为这回应彻底治愈了，谁知过了1周又犯了。这就引起了我的深思，莫非有其他问题？我就多了一个心眼，没有再开药，而是建议她到医院做个膀胱镜检查。结果到医院一查，是尿道口长了1个1cm大的息肉，堵在那里，残留尿屡屡引起感染。患者找我征询意见，我告诉她手术取了它就行了。结果手术后尿路再未发生感染。

此案给我的教训是看病一定要认真细致，多思考，多想到几个问题。不要简单化，单向思维，凭经验想当然。

无独有偶，上个月看一位带状疱疹病毒患者，也遇到了类似情况。看来这个问题带有一定的普遍性。

患者，戚某某，女，62岁。因右胁痛就诊于我。说在中医院看了位中医专家，吃了几剂药，不见好转。我翻阅了前医病历，是用的柴胡疏肝散合一贯煎，没有什么大问题，怎么会无效呢？于是我检查了患者的右胁部，发现表面热痛，无疱疹，不让触碰。并非肝区内痛，凭我的经验应该是带状疱疹病毒。于是用龙胆泻肝汤加减，1周后痊愈，仅发了3个小痘。

此案说明该病并非什么大病，前医之所以误诊就在于凭经验认为是肝气郁结，不通而痛，轻于检查而犯下了误诊之错。因此，我特写此文，希望年轻的中医看病时，一定要认真细致，多想到几个方面，不要犯经验主义的错误。

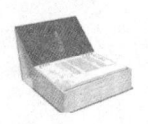

口吐大量清水

【验案】任某，女，42岁，甘肃省天水人。2010年1月21日初诊。

主症：平均每5分钟就要吐一大口清水，非痰也。兼腰痛。舌淡苔薄白，脉关部浮滑，寸尺沉弱。二便正常，月经偏少，余无恙。在甘肃多处就医无效，专赴西安来我处就诊。脾主涎。辨证为脾虚胃寒，寒饮上逆，兼有肾虚。方用附子理中汤合二陈汤合二仙汤。

处方：制附子15g，干姜30g，苍术、白术各25g，茯苓30g，陈皮15g，生半夏25g（先煎），太子参30g，甘草20g，淫羊藿30g，仙茅10g，巴戟天15g，杜仲15g，砂仁10g，焦山楂、焦神曲、焦麦芽各6g。3剂，水煎服。

按：《伤寒论》396条："大病差后，喜唾，久不了了，胸上有寒，当以丸药温之，宜理中丸。"

1月25日二诊：口水减少，呕吐轻，腰痛痊愈。余证无变化。五苓散加减。

处方：茯苓30g，猪苓15g，泽泻45g，肉桂15g，白术45g，制附子10g，生半夏25g（先煎），干姜25g，陈皮15g，太子参30g，砂仁10g，炙甘草10g，焦山楂、焦神曲、焦麦芽各15g。5剂，水煎服。

三诊：口水正常，痊愈。用成药附子理中丸善后。

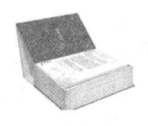

全身常年疼痛不休

【验案】患者，女，70余岁，系我中学时同学的丈母娘。患一怪病，全身不分白昼黑夜疼痛不休，从家乡看到宝鸡市，又从宝鸡看到北京，无人能治疗，最后到西安来我处就诊。

刻诊：中等身高，微胖，红光满面，精力充沛，说话声音洪亮，舌微红，苔薄白，口微苦，脉弦滑有力，饮食、二便正常。西医各种检查基本正常，唯有全身疼痛一证近30年不解。无风湿痹证一类病证。考虑可辨之证不多，除主症外仅有口苦脉弦，于是从少阳入手。身痛为表，合太阳，于是我初用小柴胡汤合桂枝汤加大剂量鸡血藤，两解太少二阳兼活血通络。7剂无效。

二诊：因无证可辨，改用《医林改错》方身痛逐瘀汤合《医学衷中参西录》活络效灵丹加减。

处方：秦艽3g，川芎6g，桃仁9g，红花9g，甘草6g，羌活3g，没药6g，当归30g，五灵脂6g，香附3g，牛膝9g，地龙6g，苍术9g，黄柏10g，丹参30g，乳香6g。7剂，水煎服。

三诊：因连服14剂稍有小效，无大效，我已感乏术，婉言谢绝。无奈老同学要求再治一次，硬着头皮再次出方：血府逐瘀汤加大剂量全蝎、蜈蚣、乌梢蛇，7剂。仍然无效。故终止治疗，请其另求高明。

按：此症可辨之处不多，突出症状就一个，全身疼痛不休几十年。我使出浑身解数，未得有效缓解，深感遗憾，深恨学艺不精。以后又多次请教同行，仍不得其解。今特此写出，请诸同道分析讨论。

另：此案在治疗过程中曾考虑用火神派附子乌头一类，但始终未敢用，原因在体质健壮，而且舌、脉、症均偏实偏热，不符病机，故弃用此法。

附：网友交流

绿衣：我想说的是，在没有充足辨证依据的情况下，找到发病原因是最重要的。患者在首次发病之前发生过什么，这个一定要问。还有疼痛的性质是什么样的，是刺痛，还是酸痛、隐痛，这些也有助于辨证用药。再加上全身疼痛一般是在什么部位明显，如是肌肉，问其有没有无力感；如是关节，问其有没有僵直感等。此病难治的原因其实应该在于没有明确诊断，好的治疗效果应该是在明确的诊断基础上才行的。我建议检查一下血钙，老年女性容易因缺钙导致骨质疏松，这个可以引起全身疼痛。还要检查一下是否有病毒性肌病及皮肌炎之类，有些时候病情在不很严重的时候可能查不到。从中医理论讲，脉弦滑，会不会是湿热蕴结肌肤呢？加上年老气血不足，不荣又不通，必痛。很多时候，对于皮肌炎或者病毒性疾病的治疗，都是按湿热毒论治的比较多。虽然患者虚证不多，但毕竟年纪比较大了，补虚是很必要的，一味地攻伐通络对于年老人来说未必效果好，原因就是在于年老上。比如像老年带状疱疹病毒后遗症这样的。依我看，清热解毒利湿通络，加大剂量黄芪扶正，再加一些像雷公藤、细辛之类的止痛要药，或许可以见效。

古道瘦马：此患者的疼痛可以排除骨质，完全是肌肉疼痛，记得当时问诊是刺痛，非酸痛、胀痛一类。要说缺钙吧，这种病近30年了，也就是说40余岁就有此病了。病因当时也追问过，家中也没有大的事故，因30年前我曾见过她一面，那时未听说患上此病。具体这个病是什么时间得的，说得也不准确，只能说最少20多年了。有一点可以提示，早年生活在矿山。但观现症一派实证，偏热，曾想到风湿问题，但脉证不支持，所以也未敢用附子麻黄一类药。且第一诊用柴胡剂，曾担心药凉腹泻，结果没有反应。所以又转到活血通络上，仍无效。几年过去了，仍在思考这一案。也许清热凉血解毒是一法。疼痛面积为全身性，非局部性。

绿衣：是这样的，病毒性肌病可以迁延时间较久，尤其是年老体弱者，症状就是肌肉痛；皮肌炎是自身免疫性疾病，多数也与病毒有关。就像我治疗一些肝炎那样，在辨证施治的基础上总要加一些清热解毒利湿药。再就是扶正了，慢性病毒感染唯一最有效的途径就是通过调节免疫功能来治疗的，大剂量的黄芪在我论述慢性肝炎里也提到过。但我说的这些必须得在西医诊断明确的前提下，不知道患者有没有做过肌电图等有关肌病的检查。

第四讲　医案解读

> 月舞飞狐：没有见患者，不好说，只能从有限的信息来分析一下。全身不分白昼黑夜疼痛不休，论全身疼痛多病在太阳，白昼黑夜疼痛是否太阳之阳不入里交于阴而致呢？病在阴分阳分，所以白昼黑夜都疼痛。红光满面，精力充沛，此阴虚不能藏阳于下，阳浮于上，不入三阴，居三阳之上，火性热入心。故红光满面，胃阳实，精力充沛，心阳实。说话声音洪亮，舌微红，阳明之实充肺气，金实而鸣；心火通舌，故舌微红。微红是否是虚证红呢？苔薄白，此热伤气；口微苦，心主火，火味苦。脉弦滑有力，少阳有火，水不生木，少阳至太阳，三阳之上，阳之有过而火，阴不附阳而上至三阳以奉养肌肤而痛，用活血药是否无血无阴可活，用风药又伤阴血，可用仲景方半夏泻心汤合黄芩黄连阿胶汤合三甲复脉汤合服。以上只是推理，未必合理。
>
> 山间草：此症可能是大小月风所为。女子在生小孩后1个月，或月经期间，受外感六淫之邪，会出现全身疼痛的现象，且经久不愈。此类病我见到过。宜用民间偏方才有效，不能用痹病的方法去治疗。

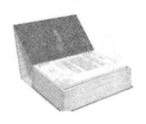

动则挥汗如雨

【验案】周某，男，34岁。2010年9月7日慕名来诊。

主诉：现在已进入秋季了，天已凉了，还是动则一身汗，每天要换2～3次衣衫。别人都说凉，他还要开电扇，一个劲儿喊热。

刻诊：身高1.75m左右，面略黑，声音洪亮，脉弦滑有力，舌红胖大，苔白腻，饮食、二便均正常。动则出汗如雨一症，吃过屏风散一类中成药无效。

这种病临床上很常见，大多数为中青年，除了出汗一症，余无他症。有的是头汗如蒸气，有的是全身出汗，大多数是动则汗出如雨，有的是吃饭时头汗如雨。症虽一样，治法用药不同。我觉得这个病比较典型多见，故写出。

此患者年轻体壮，别无他恙。从舌脉入手，辨证为中焦湿热，逼汗外泄。

处方：龙胆18g，车前子30g（包），木通12g，黄芩15g，栀子15g，当归15g，生地黄25g，泽泻45g，柴胡12g，生甘草10g，草果6g（打），苍术12g，淡竹叶18g，厚朴10g，滑石30g（包）。5剂，水煎服。

1周后复诊：汗略减。效不更方，上方合白虎汤，7剂，汗止。

> **附：网友交流**
>
> 龙族：我个人习惯是，脉有力的用藿朴夏苓汤、蒿芩清胆汤，无力的用李杲的清暑益气汤。长夏多湿，每年这个季节都能见到更多的湿阻中焦的患者。但主诉各异，有头颈汗出的，有头重少食的，有脘闷大便不爽的，有神倦乏力的。治法上以清、化为主，过于苦寒、过于温燥的药都应谨慎应用，不然容易使湿邪黏着难去。就我个人来说，难言几剂必愈，如果侥幸药证无违的话，5剂当见显效。

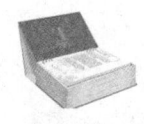

失眠心悸

【验案】郭某，女，63岁。2010年1月12日初诊。

主诉：晚上不能入睡已1周，完全要靠地西泮（安定）才能入睡。不想长期服西药，要求中医治疗。

刻诊：舌红苔白腻，脉弦滑。有高血压病、冠心病。现突出症状是失眠，心烦不安。饮食、二便均正常。

辨证：痰火郁积，化火扰神。方用黄连温胆汤加减。

处方：黄连10g，竹茹15g，枳实15g，陈皮15g，清半夏、法半夏各60g，茯苓30g，生甘草10g，生薏苡仁45g，玄参15g，首乌藤50g，生龙骨、生牡蛎各30g。3剂，水煎服。

要求：每日服2次，晚饭前服1/3量，睡前1小时服2/3量，睡前用热水泡足，不得喝咖啡、饮茶及看情节曲折激烈之电视节目。对要求再三以叮咛。此点很重要，各位读者切莫轻视。

1月15日二诊：遵嘱服药后，当晚即不需服用地西泮而入睡6小时。患者甚喜，说睡醒精神很好，不像服地西泮入睡后醒来时头昏脑涨。要求继续服药。

刻诊：舌尖红，苔白腻，脉浮滑，有点胸闷、心悸、咽干。效不更方，继续清热化痰、安神、去心火，兼护阴。

第四讲 医案解读

处方：陈皮15g，清半夏、法半夏各60g，茯苓30g，生甘草10g，竹茹15g，枳实15g，玄参15g，黄连10g，生薏苡仁45g，石斛30g，首乌藤50g，合欢皮30g，连翘15g（黄精30g，山楂15g，五味子15g。为治失眠一验方，况又有伤阴之情出现）。3剂，水煎服，每日2次，要求同前。

1月18日三诊：服上药睡眠已安稳，仍胸闷、心悸，舌红，苔已不厚腻，脉弦滑，但搏指已不甚有力，饮食、二便正常。

处方：上方加瓜蒌45g，薤白20g。3剂，水煎服。

服完药后，失眠、胸闷、心悸消失，痊愈。

按：此案主要是治失眠。我临床上治失眠，均在辨证的基础上加入大剂量的半夏取效。从案中处方就可以看出，而且屡用屡效，大多数都能当晚入睡。用半夏治失眠并非是我的首创，但超量使用是我的体会。因为半夏毕竟属于辛温燥热之品，易伤阴，在用的过程中如出现伤阴的情况，可以不必减量易药，加入具有滋阴安神的药，如百合、黄精、五味子之类即可。

半夏治失眠古已有之，最早的可以追溯到《黄帝内经》的半夏秫米汤。现列古人用半夏治疗失眠有关资料供大家参考。

如治厥气客于脏腑，卫气不得入于阴而目不瞑，用秫米1升，半夏5合。以千里流水8升，扬之万遍，澄取5升煮之，徐炊令竭为1升半。去其滓，饮汁1小杯，每日3次。稍益，以知为度。方见《灵枢经·卷十》半夏汤。后世习以上方治疗痰湿内阻、胃气失和所致的夜不得眠。

治大病愈后，虚烦不得眠，腹中疼痛，懊侬。半夏（洗）3两，秫米1斗，茯苓4两。以千里流水1石，扬之万遍，澄取2斗半，合煮诸药得5升，分5服。方见《肘后备急方·卷二》。

明代徐树丕《识小录》中以半夏配百部治疗失眠。该书"卷三"载："半夏一名守田，一名水玉，能治夜不寐。姑苏张濂水，名康忠，常（尝）治董尚书浔阳不眠，用百部一两，半夏一两，董即得美睡，酬之百金。"

《冷庐医话·卷三》引《医学秘旨》云："余尝治一人患不睡，心肾兼补之药遍尝不效。诊其脉，知为阴阳违和，二气不交。以半夏三钱，夏枯草三钱，浓煎服之，即得安睡，仍投补心等药而愈。盖半夏得阴而生，夏枯草得至阳而长，是阴阳配合之妙也。"半夏治失眠的疗效与其用量有关。《吴鞠通医案·卷四》载："秀氏，23岁。产后不寐，脉弦，呛咳。与《灵枢》半夏汤。先用半夏一两不应，次服二两得熟寐，又减至一两仍不寐，又加至二两又得寐，于是竟用二两。服七八帖后，以《外台秘要》茯苓饮收功。"

现代人用半夏治疗失眠案：

1. 张学华临证40余年，认为半夏气味俱薄，能升能降。沉而降，阴中之阳也；辛厚苦轻，阳中之阴也。升则通阳，降则归阴，有祛邪散结，协调脏腑，交合阴阳之功。无论病在脏在腑，阴阳气血，虚证实证，均可收到定神安眠之效。[河南中医，2006，（8）：26]

2. 王士福治一失眠2年余患者，重用半夏60g配伍，连服10余剂，辄收佳效，无不良反应发生。[新医药学杂志，1978，19（9）：17]

3. 熊永厚用法半夏、薏苡仁各60g治疗4例失眠患者，各服药1～3剂，疗效满意，未见一人有不良反应。[新中医，1983（11）：22]

4. 胡学刚治一通宵不寐2个月余的患者，辨为饮犯阳明，拟半夏秫米汤加味，重用半夏60g，服药3剂，得以安睡，体验到以半夏治不寐，不用大剂量则效果不显。[中医杂志，1986，27（10）：67]

5. 马明和重用法半夏30～60g，治疗气郁痰结、胃气不和的失眠患者30例，取得了显著的疗效。[中医杂志，2001，42：73-74]

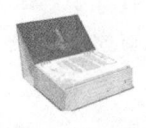

虚则挥汗如雨

前两天在网络上发了一篇《动则挥汗如雨》的医案，看到一位网友评论说应该用桂枝汤，认为是阴虚多汗。我认为，临床上汗出一证表现比较多，且复杂，有虚有实，虚实夹杂，有阳明热盛汗出，有痰郁化火汗出，有阴虚汗出，有阳虚汗出，有血虚兼瘀汗出等，非简单的是自汗阳虚、盗汗阴虚及表虚桂枝证。故今再列2例虚汗淋漓的病案以证之。

【验案一】王某，男，62岁。2009年9月2日初诊。

主诉：最近晨练完仍然是一身大汗，几乎都不敢活动，过去从来没有这种现象，要求中医予以治疗。

刻诊：自汗，舌淡苔白薄，脉浮大中空，有点疲惫，余无他证。凭脉辨证，气虚耳。阳浮于外，津液外泄，调和营卫，敛阴收汗。

处方：生黄芪60g，防风12g，白术15g，鹿衔草30g，桂枝15g，白芍15g，生龙骨、生牡蛎各45g，山茱萸60g，炙甘草10g，生姜3片，大枣10枚。5剂，水煎服。嘱咐晨练先减少运动量，适当喝些米粥自养。

1周后复诊：汗出已少许多，已不感到乏力。效不更方，再续3剂，痊愈。以补中益气丸善后。

按：此证亦可用桂枝加附子汤，因考虑到附子要先煎不便，故未用。

【验案二】张某，女，44岁。2010年8月19日初诊。1个月前做人工流产术导致月经至今未来。现症：动则虚汗淋漓，总想哭，控制不住，疲乏无力，食欲缺乏，脉浮濡无力，舌暗苔薄白。辨证：人工流产后损伤气血，未能复元，气阴两伤，兼有血瘀。方用当归补血汤合玉屏风散加甘麦大枣汤为主加减。

处方：生黄芪60g，当归15g，鹿衔草30g，防风6g，羌活6g，炒白术30g，山药50g，玄参15g，炙甘草30g，浮小麦30g，大枣15枚，鸡内金12g，鸡血藤15g，熟地黄45g，山茱萸45g，生龙骨、生牡蛎各30g。5剂，水煎服。

嘱咐每剂的大枣一枚也不能少，此枣非为一般药方的引子，乃为一主药耳。

8月26日二诊：易哭、多汗好转，特别是想哭已愈，乏困已好多了。要求继续治疗。脉已不濡细，略浮大，舌已不黯，偏淡，苔薄白，已可以吃东西了，有香味了，二便正常。

处方：生黄芪60g，鹿衔草30g，防风6g，炒白术30g，羌活6g，山药50g，玄参15g，炙甘草30g，浮小麦30g，大枣15枚，鸡血藤15g，熟地黄50g，山茱萸45g，生龙骨、生牡蛎各30g，仙鹤草50g，干姜15g，菟丝子30g。7剂，水煎服。

9月2日三诊：多汗、易哭、乏困完全好转。要求通经，处桃红四物汤加丹参、鸡血藤。3剂，未再复诊。

按：此案患者亦是以虚汗淋漓求诊，在治疗过程中使用了大量的滋补药，有一点要说明，滋补的过程要时刻注意患者的胃口，能吃可用大量进补，不能吃要小量慢补，不要着急。不是什么病、什么体质都可以大补而不顾其他，一定要因人、因时、因具体情况而立法处方。

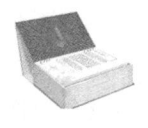

左足跟腱痛

【验案】李某，男，69岁。2009年9月2日来诊。

左足跟腱痛1周。外观不红不肿，按压稍有疼痛，走路不便，一瘸一拐，拍X线片未见跟骨增生，抹了几天红花油无效，又贴了好几种伤湿止痛膏药，也无济于事。服用布洛芬（芬必得）后仍痛。

刻诊：舌微红，苔薄白，脉沉滑，尺略显不足。有高血压病，轻微脑梗死。余无他证。

处方：丹参30g，当归30g，威灵仙30g，石斛30g，怀牛膝30g，制乳香、制没药各10g，骨碎补30g，制附子15g（先煎），山药30g，白芍45g，鸡血藤30g，炙甘草15g。5剂，水煎服。外用方：蚕沙50g，五灵脂50g。布包蒸热，熨敷患处，每次半小时。

1周后复诊：足跟腱已不痛，痊愈。

按：此证主要从局部阳虚寒凝血瘀着手，温阳活血兼补肾，用活络效灵丹合黄煌教授的四味健步汤，再合芍药甘草汤，加骨碎补健肾，怀山药护胃以防止活血药刺激胃黏膜引起不适。

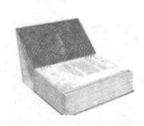

甲状腺功能亢进症

【验案】雷某，22岁。2010年5月5日初诊。

甲状腺功能亢进，T_3、T_4指标均高。现症：心动过速，心悸，出汗，易怒，大便干，月经量稀少，双关脉滑，舌紫红苔薄白。

处方：生黄芪30g，当归15g，生地黄45g，黄连15g，黄芩15g，黄柏15g，酒大黄15g，麦冬30g，五味子15g，玉竹30g，茜草12g，生龙骨、生牡蛎各15g，炙龟甲15g，磁石30g，柏子仁15g。15剂，水煎服。

二诊：上述症状均好转，后期大便有点稀。原方减大黄，续服20剂。

1个月后复诊，各种症状消失，T_3、T_4检查正常。基本治愈。善后常服知柏地黄丸和丹栀逍遥丸。

按：甲状腺功能亢进是甲状腺素分泌过多造成的一种内分泌疾病，属中医瘿病范畴。临床表现有口燥咽干，心烦易怒，嘈杂善饥，火升烘热，并伴项颈肿大，有压迫感，眼球突出，消瘦，震颤，懒言，乏力，舌红苔少，脉细数。甲状腺功能亢进以阴虚火旺者居多，且火能耗气，阴虚而兼气虚者在临床上尤为多见。因此，在治疗时应注意气阴兼顾，方选当归六黄汤，随证化裁，收效甚佳。

当归六黄汤具有滋阴、清热、益气固表之功效。用治甲状腺功能亢进症，符合阴虚火旺之病机。再佐以疏郁豁痰、行瘀散结之品，以调肝经郁结之气，疏导阳明凝聚之痰，故可收到证情递减，瘿肿消退之目的。

另外，对于该方的使用，无论有无气虚之证，均可加入黄芪，甘温补益气阳，取其"阳生阴长，阴复火平"之义，使阴复火降，气阴得复而收佳效。

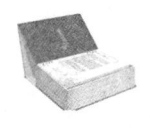

耳鸣眩晕

【验案】张某，男，46岁，公务员。2007年10月初诊。

患者病眩晕30日，经耳鼻喉科检查，诊为梅尼埃病（美尼尔病）。曾用西药治疗不见好转。眩晕每日发作1次或2次，每次30~60分钟，卧床不能动转，自觉周围一切东西都在旋转，伴有恶心呕吐，耳鸣，胸胁满，食少，睡眠不好，脉弦略滑，舌苔薄腻，舌质红润。乃肝气抑郁，脾失健运，风阳夹痰上扰。治宜平肝降逆，和胃，化痰息风。

处方：广陈皮12g，枳实9g，半夏30g，茯苓45g，竹茹12g，白术9g，泽泻75g，磁石30g，钩藤12g，丹参15g，酸枣仁15g，甘草6g。日服1剂。

以上方为基础，有时加入菊花、何首乌。服药1周后，眩晕发作次数逐渐减少。2周后已不发作。呕吐、耳鸣等症消失，睡眠好转，食欲增，乃出院。嘱服杞菊地黄丸以巩固之。

按：《素问·至真要大论》云："诸风掉眩，皆属于肝。"《灵枢·海论》云："髓海不足，则脑转耳鸣，胫酸眩冒，目无所见。"

本证虚实互见，因虚、因痰、因火皆可发生。从脏腑定位来讲，与肝的关系最密切，因肝为风木之脏，内寄相火，风阳内动则为眩晕；从脏腑辨证来讲，与肝、肾、脾三脏的功能失调有关，肾精亏虚，肝气郁滞，脾失健运，皆可导致本症的发生。

上方为温胆汤合泽泻汤化裁而成。以温胆汤理气解郁化痰清热，合泽泻汤淡渗利湿健脾。泽泻汤，《金匮要略》用以治支饮，合入温胆汤，治疗因肝脾失调，痰浊中阻而致之眩晕，当属对症之剂。更加磁石、钩藤潜阳息风，丹参、酸枣仁和血宁神。俾痰热除，肝风息，气血和调，而眩可除。

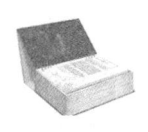

心悸腿肿

【验案】刘某，女，35岁，工人。患风湿性心脏病已15年。西医确诊为风湿性心脏病合并心力衰竭，经治疗病情不见好转，乃请中医治疗。

刻诊：患者面色㿠白，精神萎靡，气短懒言，大汗出，心悸胸憋，不能平卧，行动不便，动则气促，日进食约100g，下肢浮肿。脉细数而促（120次/分），舌暗红无苔。病久气阴大伤，胸阳不振。治以大剂益气养阴为主，佐以通阳和血。

处方一：白晒参30g，煎取浓液150ml，2～3日分多次服完。

处方二：太子参30g，麦冬15g，五味子9g，生地黄15g，阿胶10g（烊化），酸枣仁15g，丹参15g，北五加皮9g，生龙骨30g，生牡蛎30g，炙甘草15g。日服1剂。

服上方3剂，心悸气短胸憋好转，心率100次/分，夜能平卧，唯下肢仍有浮肿。上方加车前子15g，木通5g。另外，白晒参浓煎汤频服。续服3剂后，日进食250g，已能下床活动。唯近两日来大便每日2次。上方减木通，更加黄芪20g，莲子18g。又服5剂（白晒参停服），自觉症状明显好转，下肢浮肿消退，基本痊愈。

按：上述两个方剂：一为独参汤，煎剂频服，着重益气生津救脱；二为生脉散合炙甘草汤化裁，侧重益气养阴复脉。经过短时间的治疗，使病情很快好转而痊愈。

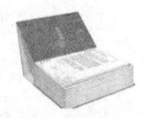

痞满胃痛

【验案】崔某，男，56岁。2006年4月25日就诊。

患胃脘疼痛已10余年。形体消瘦，胃脘痞满不舒，时时嗳气干呕，食后胃脘疼痛。先后两次做胃镜检查示：慢性萎缩性胃炎。经常服用中西药，病情时轻时重，迁延不愈。诊时见胃脘部灼热隐隐痛，嘈杂干呕，不思饮食，食后胃脘痞满胀痛，口燥咽干，体倦乏力，舌质红苔少，脉细数无力。证属胃阴不足，胃体失濡。治疗甘寒养阴，和中益胃。方用一贯煎加减。

处方：北沙参30g，生地黄15g，麦冬12g，枸杞子15g，太子参15g，焦山楂30g，乌梅肉15g，鸡内金12g，广木香6g，白芍30g，甘草3g。水煎服，每日2次，早、晚各1次。

服药3剂，胃脘疼痛大减，但仍纳谷不馨。照上方加炒麦芽15g，神曲12g。又服6剂，以上诸症均减。又在原方基础上略作加减，连服30剂，胃脘疼痛消失，饮食正常。随访1年，未见复发。

按：胃为阳土，喜润而恶燥。胃痛日久，郁热伤阴，胃体失濡。脉络拘急而胃痛隐隐，阴虚津少，无以上承，故口干嘈杂等。根据"酸甘化阴"之理，取太子参、生地黄、枸杞子、白芍、山楂、乌梅、甘草之酸甘以化阴，助沙参、麦冬滋阴生津之力，鸡内金补胃体固后天，广木香理气以防酸甘之滞，助生生之机。以上诸药合用，益胃阴，养胃体，故对胃阴亏虚之证，取效甚速。

第四讲 医案解读

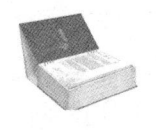

呃逆频繁

【验案】田某，男，50岁，退休职工。2005年10月5日初诊。

患者频繁呃逆反复发作1年余，屡治无效，邀余诊治。

症见呃声频作，精神萎靡不振，头晕耳鸣，失眠多梦，腰膝酸软无力，舌淡苔白，脉沉无力。证属肝肾亏损，胃气上逆。治宜温补肝肾，降逆止呃。拟肾气丸加减。

处方：干地黄、怀山药、补骨脂、枸杞子、菟丝子各30g，山茱萸、茯苓、杏仁、柿蒂各15g，肉桂、附子（炮）、泽泻、牡丹皮各10g，赤石脂30g，炙甘草6g。水煎服。

3剂后，呃逆停止。原方去杏仁、赤石脂、柿蒂，加淮牛膝、续断各15g。续服3剂，诸症大减。以丸药调理善后。随访，未见复发。

按：本例持续性频繁呃逆1年余，乃是肝肾亏损，肾气虚衰，摄纳无权，气机升降失常所致。故以肾气丸温养肾气，方中干地黄、山茱萸、山药、菟丝子、补骨脂、枸杞子滋补肝肾，以填补真阴；肉桂、附子阴中求阳以生肾气；杏仁、赤石脂、柿蒂降逆止呃，重镇摄纳。是方滋肾精，温肾阳，于阴中求阳，摄纳降逆。药证合拍，故呃逆止。

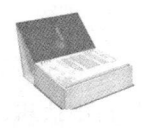

失眠遗尿

【验案】杨希玲，女，49岁。刻诊：头晕，失眠，多梦，烦躁，心悸，轰热，尤其是尿多，一会儿一上厕所，还尿不多，内裤整日湿淋淋，甚是苦恼。求治中医，要求先解决睡不着觉和遗尿问题，且勉强睡着噩梦纷纭。脉浮滑，舌淡苔白，饮食大便基本正常。此证为妇女更年期综合征，中医辨证为肝肾阴虚，相火上炎。

处方：淫羊藿30g，仙茅10g，巴戟天10g，黄柏10g，知母10g，肉桂10g，百合15g，生地黄25g，浮小麦50g，女贞子15g，墨旱莲15g，益智仁30g，香附子10g，赤白芍各50g，生龙牡30g，炙甘草30g，炮姜15g，生麻黄10g，大枣6个。7剂，水煎服，每日3次。

1周后复诊：头晕，心悸，烦躁，轰热消失，失眠遗尿略有改善。效不更方，上方加首乌藤50g，7剂继续服。

三诊，失眠多梦大幅改善，前方再续7剂，遗尿痊愈。病人甚为满意。后以知柏地黄丸和复方枣仁胶囊善后。

按：此案是一典型且临床常见病，治疗起来并不复杂。我治疗此类病，大多是以二仙汤为主进行加减。此案二仙汤淫羊藿、仙茅、巴戟天、黄柏、知母、肉桂治本；百合知母地黄汤合甘麦大枣汤安神定志；桂枝龙牡汤加强安神治失眠；二至丸滋补肝肾；滋肾丸和芍药甘草汤外加麻黄炮姜治遗尿；香附疏肝解郁。全方标本兼治，即针对病机考虑，又不离专药。

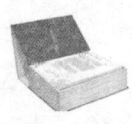

恶露不净

【验案】周仁青，女，31岁。产后半月，恶露不净，每天稀稀拉拉流血不止，同时腹泻缺乳，一天中，边吃边泻，人疲乏无力，小孩无乳可吃，哭闹不停，吃了不少西药仍止不住腹泻。无奈，其母找到我，请求中药治疗。

处方：生黄芪60g，当归15g，川芎15g，红参15g，茯苓30g，苍白术各30g，仙鹤草100g，鸡血藤30g，桂枝15g，赤芍15g，干姜30g，赤石脂60g，乌梅30g，炒三仙各15g，大枣10枚（切）。5剂，水煎服，每日3次。

1周后其母告知，腹泻已止，恶露已净，奶水已上来，喜上眉梢，直夸中医疗效好。

此案无特殊之处，完全按中医法则治之。虚者补之，瘀者行之，乱者和之。当归补血汤补血，佛手散加鸡血藤治恶露不净，四君子汤加桂枝汤补中调营卫，桃花汤加乌梅止泻，炒三仙健胃。全方补气和血，直中病机，故见速效。

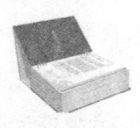

头痛欲裂

【验案】另某某，女，43岁。刻诊：头痛欲裂，无法忍受，患多年高血压病，实测血压190/90mmHg，饮食、二便基本正常，睡眠差，脉象寸上鱼际尺不足，舌淡苔薄白。典型的肝阳上亢证。

处方：沙苑子30g，勾丁150g，菊花30g，夏天无30g，夏枯草30g，川芎12g，怀牛膝30g，鸡血藤15g，黄芩30g，天麻30g，车前子30g，石决明30g，生龙牡各30g，益母草30g，泽兰15g，蝉蜕30g，女贞子15g，墨旱莲15g。3剂，水煎服，每日3次。

3日后告知，头已不痛，血压降至正常。效不更方，续服15剂，血压平稳，嘱杞菊地黄丸常服善后。

此方沙苑子、勾丁、菊花、夏枯草、黄芩平肝降火；石决明、生龙牡潜阳重镇；川芎、怀牛膝、鸡血藤、夏天无活血逐瘀；车前子、益母草、泽兰利水减压；女贞子、墨旱莲、天麻滋阴补精；蝉蜕安神定志。既针对病机，又照顾现症，药量精准，丝丝入扣，故见效较快。

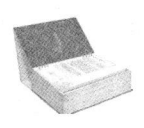

多年抽搐

【验案】裴某某，女，43岁。多年抽搐不停，就诊时，每两三分钟就抽一下，好像打战一样，病人多方就医不效。在西安某三甲医院曾诊断为类风湿关节炎，癫痫，中医痹证等，吃药多时，无有寸效，病人十分痛苦，经人介绍，慕名来西安求诊中医。此病西医脑电图已排除癫痫，无放电现象。我接诊后，辨证为是痰瘀经络，肝风内动。

处方：温胆汤合芍药甘草汤加减。天竺黄30g，枳壳15g，陈皮15g，清半夏30g，制天南星30g，茯苓30g，地龙12g，僵蚕12g，丝瓜络15g，勾丁30g，秦艽25g，蜈蚣3条，白芍90g，甘草30g，郁金15g，路路通15g，生姜6片。7剂，水煎服，每日3次。

1周后复诊：病情大有好转，抽搐减少，病人甚喜，效不更方，续服7剂，多年抽搐治愈。

按：此案无特别治疗之处，就是按中医的辨证思路处理，行气化痰，止痉通络，镇肝息风。故见效颇速。还是一句老话，抓住病机，见证发药。

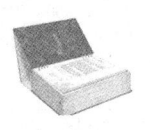

病久发热

【验案】王某，男，38岁。刻诊：人高羸瘦，面白皙，发热已1个月余，每天下午高热38℃以上，人发困无力，在某三甲医院治疗半月，用过各种抗生素，包括昂贵的进口药，无效，激素用过热退后复燃。影像学检查显示心脏三尖瓣闭锁不全，有一小增生物。心悸，脉浮大无力而数，舌淡苔薄，饮食、二便基本正常。要求中医治疗。辨证：气阴两虚，虚热痰凝。

处方：青蒿鳖甲汤合生脉散桂枝龙牡汤加减。青蒿50g，炙鳖甲30g，制龟甲

25g，银柴胡25g，生地黄15g，南北沙参各30g，西洋参20g，麦冬45g，辽五味15g，桂枝30g，炙甘草30g，生龙牡各30g，红景天30g，银杏叶30g，重楼30g，浙贝母20g，丹参30g，生姜6片，大枣5枚。7剂，水煎服，每日3次。

1周后复诊：热退人有力，无心悸，影像学复查心脏三尖瓣小增生物已无，但服药后便溏。病人大喜，要求巩固治疗。补中益气汤合生脉散善后。

按：此病治疗在西医看来无法治疗，在中医看来还是比较容易的。久病发热，气阴两虚，益气和阴就行。虚热，青蒿鳖甲汤，滋阴，生脉散，散结，消瘰丸，其余随证加减。方证对应，故见效神速。

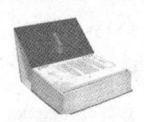

高压头痛

【验案】黄某某，女，70岁。刻诊：人羸瘦，中等个子，面略黑，主不诉，头痛如裂，昏胀，失眠，咳嗽，一月有余，脉弦滑有力，寸上鱼际，舌淡苔白，血压190/110mmHg。中医辨证，肝阳上亢，肾阴亏枯。治则：平肝潜阳，滋补肝肾。

处方：沙苑子30g，勾丁200g，菊花30g，茺蔚子30g，夏枯草30g，川芎10g，怀牛膝10g，天麻30g，生龙牡各30g，桂枝25g，白芍25g，清半夏30g，炒枣仁30g，柏子仁20g，木香15g，代赭石30g，磁石30g，玄参30g，生甘草6g，陈皮10g，茯苓30g，紫菀15g，款冬花15g，焦三仙各15g。7剂，水煎服，每日3次。

1周后复诊：头痛咳嗽减轻，失眠好转，血压120/80mmHg。效不更方，续服7剂，诸症平稳。

按：此证治疗并不复杂，患者在乡下治疗1个多月不效，转入我处治疗，关键在于用方不当，药量不足。我接手后用天麻钩藤饮，桂枝龙牡汤，二陈汤加减，平肝潜阳，滋补肝肾，很快见效。一是用方准确，二是用量给足。勾丁直接给200g，这是关键，血压很快下降，诸症平息。此案治疗要抓主本质，平肝潜阳，直捣黄龙；不要只是局限于头痛，失眠，咳嗽诸症，舍本逐末，见证治证。

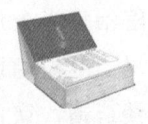

脑梗头晕

【验案】温某，男，68岁，某省委党校前副校长。患头晕多时，省医院检查系腔系性脑梗死，住院治疗一段时间，现头晕犹如戴一帽子，血压偏高，西医治疗不佳，经朋友介绍求治于中医。

刻诊：中等个子，面略憔悴，舌质淡，苔白腻，脉弦滑，饮食二便基本正常，余无他明显之症，要求继续解决脑梗死引起的头晕，以免后患。中医辨证：气血不和，痰阻血瘀，清阳不升，浊阴不降。

处方：柴陈泽泻汤加减。柴胡15g，黄芩15g，清半夏30g，党参30g，陈皮15g，茯苓45g，桂枝15g，白芍15g，泽泻60g，天麻30g，勾丁30g，菊花30g，怀牛膝15g，沙苑子15g，鸡血藤45g，乌蛇20g，生麻黄6g，石决明30g，银杏叶30g，川芎30g，生姜3g，大枣3g。7剂，水煎服，每日3次。

1周后复诊：病人甚是欣喜，要求继续服药，巩固。效不更方，再续7剂痊愈。

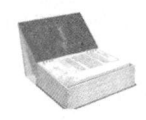

双手湿疹

【验案】赵某某，女，54岁。双手手背严重湿疹，西医诊断为神经性皮炎，经西医皮肤科治疗3个月，越治越重，心情郁闷，沮丧无比，经熟人推荐，慕名求治中医。

刻诊：双手手背黢黑一片，上有明显疹子，微湿发痒。涂过医院开的不明药膏，用过药店买的各种治疗皮肤病的药膏，吃了医生给开的激素和抗过敏药物，结果越治越重，好不恼火。无奈，经人介绍，求诊于吾。辨证：脉浮濡，舌淡苔白，余无他症。中医诊断为湿毒瘀积。

处方：皮炎解毒汤加减。土茯苓30g，川芎10g，莪术12g，黄连10g，紫草12g，生甘草30g，路路通30g，徐长卿30g。7剂，水煎服，每日3次。

1周后复诊：双手手背颜色基本恢复正常，痒止，仅留数个瘀斑。病人大喜，言中医真是神奇，几个月不治顽疾，7剂药就搞定。

效不更方，上方加丹参30g，紫草加至30g，加强活血散结，续服7剂，痊愈。

此案无稀奇之处，专方治专病也，皮炎解毒汤治湿毒湿疹，吾常用效方，加路路通，徐长卿祛风止痒。

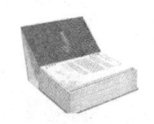

眼肌无力

【验案】屈某某，男，40岁。1月前患感冒，治愈后，左眼上眼睑下垂，无力上展。

经多方中西医治疗，用过新斯的明和针灸无效，求诊于吾。

刻诊：人中等个子，面色泛黄，无神，左上眼皮下垂，盖住半个眼睛，甚为沮丧，脉象右手沉弱无力，左手浮濡，舌质淡白，苔薄微腻，饮食、二便基本正常。要求治疗眼肌无力。中医辨证：中气不足，眼肌痿废，西医属肌无力症。治则：补中益气，健脾壮肌。

处方：补中益气汤加减。生黄芪150g，党参30g，苍术10g，当归12g，陈皮12g，柴胡10g，升麻10g，羌活12g，生麻黄10g，鸡血藤15g，细辛6g，桂枝15g，甘草12g，生姜6片，大枣3枚。7剂，水煎服，每日3次。

1周后复诊：左上眼皮已恢复正常，病人十分高兴，喜情洋溢其表，要求再服几剂巩固治疗。效不更方，原方予7剂痊愈。

此症治疗不复杂，亦无其他兼症，据中医脾主肌肉理论治疗，用补中益气汤，故收效较速。

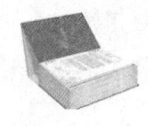

重度阳痿

【验案】刘某某，男，38岁，某建筑公司老总。通过朋友介绍找到我，请帮忙解决一下生理问题。

刻诊：人胖高大，面白圆润，按脉滑实有力，舌淡苔腻，手掌肥厚，红斑相间，头发油腻，易乏易困，饮食、二便基本正常。现在虽说事业有成，但总是高兴不起来，沮丧地对我说，当前主要是房事不行，不是早泄，就是阳痿，也没有太大兴趣，最近越发严重，夫人很有意见。

我听后一笑，曰：此是富贵病，吃得好、吃的东西太多了，加之过去房事太频造成的。好解决。

病人听后很高兴，问真的吗？我说是的。随后给他开了两种药：起萎丸和强力降脂丹。交替服用。

十天后，来电告诉我，你的药真好使，我现在已经有性欲了，而且又能同房了，但是时间还有些短。我告知，不要着急，性事也不要太多，刚恢复，要休息养生，只有这样才能持久。病人听之，说一定照办，1个月后又见面，说现在都好了，一切正常。

此证虽说阳痿较严重，但是病因比较单纯，肥胖多脂，中医称为痰瘀阻络，宗筋不举。治则：行气化痰，通络起阳。化痰用强力降脂丹（牛黄粉，三七，水蛭，首乌，炮甲珠，西洋参等），起阳用起痿丸（蜈蚣，水蛭，鹿茸，马卡，当归，高丽参，阳起石等），双管齐下，故见速效。

此证病人因有痰瘀，故要同时降脂化痰，才能保证疗效。对于单纯肾虚亏损者，可以只用起痿丸，温补肾精，兴阳起痿。

曾有一中年妇女，来电与我诉说苦恼，其夫阳痿不举，几个月不能同房一次，求我想想办法，帮助解决一下，我听其言甚戚甚苦，答应为其夫治疗，开了1个疗程的起痿丸，只用了1周，她就打电话感谢我说其夫已好。

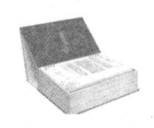

乳腺增生

【验案】赵某某，女，32岁，河南省漯河人。患乳腺增生已3年，吃过很多中药，并贴过某专科专治乳腺增生的药膏仍然无效，还引起了乳房过敏。恰逢我在此地出诊，便过来求治。

刻诊：面略黄，不胖，脸上有浅淡褐色斑，舌淡红，苔薄白，脉右浮濡，左浮滑，平时性格稍有急躁，月经量偏少，无带下之症，饮食、二便基本正常。

查体乳房右侧，内上限区有一鸡蛋大小包块，外下限区有一鸽子蛋大小的不规则包块，质地不硬，边缘清楚；乳房左侧，内上限有一鸡蛋大小的，近似椭圆形的包块，质地不硬，边缘基本清晰。

每月来月经时都胀痛，平时略有疼痛不适。由于患病时间较长，害怕癌变，常有心情不悦。

我告知，此病不用害怕，一般不会转成乳腺癌。这是西医所称内分泌失调造成的，中医认为是肝气不疏，痰湿郁结。我给你开一个方子，吃一段时间就会好的。

处方：乳消丹（主要成分为柴胡10g，枳壳10g，白芍10g，陈皮30g，麻黄3g，甘草10g，醋香附12g，制半夏30g，石龙子30g，鹿角片10g，川贝母10g，白蚤休10g，金铃子10g）。每日3次，每次6g。

1个月后复诊：病人高兴地报告，这药真灵，吃完1周后，乳房就不痛了，现在两侧增生大包块已缩小2/3之多，小的已经没有了，这是以往吃药没有见过的，速度真快。我说可以继续吃，很快就会好的。

半个月后该女士电告，乳房再没有痛过，包块基本上没有了，病告痊愈。

古道瘦马按：此病临床上很常见，诊断也很容易，但治疗起来并不是很容易，中医都知道这是肝气不疏，痰湿郁结，关键就在于没有找到有效的中药和方子。我经过多年摸索，以及借鉴有关名医的经验，组成了这么个方子，临床使用效果还是很显著的，故写出来，希望大家使用。

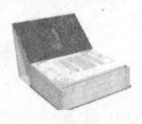

昼夜不眠

【验案】张某某，女，60岁。失眠已经十几年了，一直依靠西药地西泮入睡，但是近3日西药也是失效了，加大剂量也无济于事，已经连续3日没有入睡了。人很烦躁不宁，精神疲惫。要求用中药试试。

刻诊：面显憔悴，两目血丝密布，双手寸关脉浮滑，舌淡红，苔薄白，饮食一般，大便略干，余无他症。迫切要求解决失眠问题。辨证：心肝火旺，神不得安宁。

处方：生地黄500g，肉桂10g，百合30g，知母10g，蝉蜕10g。3剂，水煎2遍，取250ml左右，临睡前1小时服下。3日后转方。

3日后复诊：叙之，第一天晚上喝完药，肠鸣一阵，睡了2小时。第二天晚上睡了6小时，第三天晚上睡了6小时，现按先生要求来转方。平脉，寸关已不浮滑，火已平定。

转方：黄精50g，辽五味15g，合欢花15g，山楂15g。续服1周，睡觉时好时差。多年痼疾亦从缓计之。以麦味地黄丸合复方枣仁胶囊长期服用，1个月后睡眠渐渐趋于正常。

注：此案例药量仅适用于心火过旺，大便偏秘者，脾弱中虚者不宜用。如果想用可以把生地黄改为熟地黄为宜。

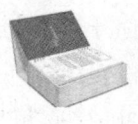

老妇阴吹

【验案】王某某，女，78岁。平日里有高血压病及哮喘性气管炎，一直服用我配制的药丸，固疾未有再犯。近日刚进入隆冬交九，突然找到我说，近几天不知道得了什么怪病，老了老了，阴道里一天到晚不停地喷气，火辣辣的。该不是得了癌症吧。我听后一笑，别紧张，此病中医妇科里叫阴吹，好治。

刻诊：左手脉弦滑有力，右手沉濡无力，舌淡红苔白，纳差，胃胀酸，大便一般三四天一解，这次已经五天了还没有解。此乃少阳郁结，腑气不通，气不走后阴，走前阴。大柴胡汤证也。

处方：柴胡30g，黄芩30g，姜半夏30g，枳壳45g，生白芍60g，生大黄15g，代赭石30g，败酱草30g，炒三仙各15g，生姜3片，大枣6枚。3剂，水煎服，每日3次。

3日后复诊：阴吹愈，胃酸止，食欲开，大便通。但是又添腰胯痛一证，上方加杜仲30g，续断30g，3剂，吃完诸症消失。

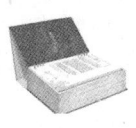

结膜出血

【验案】陈某某，女，52岁。因朋友在一起聚会，高兴之余，乘兴喝了半斤多烈性白酒，当晚回去后女儿发现其双眼结膜通红，照镜子一看，是出血，犹如兔子眼。心中甚是恐慌，连夜打电话咨询我。我告知此乃木火刑金，热伤脉络，不必害怕。我开一方吃几天就会好的。

处方：霜桑叶50g，杭菊花30g，生麻黄5g。3剂，水煎服，当茶饮。

3日后面诊：结膜出血已经散去80%，病人甚是高兴，要求继续治疗。

续方：霜桑叶50g，密蒙花30g，生麻黄5g，蒲黄粉15g。3剂，水煎服，当茶饮。3日后彻底痊愈。

此案并不复杂，因肝火上冲，伤及肺络，导致结膜出血。眼白归肺。故用桑叶、菊花、密蒙花清肝降火，治本；麻黄散结，蒲黄祛瘀治标。病机吻合，标本兼治，故收效显著。

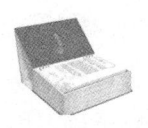

静脉曲张

【验案】刘某某，女，65岁。下肢静脉曲张2年，西医要求手术，病人害怕，故求治中医。查体：双下肢静脉弯弯曲曲，发紫，鼓起如蚯蚓。平时腿胀酸困，不能长时间步行。现时头痛，脉弦滑，舌红苔白。饮食、二便基本正常。中医辨证：筋瘤。西医诊断为中度静脉曲张。

处方：生黄芪150g，当归30g，枸杞子30g，菟丝子30g，丹参30g，怀牛膝15g，赤芍25g，昆布25g，海藻25g，僵蚕12g，地龙10g，生甘草15g，忍冬藤30g，牡丹皮12g，栀子12g，川芎30g，7剂，水煎服，每日3次。

1周后复诊：腿胀酸困减轻，鼓起静脉平整，可以走1千米左右无碍。头已不再疼痛。效不更方。去川芎，加忍冬藤至60g，10剂。痊愈。

175

按：此证治起来比较顺利，主要是静脉曲张比较轻。该证治疗原则：补气活血，养阴濡筋，软坚散结。气虚无力推动血上行故用黄芪、甘草；静脉属筋血虚不营筋，且肝主筋故用当归、枸杞子、菟丝子等滋之濡之；血瘀则聚故用丹参、赤芍、川芎，兼热用牡丹皮、栀子；静脉成团宜散之，故用海藻、昆布、僵蚕等；忍冬藤、地龙通络，牛膝引药下行。全方组织合理，重点突出，用药适当，故收效较快。因此病例较轻，治疗也快，如重者则需时日，但治疗原则不变。此点不可不知。

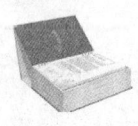

荨麻疹案

【验案】韩某，女，60岁。患慢性荨麻疹多年，时好时坏，一直未彻底治愈。近1周，突然荨麻疹全身遍起，红色斑疹满布，搔痒无比，抓痕累累，夜不能眠，心烦易怒，舌红苔黄腻，脉象弦滑有力，便干，在医院治疗1周，病情不减，又吃某老中医药3剂，无效，反而加重，经人介绍改诊于我。我观前老中医方为消风散加减，药物偏热，明显药证不符，故而加重。此证明显为风热郁积体表，只宜辛凉解表，凉血散瘀。

处方：犀角地黄汤合银翘散加减。水牛角60g（先煎），生地黄30g，芍药15g，牡丹皮12g，连翘30g，银花30g，苦桔梗6g，薄荷10g，淡竹叶15g，生甘草30g，荆芥10g，防风10g，淡豆豉10g，牛蒡子12g，苦参30g，白鲜皮50g，紫草30g，茜草15g，地肤子15g，枳壳12g，地骨皮30g。5剂，水煎服，每日3次。

1周后复诊：告知吃3剂后痒轻，5剂后发作减少，效不更方，又续服7剂，痒止疹退，基本痊愈。后以乌蛇止痒丸善后，嘱忌口3个月，辛辣海鲜，以防复发。

按：此病治疗之所以较快，关键在于辨证准确，用方得当。犀角地黄汤，清热凉血，散瘀退癍。银翘散辛凉透表，清热解毒。外加治皮肤专药，苦参、白鲜皮等。通过此案，应该注意一点，治病不要死守一法一方，要辨证处理，分清虚实寒热，分别不同施法用方，才能治起病来得心应手。

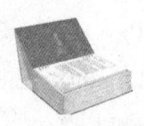

浅静脉炎

【验案】韩某，女，27岁。患胸肋部血栓性浅静脉炎。西医治疗半个月，输液消炎，无效，求治于中医。查体：左乳房下，胸肋部有一2寸长隆起长条，抚摸起来疼痛不已，外观不红。舌微红，苔薄白。饮食、二便基本正常。中医辨证为"脉痹"证。治则：疏肝理气，活血通络。复元活血汤合活络效灵丹加减。

处方：大黄10g，甘草10g，柴胡15g，当归15g，花粉15g，炮甲珠10g，桃仁12g，红花12g，丹参25g，制乳香、制没药各6g，连翘30g，路路通10g，丝瓜络10g，升麻12g，赤芍10g。5剂，水煎服，每日3次。

1周后复诊：胸肋部条形隆起物消失，患处已不疼痛。痊愈。

按：此证辨起来不难，但是治疗起来不易。关键是要找到有效方子。积多年经验，我认为复元活血汤合活络效灵丹最为有效。复元活血汤活血散结，且行上部；活络效灵丹通络止痛；升麻、大黄、连翘等清热祛毒。上述各药，协同配合，直达患处，疏肝理气，活血通络，故见效神速。

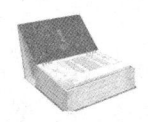

血管痣瘤

【验案】张某，女，36岁。最近一段时间突然发现身上和两侧胳膊上出现了不少散在性的小红点，小的如针头，大的如小米和绿豆。求诊于医院不知何病，转诊中医。

我看过以后，像是肝病的血管痣，此痣老年人常见。我年轻时背上有一个小米大的，也没有在意，但是到50岁以后，上身泛滥，长了很多，我也没有在意，认为是属于老年斑一类，故也未治。但是年轻人长这东西，还是头一次遇到。

思之良久，不知何病，因和肝病的血管痣相同，只不过略小些罢了。故定名为血管痣。但是如何治？还不明确。

先参看其他症吧。脉浮滑，舌质红，苔薄白，性急易怒，同时患有划痕性皮炎，饮食、二便基本正常，月经按时偏黑。

中医辨证：肝郁血热，脉络溢行。

处方：丹栀逍遥散合过敏煎加减。牡丹皮12g，栀子15g，银柴胡12g，赤芍15g，紫草25g，当归12g，茯苓12g，白术10g，蚤休25g，浙贝母15g，辽五味10g，乌梅15g，地龙10g，防风10g，蝉蜕12g，白鲜皮25g，乌蛇30g，仙灵脾30g，仙茅15g，枸杞子30g，生甘草25g。7剂，水煎服，每日3次。

1周后复诊：血管痣无变化，划痕性皮炎基本治愈。效不更方，续服14剂，再诊，血管痣变淡，三诊，又续服20剂，血管痣退净，治愈。患者大喜。

按：此病从肝入手治起，丹栀逍遥散疏肝理气，凉血散结，过敏煎脱敏祛风，仙灵脾、仙茅、枸杞子等药含有雄性激素，可以抵抗雌激素。因肝病的血管痣从西医角度讲是肝内雌激素灭活作用减弱，雌激素过多造成的。中西理论结合，还真收到效果。

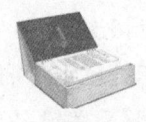

半夜心悸

【验案】于某某，男，39岁。主诉：近2个月，每天半夜时间，突然一阵莫名其妙的心悸心搏，甚是恐惧，过一会儿又好了。求西医治疗，不知何病，也无法用药，仅给开一些维生素B$_1$和谷维素。无奈只好求助于中医。四诊：人胖易乏困，双手掌发红，饮食、二便正常，脉弦滑有力，舌微红，苔白。化验血脂高。中医辨证：少阳痰火，夜扰心神。

处方：小柴胡汤和生脉散加减。柴胡30g，黄芩15g，清半夏15g，北沙参30g，生姜3g，大枣3枚，甘草10g，麦冬30g，辽五味15g，生龙牡各30g，炒枣仁30g，生龙齿30g，磁石30g。5剂，水煎服，每日3次。

1周后复诊：患者高兴地报告，2剂药后，半夜心悸就停止了。5剂药吃完就再也没有犯过。中药真神奇。接着要求治疗高血脂。

按：我一般治疗夜半诸症，不管是发热、心悸、咳嗽等，只要是定时发作的，一律用小柴胡汤加减。此案亦如是。因有心悸，故合用生脉散和龙骨牡蛎养阴定志。炒枣仁是学习老中医孙朝宗的经验，凡是半夜之症就用酸枣仁。

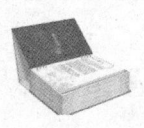

再障贫血

【验案】荣某某，男，17岁。初诊：2013年2月10日。患者头晕、心悸、疲乏、衄血已2年。经当地医院治疗后而血止。于本年12月又再次鼻衄多量，伴头晕、心悸、面色苍白，常常感冒，记忆力减退。曾在当地医院住院治疗3个月，诊断为"再生障碍性贫血"。经输血及服西药治疗，未见好转，转西安市某医院骨髓检查亦诊为"再生障碍性贫血"。经服西药、输血治疗后，效果不明显，求治于中医。来诊时症见：鼻衄，头晕，面色苍白，畏寒发热，软无力，失眠多梦，食欲欠佳，大小便尚可。脉象滑数，舌微红苔薄白。血常规：血红蛋白37g/L、红细胞计数1.23×10^{12}/L，白细胞计数1.8×10^9/L，中性0.46，淋巴0.50；血小板计数30×10^9/L。

第四讲　医案解读

此病中医归于虚劳证。现为肝肾阴亏，血热妄行。治则滋养肝肾，凉血降火。

处方：水牛角60g，生地黄50g，赤芍20g，牡丹皮25g，补骨脂30g，鸡血藤30g，女贞子30g，墨旱莲30g，紫草30g，重楼30g，花粉25g，生地榆15g，北沙参30g，制首乌30g，仙鹤草50g，生黄芪50g，当归15g，苍术15g，生甘草30g，大枣10枚。每诊30剂。

另：紫河车60g，阿胶60g，龟甲胶60g，鹿角胶60g，鹿茸（代）30g。打粉，每次3g，每日2次。

以上方为主，服有半年。其中服药1个月后鼻衄停止，头晕、心悸、疲乏好转。2013年8月22日血常规：血红蛋白93g/L、红细胞计数$2.71×10^{12}$/L，白细胞计数$4.5×10^9$/L，中性1.6，淋巴2.7；血小板计数$52×10^9$/L。

效不更方。水牛角30g，生地黄60g，赤芍25g，牡丹皮25g，补骨脂30g，鸡血藤30g，女贞子30g，墨旱莲30g，紫草30g，重楼30g，花粉30g，生地榆15g，北沙参30g，制首乌30g，仙鹤草50g，生黄芪50g，当归15g，苍术15g，生甘草30g，代赭石30g，大枣10枚。30剂。

另：紫河车60g，阿胶60g，龟甲胶60g，鹿角胶60g，鹿茸（代）30g，西洋参60g。打粉，每次3g，每日2次。

2013年10月19日血常规：血红蛋白112g/L、红细胞计数$2.71×10^{12}$/L，白细胞计数$4.2×10^9$/L，淋巴2.0；血小板计数$87×10^9$/L。

2013年10月20日赴西安再诊：病情基本稳定，各种症状消失。饮食、二便正常，精力充沛，开始备战高考。将上药制成丸药，慢慢服用，巩固治疗。

此病的治疗，坚持中医辨证，有热则凉，有虚则补，长期守方，病机不变，方药不动，故收疗效。临床上对于一些慢性病，疑难病治疗，一定要判断准确，坚持守方，必见成效。

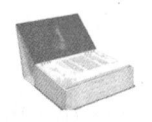

过敏鼻炎

【验案】邢某，女，50岁。患过敏性鼻炎和荨麻疹10余年，久治不愈。从千里之外的黑龙江赴陕求医，一路鼻涕不息，胸闷气短，胫踝肿胀，身上斑丘疹，此起彼伏，瘙痒无比。舌淡苔白，脉弦细弱，饮食、二便尚可。

处方：生黄芪100g，防己15g，当归20g，荆芥10g，防风10g，麻黄3g，细辛3g，银柴胡12g，乌梅15g，羌活10g，地龙10g，乌蛇30g，生甘草15g，沙苑子15g，陈皮10g, 白鲜皮30g, 白芷15g, 徐长卿15g, 大枣3枚。水煎服, 每日3次。

服药后, 在西安游玩3天期间, 清涕戛然而止, 胸闷气短消失, 脚踝消肿, 荨麻疹亦减轻。病人直叹神奇, 小小三服药, 竟能去数十年顽疾。效不更方, 续服12剂, 诸症消失。

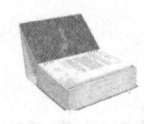

糖尿病症

【验案】侯某某, 男, 60岁, 高级教师。

刻诊：面黑憔悴, 神情默默, 身高1.75m左右, 消瘦, 舌淡红苔薄, 脉沉弱无力。

主诉：糖尿病1年多, 当前血糖, 空腹15.5mmol/L, 原来体重75kg, 现在不到50kg, 人乏困无力, 无精神, 记忆力减退, 反应迟缓。能食每顿吃不饱, 大便时有失禁。情绪悲观失望至极, 在妻子劝说下, 寻求中医治疗。此病是典型的中医消渴症, 属于中消证。辨证：气阴两虚, 火郁中焦。

处方：生黄芪150g, 苍术30g, 怀山药30g, 玄参15g, 仙鹤草50g, 淫羊藿30g, 黄连30g, 石菖蒲15g, 远志12g, 葛根60g, 翻白草30g, 生甘草30g, 鬼箭羽30g, 陈皮10g, 熟地黄30g。10剂, 水煎服, 每日3次。

10日后二诊：人已无强烈饥饿感, 有点劲, 大便已无失禁现象, 脉已转为浮濡, 舌淡苔白, 人明显有精神, 情绪振奋。要求继续治疗。上方黄连减为20g, 续服20剂, 诸症消失, 体重上升至60kg左右。血糖降到8.0mmol/L。上方继续, 每2日1剂, 要求再服3个月, 检查化验。

按：此案糖尿病属中医消渴症, 临床上已不多见, 多数患者无三消症。该案治疗起来无什么新意, 无非按中医辨证, 施方用药, 只要对症, 见效是很快的。上方生黄芪、仙鹤草、淫羊藿、生甘草补气；怀山药、玄参、葛根、熟地滋阴；苍术健脾；黄连清热降低胃功能亢进；石菖蒲、远志开窍醒志；翻白草、鬼箭羽活血降糖；陈皮行气防止大量黄芪补中壅塞。故病机相投, 速见疗效。治疗糖尿病一定要按中医的辨证处理, 切忌按西医思路堆积一大堆具有降糖作用的中药治疗。这是我的认识。

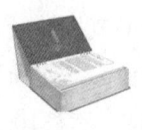

冠心重症

【验案】和某某, 女, 79岁。

第四讲 医案解读

刻诊：胸闷气短，心悸心跳，高血压病，乏困无力，眼干涩，纳差，便秘，几天一次。舌红苔厚，脉滑结代，三五一停。西医诊断为高血压病、冠心病。中医辨证：痰瘀三焦，气机不利。治则：清热化痰，通泻三焦。

处方：瓜蒌45g，薤白10g，黄连10g，清半夏30g，代赭石30g，竹茹30g，生大黄10g，炒莱菔子30g，火麻仁10g，枳实15g，北沙参30g，红景天25g，银杏叶25g，麦冬30g。7剂，水煎服，每日3次。

1周后复诊：胸闷气短、心悸心跳好转，大便两天一解。舌苔已化转薄。脉搏已变为跳七八次一停。食欲缺乏，眼睛干涩，有眼屎。效不更方。上方加莪术15g，焦三仙各30g。续服7剂。

三诊：胸闷气短、心悸心跳已无，结代脉恢复正常，可以吃东西。眼睛仍然干涩糊眼。上方继续，又加入桑叶30g，夏枯草30g。7剂吃完。诸症消失，血压平稳，后以丸药调理善后。

按：此证治疗起来并不复杂，按中医病机辨证治疗，有是证用是药，清热化痰，疏理三焦，很快见效。治疗此病一般医生易犯见症发药的错误，见到结代脉和冠心病，不分寒热虚实，易用炙甘草汤，或活血化瘀之药，甚至一见耄耋老人红参、黄芪、西洋参等一类大补药就用上去了。这种不分病机，不论寒热的治法很难取得好的效果。中医治病一定要按规矩来，认真辨证，分清寒热虚实，有是证用是方，有是证用是药，针对病机治疗，才能取得好的效果。

第五讲 辨证心悟

一位好的中医都有些拿手的绝技及擅长的方面。本讲主要收录了几篇笔者看病最有体会的病证，也可以说是诊治比较有把握的病证。其中一些辨证用药之法也是多年临证之精华，按此思路识证治病，一方面方向不会错，另一方面掌握得好，疗效会有所提高。此乃笔者多年心法，亦是授徒要点，可谓辨证用药规律之真经。

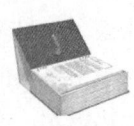

浅谈对阴疽治疗的认识

痈、疽是外科上的两大证，阳证为痈，阴证为疽。痈好治，疽难疗。《外科全生集》以阴、阳分之。

人身所有者，气与血耳。一旦气血失调，便产生疾病，痈疽也不例外。痈疽的产生，是病邪侵袭机体后，使气血运行不畅，气血滞留凝聚，则生壅肿；日久不散，则血肉腐败而成脓。

痈与疽虽都是由气血凝滞所生，但两者是有区别的。痈属阳性，局部具有红肿热痛，是易脓、易溃、易敛的急性疮疡。疽为阴性，分有头疽与无头疽两种。有头疽发于肌肉，初起即有粟粒状脓头，以后腐烂，形如蜂窠；无头疽发于筋骨之间，初起无头，漫肿色白，根脚散漫，酸多痛少。疽是难消、难溃、难敛的疮疡。

临床上治疗痈证，以仙方活命饮为主，大多有效。我常用大剂当归补血汤合五味消毒饮加桔梗、皂角刺、穿山甲（代）等治疗，很快就能治愈。但对阴疽的治疗，如深部脓肿、骨髓炎、骨结核、股骨头坏死等，确非易事。这些病基本上属于中医上称为的无头疽。

无头疽毒邪多深伏，正气虚惫，排脓无力。治疗不宜用寒凉之品。寒凉可使毒邪郁遏于内，更不利于托毒外出。因此，根据临床多年经验，治疗原则应予补益气血，使其移深居浅，毒邪达外。方宜以阳和汤或八珍汤为基础，加生黄芪、穿山甲（代）、皂角刺之类，双补气血，活血散瘀，消肿散结，以利托毒排脓。骨髓炎、骨结核、股骨头坏死与肾有关。肾主骨，肾足则骨健。故在治疗股骨头坏死与骨结核中，多加骨碎补、川续断、狗脊、龟甲、鹿角霜、狗骨等补肾强筋骨药，以利被破坏的骨质再生，使功能障碍恢复正常。骨髓炎、股骨头坏死严重的多有功能障碍，甚者有畸形。我多在该病愈后，予壮筋骨、通经活络之品进行调理，对功能恢复确有效果。

【验案】张某，女，52岁。2007年10月来诊。

刻诊：中等身高，面黄，来时拄双拐，走路蹒跚，疼痛难忍，坐下艰难。

主诉：患病3年多，开始只是痛，还能走，因为在农村，也没有很好地检查治疗，痛时医疗站给些止痛片对付一下还可以。谁知越来越重，以致现在痛得无法站立、行走。经某县医院和某省级医院摄片检查，为双侧股骨头坏死兼右侧脱臼，院方要求做更换股骨头手术，费用颇昂。因经济拮据，特请中医治疗。

观舌淡苔薄白，脉沉细无力，饮食一般，大小便正常。从久病易虚，肾主骨髓入手，以阳和汤合八珍汤、封髓潜阳丹为主加减。

处方：生地黄、熟地黄各25g，淫羊藿30g，杜仲15g，川续断15g，骨碎补30g，黄柏25g，砂仁6g，怀牛膝15g，制龟甲15g，生黄芪60g，当归15g，太子参15g，苍术10g，陈皮10g，土鳖虫10g，制乳香、制没药各10g，生甘草10g，赤芍15g，川芎10g，威灵仙15g，天冬15g，紫菀15g，蜈蚣3条，全蝎10g，鹿角霜30g，石斛45g。30剂为1个疗程，水煎服。

1个月以后复诊：已不甚痛，能不用双拐走10余步。效不更方，又服2个月，已基本不痛了，能慢慢行走。

摄X线片检查：股骨头原先坏死部位密度增加，股骨头骨质清晰，边缘圆滑，其骨质破坏区已不能清楚看出。建议骨科右侧脱臼复位。后又服3个月丸药，基本治愈，行走如初，能操持一般家务活动。患者万分高兴。

此类病很多中医是按痹病治疗，我觉得不如按阴疽治疗好。按痹病治疗，多重于活血祛瘀，温阳通络，不太符合病机。实践证明，按阴疽治疗效果似更好一些。一孔之见，仅供参考。

临床上用此方法，我曾治多例骨结核、骨髓炎、强直性脊柱炎等，都收到良好的效果，并非不治之症或必须手术。中医这方面确有长处，吾辈有责任发扬之。

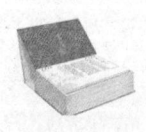

头痛治疗的关键之药

关于治疗头痛一证的方药很多，但是有一种药却是很多名老中医都爱用，它即川芎。我在临床也爱用，但是用量不同，有用量小的，有用量大的。到底用哪个量有效呢？笔者的体会是大剂量，即30～50g，疗效明显。有时真如古人形容的"一剂知，二剂已""效如桴鼓"。这方面治疗成功的例子很多。现再转录两篇比我更优秀的文章，以供参考。

【验案一】偏头痛验方。

张某，男，20余岁，工人。患偏头痛数年，二三月辄一发，发则疼痛难忍，必以头频频用力触墙，始可稍缓。数年间遍尝中西药不效。刻下正值发作，患者不断以拳击其头，坐立不安，呻吟不已，汗下涔涔，脉沉伏，舌质正常，苔薄白，余无异常。我想头痛如此剧烈，必因气血瘀滞，发作时得撞击而暂舒者，气血暂得通行故也，通其瘀滞，其痛或可速止。

乃用《辨证录》之散偏汤出入：川芎15g，柴胡10g，赤芍12g，香附6g，白芥子6g，郁李仁10g，荆芥、防风各10g，白芷6g，甘草3g。3剂，每日1剂。

原方川芎用一两（30g），嫌其过重，故减其半。数日后邂逅于途，彼欣喜见告云："当天服一煎后，其痛更剧，痛不欲生，一气之下，乃将3剂药合为一罐煎之，连服2次，不意其痛若失，目前已无任何不适。"

川芎为血中气药，气味辛温，善行血中瘀滞，疏通经隧，而1剂用至45g之多，得效又如此之捷，实阅历所未及者。笔者之用大剂量川芎治偏头痛，即自此案始。偏头痛多属实证，但有寒热之辨。川芎辛温善走，只可用于寒凝气滞、气滞血瘀之证，用于热证，则不啻火上加油矣。阴虚有火，阳虚气弱，用之不当，亦有劫阴耗气之弊。（《读书析疑与临床得失》）

【验案二】血管性头痛验方。

血管性头痛验方：杨福民（已故老中医，教授，吉林省中医院风湿科原主任）。

血管性头痛临床较多见，我的学友于宝锋医生（内蒙古呼伦贝尔市人民医院中医科）在王清任的活血通窍剂通气散基础上加味而组成颅痛宁煎剂一方，曾经做过5年临床（及实验）研究，结果总有效率达96.3%。我多年来将该方验之临床，也基本可谓屡用屡效，故现将他对该病的认识及该方的组成、用法等摘录有关部分，介绍给大家，供同道们临床参考。

血管性头痛是由于发作性血管舒缩功能不稳定，以及某些体液物质暂时性改变所引起的疼痛，其病因尚未明了。近年来研究发现，该病与内分泌失调或水盐代谢障碍及精神紧张等因素有关。血浆中5-羟色胺（5-HT）含量下降，引起脑血管扩张及动脉血管壁内缓激肽的蓄积，使血管壁中痛觉受体的痛阈降低而致疼痛。可见，脑血管扩张及动脉血管壁内痛阈降低是血管性头痛的主要机制。

血管性头痛属中医之头痛，其病因不外六淫、七情、劳倦所伤，而致脏腑功能失调，产生气滞、痰浊、血瘀等病理产物，阻于脉络。由于脑络痹阻、清窍不利而致头痛，故投以通窍散结、行气活血之法，使其脑络清窍通利则痛自止。

颅痛宁一方取柴胡、香附、川芎组成通气散，以其通关开窍、行气解郁之妙，再加葛根、白芷、蔓荆子、羌活疏风止痛，荜茇散寒止痛，䗪虫、全蝎逐瘀息风，通络止痛。以上诸药共奏疏风通窍、行气活血、逐瘀止痛之效。本研究临床及实验结果（本文略之）均提示，颅痛宁能调节脑血管舒缩功能，明显改善脑血流，从而起到镇痛作用。

颅痛宁方药组成及服法：柴胡20g，香附25g，川芎50g，葛根50g，䗪虫20g，全蝎10g，蔓荆子25g，荜茇25g，白芷20g，羌活15g。每剂煎取300ml，每次150ml，每日2次，早、晚分服。7日为1个疗程。据病情可连续服用3～5个疗程。

注：临床应用时一定要结合具体病人情况灵活加减。

关于治疗血管性头痛的补充，我发表的《血管性头痛一验方》中，介绍了我的学友于宝锋所研制的颅痛宁煎剂。其实，在临床上还有一个方也为我所常用，那就是散偏汤。

该方出自清代陈士铎的《辨证录》，其组成为川芎30g，白芍20g，白芷10g，白芥子5g，柴胡10g，制香附10g，郁李仁10g，生甘草5g。（我临床常用剂量，仅供参考）

体会：散偏汤因方中之川芎能上行头目，下行血海，为治疗头痛之要药。走而不守，性善疏通，为血中气药，不仅能化瘀通络、止痛，且因其具辛香走窜之性，加之有白芍润养及柴胡、香附等疏肝理气，还有白芷、白芥子亦有辛散作用，故能舒通气之郁滞，而调整血行之不畅，因此非常适合于因忧思恼怒、气郁不舒、血行不畅致瘀痰内生、阻滞脑络所引发的血管性头痛。

因其方中合有芍药甘草汤，致该方缓急解痉止痛为其所长，故临床灵活加减用之于神经性头痛，如三叉神经痛、枕神经痛等，疗效也不错。当然，临床无论治疗血管性头痛还是神经性头痛，都要注意灵活加减，如气虚，加黄芪；血虚血瘀，加丹参；痛久不愈，加虫类药以搜风解痉，如蜈蚣、全蝎等。

总之，要依据患者具体情况斟酌用药。其实临床上还有很多方剂都是可用于血管性头痛的，如明代名医龚延贤的清上蠲痛汤和清代名医王清任的通窍活血汤等，其关键还是在于方药要对症才能有效,即无论选用哪个方剂也要结合具体情况灵活加减才行。

另外,市面上常见的正天丸、复方羊角冲剂,虽然比不上汤药来得快,其实疗效也不错。我家夫人就有血管性头痛,且常因受风、劳累或睡眠不好时发作,而她又嫌服汤药太苦、麻烦,所以这两样中成药就成了我家药箱里的常备之品。

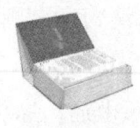

对低血压治疗的思考

低血压和高血压病都是临床上常见的病证。对于高血压的治疗很多人都比较重视,这方面的治疗经验文章也较多,相对谈低血压治疗的经验文章倒不多。实际上,低血压患者也相当多,在这方面,我这些年遇到的也不少。在治疗方面也是先走了一段弯路,后来慢慢才摸索出一些结验,现在谈一谈。

低血压最常见的症状是头晕,全身无力,收缩压常低于90mmHg,舒张压常低于60mmHg。从中医的角度来看,常是气虚、阳虚或气血两虚。早年在治疗低血压时,常首选补中益气汤,气血两虚常选归脾汤,按理说应该是正确的,但是临床疗效不佳,患者服了一段时间,血压仍然上不来,仅乏力心悸症状有所改观。对此,思索了很长时间,不得其解。

后来,在温习《伤寒论》的过程中,看到甘草干姜汤、四逆汤、理中汤时,突然醒悟,应从阳气虚衰、中气不足入手,不能仅局限于气虚,应大力温阳,温通血脉。于是,在以后的临床上,再遇到低血压患者,就将上述三方合并,组成以附子理中丸为主的方剂进行治疗,很快就收到了明显的疗效,患者在服三五剂药后血压就开始上升,头晕乏力、怔忡等症状随之消失。

临床上,一些患者除了血压低,还伴有西医所称的贫血,即中医的血虚证候,这时,我往往加入当归补血汤(黄芪、当归),效果就更全面了。用这个方子治疗低血压,虽说升压快,但有时药一停,个别患者易反复。针对这个情况,我又参考了有关资料,加入了大量枳实、五味子等药,组成新的升压方子:生黄芪30g,当归15g,枳实60g,附子15g,干姜15g,甘草10g,五味子10g(辽宁名医彭静山曾用枸杞子、五味子两药泡水喝治低血压)。经过临床验证,疗效可靠且稳定,基本上解决了低血压的问题。

当归补血汤补气养血,四逆汤回阳救逆,治四肢冰凉(低血压妇女常见)。甘草干姜汤出自《伤寒论》第29条,主治虚人外感误用桂枝汤发汗,致使阴阳两虚而见厥逆、足挛急、烦躁不安等危症。先用甘草干姜汤温中以复其阳,阳复则厥回足温,再用酸甘化阴养血的芍药甘草汤,阴血得养,则足挛急自伸。本条之厥逆是阳气不能达于四末,低血压之头晕是阳虚不达于头脑,其实两者都是低血压,只不过血压低的程度轻重而已。

现代药理证明,干姜辣素,口服后能刺激口舌及胃黏膜,可引起反射性交感神经兴奋而抑制副交感神经,从而使血压上升,血液循环加快,达到抗休克的目的,这便是干姜温中救逆的药理基础。

枳实是益气升压药,味苦性微寒,有破气行痰、散积消痞之效。这一说法已成为历代本草书籍的共识。但据现代药理研究,枳实能收缩平滑肌,因此被广泛应用于胃扩张、胃下垂、脱肛、疝气、子宫脱垂。这些病病机是中气下陷,应当用补中益气汤,而枳实也能治之,说明枳实不但不是破气下气药,反而是补中益气药。藏医藏药将枳实和人参归为一类,都当补益药用,看来是很有道理的。其实,我国第一部本草专著《神农本草经》就记载枳实有"止痢、长肌肉、利五脏、益气轻身"的作用。所以大剂量枳实治疗低血压也是有理论基础的,临床实践证明也是有效的。

五味子,孙思邈谓:"五月常服五味子,以补五脏气。遇夏月季夏之间,因困乏无力,无气以为,与黄芪、人参、麦冬,少加黄柏煎汤服,使人精神倍加,两足筋力涌出""六月常服五味子……在上则滋源,在下则补肾。"现代药理证明五味子有强壮中枢神经系统的作用。

总之,该升压汤具有温阳益气、滋阴养血、升高血压的作用。

【验案一】彭某,男,72岁。2010年7月10日来诊。

主诉:头晕,心悸,无力。血压60/40mmHg,我告诉他,是血压太低的缘故。他说,我已经吃了好几盒人参生脉饮了,怎么不见效呢?我说,那就开几剂中药吧。

刻诊:舌淡,苔薄白,脉双寸沉弱,关尺濡细,面白,饮食、二便基本正常,腰稍痛。辨证:心肾阳虚,气血不足。

处方:生黄芪20g,当归15g,附子10g,干姜15g,甘草15g,枳实60g,桂枝10g,五味子10g,麦冬15g,杜仲30g。3剂,水煎服。

3日后复诊:头已不晕,心亦不慌,腰稍好些。血压110/80mmHg。患者要求再服几剂药以巩固疗效。续服10剂,痊愈。

低血压不仅有上述偏虚偏寒的证,虽然临床上大多数低血压属于这一类,但不可太过于死板,偏热偏实的火郁证低血压也能见到。我最近治疗的一例刘姓妇女,就属于此类。

【验案二】 刘某，女，62岁。以头晕为主诉求诊。血压70/40mmHg。说女儿给买了好多盒生脉饮，喝完还是这样。（临床上常遇到这种情况，每诊断为低血压，不分什么情况，就服生脉饮、补血露类。怪哉！）

刻诊：舌尖边红，苔黄腻，口干苦臭，脉弦滑微数，能食，大便偏干，小便赤热。一派火郁三焦，气机不利之证。

处方：黄连10g，黄芩15g，黄柏15g，制大黄20g，栀子15g，沙苑子30g，钩藤15g，生甘草10g。3剂，水煎服。

3日后复诊：告知服药后每日大便3次，头脑清醒多了，头也不晕了，现血压110/70mmHg。上方减大黄，略为调整，又服5剂，一切恢复正常。

从上案看可以得出一个认识，中医看病，切不可拘泥于西医病名，一定要用中医的辨证方法，有是证，用是药。尽管低血压大多数相当于中医的阳虚、气血虚，但是还是有不同的。死板教条是临证的大忌。切记！再转录一案以证之。

【验案三】 治疗低血压眩晕。

李某，男，36岁。1992年5月7日初诊。自诉血压偏低已近2年，迭服补剂而愈重。现头目眩晕，神疲乏力，心烦急躁，夜寐梦多，心悸气短，饮食无味，大便偏干，舌红苔厚且干，脉沉细滑数，血压75/52.5mmHg。证属湿热郁滞，气机不畅。治以芳香宣化，疏调气机。

处方：蝉蜕、片姜黄、川楝子各6g，僵蚕、藿香、佩兰、大腹皮、焦山楂、焦神曲、焦麦芽、水红花子各10g，大黄1g。嘱其停服一切营养补品，饮食清淡，每天散步2小时。

服药7剂后，诸症减而大便偏稀，血压97.5/67.5mmHg。原方加荆芥炭10g，防风6g，伏龙肝30g（先煎）。以此方加减服用20余剂后，精神爽，纳食香，血压维持在（120～97.5）/（75.0～67.5）mmHg，而告病愈。（《赵绍琴临证验案精选》）

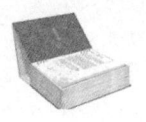

胀满治疗三步曲

胃病一般有呕、酸、痛、胀四个常见的症状，其中胃脘胀满一证治疗起来最为棘手。常看有的医生动辄就是砂仁、厚朴、陈皮、木香一类药物，实际上疗效并不佳。通过多年的临床实践，我认为，胀满一症除了要分为虚、实、寒、热按证治疗以外，还有一个治法可以考虑运用。即理气、疏肝、活血三步走疗法。

【验案】 窦某，女，65岁。患脘腹胀满已数月，在中医院治疗许久，始终解决不了脘腹胀满。看前医所用之方，大体不出理气消胀之品，如木香、香附、大腹皮、豆蔻、砂仁、厚朴、莱菔子、紫苏梗之类。我觉得应该有效，但患者认为时好时坏，疗效不佳，听别人介绍我治胃病效果好，特此找上门要求给予治疗。于是我辨为肝胃不和。先用香砂六君子，继用半夏泻心汤，辛开苦降，结果亦是无效。治脾胃不应，改用疏肝。用四逆散（柴胡、白芍、枳实、甘草）加川楝子、砂仁、香附，有小效，但其胀终不除。或舒服半日、一日后，又复如故。

寻思良久，乃忆及王旭高《西溪书屋夜话录》有"疏肝不应，必是血络中瘀滞"之语，《临证指南医案》亦谓"胀久不愈，当从肝经络脉治法"。然其舌、脉却无瘀滞之征。但前贤经验如是，何妨一试。于是取《医林改错》血府逐瘀汤。该条下曾言："无故爱生气，是血府血瘀，不可以气治，此方应手效。"

处方：桃仁10g，红花6g，当归10g，川芎10g，白芍10g，生地黄10g，桔梗6g，柴胡10g，枳壳10g，生麦芽15g，丹参15g，五灵脂10g，生蒲黄10g。

5剂后其恙竟然如失，其效之快，令人讶之。

一般而论，胀与饮食有关，即多食多胀、少食少胀、不食不胀者，病在脾胃，和中消食、健脾助运或苦降辛开，即可取效；与饮食无关，不食也胀者，其病在肝，疏肝理气，复其条达之常则愈。此案患者初从脾胃治不应，故改用疏肝，其效不显，又改从活血通络之法得愈。由此可见，临床上治脘腹满胀一症不可拘泥死规，一法不应，用二法，二法不灵，用三法。与胃有关用消气，保和烂积丸一类；和肝有关用疏肝，柴胡疏肝饮一类；上两法不应，可考虑久病成瘀，前贤亦有论怪病从瘀而治，取活血通络法，用血府逐瘀汤、失笑散、丹参饮之类。这样一步一步走下去，解除慢性疑难脘腹胀满症亦不难。多年来，我依照这个办法，治疗脘腹胀满症收效甚佳，自己戏称为"胀满治疗三步曲"。

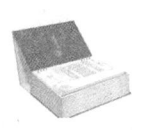

托法在外科疮疡中的运用

内治外治同一机制，凡精通内科的医生也应该能用内服中药治疗一些外科疾病。运用益气托毒法治疗疮疡证应是内科医生掌握的一个基本手段和技术。

外科常见的痈证和部分疽证，如乳腺炎、疖疮、阑尾炎、栓塞性脉管炎等，都可以用益气托毒法治疗。临床经常见不少医生只用清热解毒、消肿散结的治法，一味大量地使用苦寒伤胃之药，如黄芩、大黄、连翘、紫花地丁一般堆砌叠用，满脑子杀菌消毒的概念，结果疗效并不理想。

根据我多年的临床经验，使用益气托毒的方法可以收到很好的疗效，运用得好的话，基本上可以达到十治十愈。那么临床上怎样运用好这一治法呢？原则就是益气温补加清热解毒。

首先，益气的药可取当归补血汤和十全大补汤为主加减；其次，清热解毒的药可取五味消毒饮和仙方活命饮为主加减。在运用的过程中，要注意两个问题：病在初期，属热属实时，以清热解毒为主，益气温阳为辅；病在后期，以益气温阳为主，以清热解毒为辅。次序、重点不可颠倒，否则就会祸起旋踵。

【验案一】急性乳腺炎（中医称为乳痈）。

曾治一武姓妇女，生完一女，满月后一日喂奶不及，右侧乳房外上侧红肿憋胀，疼痛难忍，同时伴高热38.5℃，患者不愿打针、用西药，害怕对哺乳有影响，故求中医治疗。我接诊后，根据患者为青年，体热壮实，辨为阳明证。

处方：生黄芪15g，当归10g，蒲公英50g，野菊花30g，金银花150g，连翘30g，紫花地丁30g，皂角刺15g，穿山甲（代）6g。3剂，水煎服。1服后热退，3服后痊愈。（《古道瘦马医案》）

按：此案黄芪、当归均用小剂量，活血散结；蒲公英、金银花均用大剂量，清热解毒为主。所以效如桴鼓，不亚于西医疗法。此方法学习于山西已故名医白清佐老先生。

附：白清佐治乳痈案

白清佐善用验方银花白酒散治乳痈。尝谓：乳痈者，多主肝胃郁热，气血壅滞，以致乳络阻塞，发为乳痈。未溃者属邪实，乳房红肿疼痛，寒热交作，头痛胸闷，骨节酸楚，脉弦数。宜用大剂银花白酒饮（金银花240g，白酒240ml，水煎服），可期速效。或者以为用量过大，然在初期毒盛邪实，实非小剂可得而济也。而且金银花不单清热解毒，其性亦补，为治痈最善之品；白酒温散善走，能引药力直达病所。2味合和，药专剂大力强，对初期乳痈，体质壮实者，内消神速，诚良方也。

【验案一】乳痈

卢某，26岁。干部家属。1962年夏产后患乳痈，曾注射青霉素、链霉素等，肿痛不退，来门诊就医。检视左乳肿胀，疼痛非常，乍寒乍热，胸闷呕恶，脉弦数。断为肝郁胃热，气闭邪实，酿热成痈。给予银花白酒饮1剂而疼痛大减；2剂肿胀缩小，寒热止；再2剂痈消而愈。（《白清佐医案》）

第五讲 辨证心悟

我从此案的学习中得到启示：早期解毒用大剂量的金银花，至少要用150g，外加托表的白酒（我把它换成黄芪、当归）。黄芪的特性就是易于走表，这一点和人参走里不同。用酒与用黄芪、当归一理，只不过后者更为方便一些罢了。

【验案二】腹痛

李某，男，48岁。就诊前1周，肚脐左上5cm处，长一热疮，开始肿块仅有鸡蛋大小，伴红肿热痛，随便找了一点消炎药吃了，又用了一点拔毒膏，未能控制住病情发展，红肿继续增大。本应等脓熟透后切开引流即可，无奈患者自视懂点医学常识，未等熟透，自行挤压，结果引起扩散感染，高热、灼热，险些酿成败血症。经医院连续注射大量抗生素，才得未继续发展。1周后出院，伤口留了1个红枣大小的洞，久不收口，来就诊中医。检视伤口不红发黯，塞有雷夫奴尔黄纱条，创面约2cm，深入腹腔，不愈合。舌淡苔白腻，脉浮大而芤。饮食、二便一般。

诊断：腹痛，时间已久，气血虚耗。

立法：大剂益气托表兼清热解毒。

处方：生黄芪150g，当归30g，川芎10g，赤芍12g，熟地黄30g，太子参15g，茯苓12g，白术10g，甘草10g，蒲公英15g，野菊花30g，金银花15g，连翘15g，紫花地丁50g。7剂，水煎服。（《古道瘦马医案》）

此案以大剂温补气血为主，因病为后期，伤口不敛，以虚为主；兼以清热解毒，蒲公英散结力大，宜小剂量，因感染未尽，故加紫花地丁解毒。主次分明，重点突出。

1周后复诊：伤口已近收敛，无有脓水流出，创面发红，不再黯黑。前方去蒲公英、连翘、野菊花，续服7剂，痊愈。

【验案三】脱骨疽（西医称血栓闭塞性脉管炎）

于某，男，58岁。3年前右下肢开始发凉，走路小腿时酸胀，渐见间歇性跛行，右脚小趾发黑，趾甲处流脓，整个足背呈黯红色。医院诊为血栓闭塞性脉管炎。经治疗无明显效果，医院建议截肢，家人不同意。出院后，曾到蓝田县山中找一老中医治疗，内服、外敷无效。经人介绍来我处治疗。

查体：右足小趾溃烂，周围皮肤肿胀紫黯，如煮熟红枣。创口流紫黑血水，气味剧臭，疼痛如汤泼火灼，彻夜不眠，很快腐烂蔓延，向足背发展，遇热痛重，遇凉减轻。

刻诊：面色萎黄，全身皮肤枯槁，体型高大瘦长，神志清醒，表情痛苦，抱膝握足，坐卧不安。双足跌阳、太溪脉不能触及，舌淡苔白腻，脉弦细弱。辨证为脱骨疽寒邪郁久化热（血栓闭塞性脉管炎，热毒型）。治宜清热解毒，益气托表并重。

处方：生黄芪100g，当归30g，金银花60g，玄参60g，甘草15g，蒲公英30g，连翘30g，紫花地丁30g，野菊花30g。7剂，水煎服。

外治在创面撒化腐生肌之药，覆盖凡士林纱布。消毒敷料包扎，每日换药1次。

经服上方7剂，疼痛稍减，晚上可入睡2～3小时。局部已由湿性坏死渐转为干性坏死，右小趾已全发黑干枯。建议外科截取小趾，半个月后回来复诊。西医外科截去小趾，但伤口无法愈合，仍建议上截，患者不同意。仍回到我处中医治疗。

复诊：检视右足背红肿发黯，伤口不愈合，仍然疼痛，夜间尤甚。西医抗生素仍用，其他症如前。果断停用抗生素，纯中药治疗。因热毒已不盛，虚像已露，正气不足。立法：大剂益气扶正，兼顾凉血活血解毒。方用十全大补汤为主加活血解毒药。

处方：黄芪180g，当归、金银花、天花粉各30g，党参、川芎、白芍、茯苓、桔梗、陈皮、牡丹皮、麦冬、五味子、川牛膝各10g，白术9g，白芷、乳香、没药、皂角刺、甘草各6g，红花3g。8剂，水煎服。每日3次。

三诊：服15剂后，足面已不黯红，肿已消退，肉芽开始生长。上方去皂角刺再服15剂，创口已近愈合，疼痛完全消失。继续气血双补，十全大补汤加味。

处方：黄芪150g，当归30g，银花15g，川芎10g，茯苓10g，红花5g，甘草5g，血竭胶囊5粒。10剂，水煎服。

四诊：创口愈合，并能走路2千米以上，无痛感，基本痊愈。

脱骨疽以虚为本，但在继发感染时，治疗就不能一味补虚。本例接手治疗时寒邪郁久化热，感染严重，已出现进行性坏死，是邪盛正虚阶段，应清热解毒与益气扶正并重，待邪退以后转补气为主，托邪外出，此为治疗关键。

分析上述几案，可以看出，托法治疗一些外科疾病时，完全可以贯穿始终，而且疗效都比较显著，它能明显加快疮疡的愈合。但是在临床运用中一定要掌握好轻重次序，该重则重，该轻则轻，马虎不得。青年中医宜多思，识得个中趣，方为医中杰。

第五讲 辨证心悟

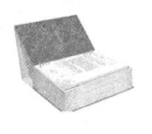

崩漏治法之我见

崩漏是妇科的常见病、多发病。女子以血为本，血证中尤以血崩最为凶险。明代徐春甫《古今医统大全》有"妇女崩漏，最为大病"之说，历来医家每每遇之棘手。崩漏久治不愈，耗血损气，严重影响妇女的身心健康。

对于崩漏之治，观古今医家之论，多主张急则治标，缓则治本，尤于明代方约之提出"塞流、澄源、复旧"以降，遂为后世医家所遵循，并将塞流放于首位，即当即用止血之法，以救其急。此无疑对崩漏之治提供了借鉴，对一般崩漏，确有效验。然就临床而言，诸多崩漏患者，首用止血之法，血非但不止，反如涌泉，愈治愈烈，其原因何在？

我认为，崩漏一证应因时因地因人而异区别对待，尤其"因人"这一条更为重要。不能死守上述规矩，按部就班地用塞流、澄源、复旧之法。临床上崩漏之人大体可分为三类：青年妇女、中年妇女、老年妇女。由于其生理特点不同，崩漏的现象虽一样，但产生的原因是不同的。经过多年的学习和研究，我认为，青年妇女多血热、中年妇女多郁瘀、老年妇女多虚损，故而在治法上是有区别的。

1. 青年崩漏多血热 妇女在青春时期，一般气血充沛，尤其性成熟发达时期，相火易动，若嗜辛辣、饮酒或素体阴虚，均可导致血热，冲任受扰，迫血妄行，病成崩漏。正如张景岳云："病阳搏者，兼以火居阴分，血得热而妄行也。"此类证候，一般多见于闭经或月经超期之后。临床表现血色深红或紫，质稠，面赤，口苦，咽干，便燥，情绪易于激动等症情，治宜升、清、凉、止。

【验案】赵某，女，25岁。2007年5月15日初诊。

主诉：月经已来了1周，还没有结束的迹象，反而有越来越多之势。经血色黑夹有血块，每日要换用八九张卫生巾。这两天头晕欲睡，全身无力。

查体：舌微红苔薄黄，脉浮大芤数，面无血色，口苦咽干眼涩，心烦易怒，大便燥结，饮食尚可。辨证为肝经郁热，相火炽盛，冲任受扰，迫血随经下行。

处方：生黄芪30g，当归30g，生地黄30g，桑叶30g，牡丹皮15g，栀子15g，生地榆60g，白头翁60g，生贯众60g，云南白药1瓶（代三七粉，分3次冲服）。3剂，水煎服，每日4次。

3日后复诊：告知服药的第二天经血量已大大减少，第三天就已止住。因要工作提出不想服汤药，故开了丹栀逍遥丸和知柏地黄丸再服1个月善后。

按：本案是以清代傅山《傅青主女科》一书中治老年血崩的加味当归补血汤为

193

主加减。原方为"当归一两（酒洗），黄芪一两（生用），三七根末三钱，桑叶十四片。水煎服。二剂而少止，四剂不再发。夫补血汤乃气血两补之神剂，三七根乃止血之圣药，加入桑叶者，所以滋肾之阴，又有收敛之妙耳。用此方以止其暂时之漏，实有奇功，而不可责其永远之绩者，以补精之味尚少"。

此案取牡丹皮、栀子、生地黄凉血散血，黄芪、当归固气生血，三七、止血活血（云南白药主要成分即为三七，且服用方便），桑叶清肝降火，生地榆、白头翁、生贯众清热止血乃有效偏方。全方清热凉血，补气敛血，药中病机，故而收到应手即效。

2. **中年崩漏多郁瘀** 妇女生育之后，尤其中年时期，烦劳事多，情志易伤，肝郁气结，每于经期、产后，余血未尽，血瘀停滞，冲任受损，导致瘀血不去，新血难以归经，于是病成崩漏。临床表现为阴道流血，时多时少，血色紫暗有块，少腹痛，或有乳房胀痛，口苦咽干，胸脘郁闷不舒，头晕，肢体乏力等。舌质淡紫或有瘀斑，脉象沉弦。治宜升、疏、化、止。

【验案】寿某，女，38岁。2008年初诊。

主诉：月经已来了1个多月，淋漓不净，时多时少，心情郁闷，胃脘及右胁下胀痛，吃不下饭。有乙型肝炎病史。因有家族乙型肝炎病史，其兄已因肝癌故去，整日担心癌变。

刻诊：面白皙、透红，舌淡苔薄白，脉弦细兼涩，经常为些小事耿耿于怀、纠结不清，心烦易怒，大便略干。辨证为情态失畅，肝经郁滞，冲任受损，络血外溢。

处方：生黄芪30g，当归30g，生地黄30g，桑叶30g，云南白药1瓶，柴胡15g，白芍15g，茯苓12g，白术12g，薄荷10g，陈皮10g，香附6g，川芎10g，枳壳10g，生甘草10g，鸡血藤15g。5剂，水煎服，每日2次。

1周后复诊：告知服药后经血逐渐增多，于第2天晚上8时多，阴道突然流下一块肉块，有核桃大小，同时伴有大量出血，而后经血慢慢减少。第三天经血就没有了，胃脘及右胁下亦不胀痛了。上方去加味当归补血汤，加青皮、郁金，又服5剂，各症均平，痊愈。

按：此案为中年妇女之漏证，下血1个月余，经血淋漓不净，心情郁闷，更加重漏血。故取止疏并用之法，加味当归补血汤合逍遥散再合柴胡疏肝饮，药中病机，故而取效。

3. **老年崩漏多虚损** 妇女进入更年期以后，一般脾肾功能逐步蜕变，精血虚衰，或肝肾阴虚，热伤冲任，或有脾虚血失统摄，迫血妄行，其症见非经期或绝经后的阴道流血，时多时少，淋漓不净，少则10余日，血色淡红，或量少色黯，多伴

第五讲　辨证心悟

有头晕，耳鸣，腰酸，腿软，面色少华或颧红潮热，精神、食欲缺乏等，脉象沉细或细数少力，舌质淡红或有紫斑，苔薄白或光红无苔。治宜升、补、固、止。

吴某，女，53岁，退休工人。于2005年9月20日初诊。已闭经3~4年，这两天突然阴道出血，来势凶猛，服用中成药宫血宁和云南白药均无济于事，仍然止不住血，特来就诊。

刻诊：这次阴道出血，其量多色鲜红，淋漓不净。刻下头晕，腰酸腿软，全身无力，面色不荣，口干不欲饮水，纳减，舌淡红，苔薄白而干，脉细数。平时有潮热，心烦，心悸，出汗，记忆力减退，耳鸣。辨证为肝肾不足，虚火扰冲，脾虚失统，宫血失摄。

处方：生黄芪30g，当归30g，桑叶30g，生地黄30g，云南白药1瓶，高丽参30g，制龟甲50g，女贞子30g，墨旱莲30g，淫羊藿30g，仙茅10g，巴戟天10g，黄柏10g，知母10g。3剂，水煎服，每日3次或4次。

3日后复诊：告知服完第1剂阴道出血少了许多，3剂药服完后基本止住出血。效不更方，上方去高丽参，减制龟甲为15g，再服5剂，痊愈。

按：此案以加味当归补血汤止血，针对老年妇女特点加入峻补肝肾之药高丽参、制龟甲、二仙汤之类，标本兼治，药中病机，故而取得捷效。

崩漏一症，病机涉及五脏，与肝、脾、肾三脏尤为密切。肝虚则血失所藏，脾虚则血失统摄，肾虚封藏不固则冲任失守，此乃为崩漏成病之本。其病机虽然复杂，但临证中只要掌握妇女在青年、中年、老年（更年期）阶段的年龄变化与月经、生殖过程的关系，就不难辨证立方。其病位在下，流血于阴道，症状反应为流失，所以在辨证的基础上，立升提贯穿始终，根据实热、瘀郁、虚损的病理机制，加入不同特点的药物，施治于临床，其疗效甚速，令人满意。

在治崩漏中，从上述几案中可以看到，我每案都用到傅山治老年血崩的效方加减当归补血汤，并以此为主，青年加入清热凉血之药，中年加入疏肝通瘀之品，老年加入滋补肝肾之味，同中有异，异中有同，这是我多年总结的经验。但是临床上还有个别不同的情况，如青年崩漏不属血热而是血虚的；中年崩漏不属于郁瘀而属于气虚的。虽说这类比较少，但也要注意，不可死守几条原则，一定要灵活处理，方能把握好治疗崩漏的钥匙。

同时，崩漏血从阴道流出，当以科学观点排除其子宫肿瘤、外伤及全身出血性疾病。因此，凡遇此证候，必须经妇科检查、血象检验及B超检查，以明确其适应证，决不能见其症就通作崩漏论治，以免贻误病情。这一点临床者不可不知。

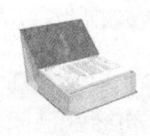

便秘治疗的几种方法

便秘是指大便次数减少或粪便干燥难解，一般2日以上无排便，就提示存在便秘。其发病因素和临床表现比较复杂。

本病中医学病名繁多，如"大便难""后不利""脾约""便闭""阴结""阳结""大便秘""大便燥结""肠结""风秘""热秘""虚秘""气秘""湿秘""热燥""风燥"等。

古代医籍对其病因病机的论述颇多。如《素问·厥论》云："太阴之厥，则腹胀后不利。"《素问·至真要大论》云："太阴司天，湿淫所胜……大便难。"对其治疗方药亦不乏记载。如《金匮要略·腹满寒疝宿食病脉证治第十》云："痛而闭者，厚朴三物汤主之。"《证治要诀·大便秘》云："风秘之病，由风搏肺脏，传于大肠，故传化难；或其人素有风病者，亦多有秘，宜小续命汤……气秘由于气不升降，谷气不行，其人多噫，宜苏子降气汤……热秘面赤身热，肠胃胀闷，时欲得冷，或口舌生疮，此由大肠热结，宜四顺清凉饮……"又"……皆作秘，俱宜麻子仁丸"。这些记载足资参考。

中医学认为，本病为大肠积热或气滞，或寒凝，或阴阳气血亏虚，使大肠的传导功能失常所致。我在临床上除了实秘证外（此类便秘用三黄片、麻仁丸及大黄、番泻叶就可以解除症状），遇到比较多的是气虚便秘、血虚便秘和湿滞便秘。故详细谈一下这几个方面的治疗体会和方法。

1. 气虚便秘 临床上经常遇到此类患者，其证为平时疲乏无力，饮食不多，面白身胖，大便头干后软，脉浮濡或沉濡无力，舌淡苔白。突出症状是大便困难，几日不解，或是硬挣便血。此属脾虚运化无权，传送无力而致便秘，当塞因塞用，以补开塞，补气健脾助运为治。方用补中益气汤加减：炙黄芪、当归、生白术、党参、柴胡、升麻、陈皮、炙甘草。其中我的经验是当归要用到30～50g，生白术要用90～150g，这是个关键，否则很难达到疗效。

【验案一】吴某，女，45岁。2006年10月12日诊。

便秘10年，用酚酞（果导）、大黄、番泻叶、肠清茶等治疗稍有好转，但后来愈泻愈秘，又多方求治均未见好转。舌淡胖嫩，边有齿痕，苔薄白，脉沉弱。属脾虚失运之候。治宜健脾助运。

处方：炙黄芪20g，当归50g，生白术120g，升麻10g，柴胡10g，党参10g，陈皮10g，枳壳10g，炙甘草6g。

服3剂后，便头变软，便秘明显好转。守方共服30余剂而愈。

【验案二】焦某，女，65岁。

因大便10日不通，腹胀痛难忍，呼号不已，屡登厕而不便，不能食，面色不华，舌淡苔薄白脉沉濡无力。曾经他医治疗，用大剂量芒硝、大黄攻之。方内大黄30g，煎头遍药服之大便未动，再加大黄30g入二煎，服后大便仍未动。病家窘迫无奈，延余诊治。

问其得知，近半个月大便未动，见面色败弱气短，按脉虚而无力。诊断：气虚不运。治宜益气运脾，中气得补便可通矣！投补中益气汤治之。

处方：炙黄芪20g，当归90g，生白术150g，升麻10g，柴胡10g，党参10g，陈皮10g，枳壳10g，生地黄30g，炙甘草6g。

患者服1剂大便即下，所泻之物尽是黄水和黑结块，此郁邪和大黄相拒，老年气血俱虚，不能运化也。后再服5剂，痊愈。

上述两案均从脾主运化入手。脾虚运化无权，传送无力而致便秘，当塞因塞用，以补开塞，补气健脾，生津助运为治。黄芪、党参补脾肺之气，使气足则便行；当归用50~90g，活血润肠；生白术味苦、甘，性温，重用120~150g，健脾生胃肠之津液，使粪质不燥；升麻、柴胡、枳壳、陈皮一升一降，升清降浊，调畅气机，以助脾之运化；甘草调和脾胃虚馁之气，兼调和诸药。方合病机，药中的症，故收效甚捷。

2. 血虚便秘　此症临床上多见于妇女产后和久病之后，我临床上多用桃红四物汤加减，收效较速。此病辨证较易。

【验案】田某，女，25岁。2008年6月8日诊。

主诉：产后1个月，由于情志不遂，致大便干结，3~4日一行，临厕努挣乏力，曾口服酚酞（果导）片、蜂蜜，外用开塞露等药治疗，病情不见好转，且日趋加重。现产后3个月，大便秘结且带血，4~5日一行，伴乏力，口干，舌淡苔白脉细。化验血象，有贫血症。辨证产后气郁，日久血虚，肠失滋润。法治益气养血，润肠通便，兼疏肝理气。方用桃红四物汤加减。

处方：桃仁12g，红花6g，当归90g，川芎6g，熟地黄30g，生白芍30g，郁金10g，生麦芽30g，浮小麦30g，柏子仁30g。

服药3剂，病已显示转机，大便已不干结，排便时亦不觉费力。又服4剂，大便每日1次。后以逍遥丸为主，重用当归60g，连服1周，心情畅快，大便正常已不干。

患者病发于产后，气虚无力推动血行，复加情志不遂，肝气郁结，日久伤血，肠失血养，传导失常而发生大便干结，临厕艰难。中医学认为，津血同源，若人体营血亏虚，血不濡润肠道，则大便滞而难行。方中桃仁红花活血；熟地黄大补肝肾，滋阴血，有补血虚，通血，益气力；当归养血之阳，调肝肾，润燥滑肠；川芎辛温走窜，补血活血，行气开郁止痛，调肝气而遂其疏泄之能；且桃仁、当归、柏子仁具有油性滑肠，一物二用，生白芍亦有养阴通便作用，浮小麦养心安神、滑润有余，共起养血、活血、解郁、润肠、通便之作用。诸药共用，使阴复津足，谷道得润，大便按时排矣。特别要指出的是，此案的关键在于重用当归90g，一物两用，既补血又润肠，为点睛之处，且不可轻之滑过。此乃我多年临床经验也。

3. **湿滞便秘** 《素问·至真要大论》云："太阴司天，湿淫所胜……大便难。"宋代医家严用和所著《济生方·便秘》提出："凡秘有五，即风秘、气秘、湿秘、冷秘、热秘是也。"临床上，凡长期脘闷满困重乏力，口苦，口黏腻，苔腻，呈一派气滞湿阻之征，且便秘而不坚者，此即《黄帝内经》所云"大便难"，亦即严用和所谓的"湿秘"。《济生方·便秘》中指出其病机："多因肠胃不足，风寒暑湿乘之，使脏气壅滞，津液不能流通，所以便秘结也。"湿滞便秘，其临床上最常见的便结特征是大便时干时溏，交替而作，且排便不利。对此症的治疗可用三仁汤加减，方为杏仁、厚朴、半夏、枳壳、茯苓、木通、蚕沙各12g，豆蔻壳、白术各10g，薏苡仁30g，茵陈15g，滑石25g。水煎服，每日1剂。功效：宣通气机，化湿运脾。

【验案】张某，女，32岁，电脑程序员。2005年10月20日初诊。主诉：从1995年起，时觉胸脘闷满不舒，喜睡，食少，继则大便难解，时干时稀，一直未曾注意，亦未服药。时至2000年，上述症状加重，胸脘终日闷满不舒，大便5~6日1次，干稀交替，艰涩难下，每次排便需半小时以上，仍总觉未尽，但其便难下，而无羊屎样粪。症见口苦而黏腻，不渴，不饥，饮食乏味，每日睡眠11~12小时，仍觉身困重乏力。数年来，求医数人，屡用中西药治疗皆罔效。用芝硝、大黄类泻下，可暂得一解，但停药旋即如故。黑芝麻、蜂蜜、猪板油类润下，则便秘有增无减。现诊得脉濡，舌上满布腻苔色微黄，小便时微黄。诊为气滞湿阻之便秘。治宜宣通气机，化湿运脾。拟三仁汤加减。

处方：杏仁、厚朴、半夏、枳壳、茯苓、木通、蚕沙各12g，豆蔻壳、白术各10g，薏苡仁30g，茵陈15g，滑石25g。2日1剂，水煎服。

服上药6剂后，胸脘闷满大减，饮食略增，大便1~2日1次，但仍觉不爽。继服原方6剂后，大便畅利，每日1次，遂停药。随访半年，大便一直正常。

本例患者是电脑程序员，久坐少动，脾胃不足，气机郁滞可知。脾胃不足，湿自内生，湿阻中焦，健运失职，津液输布失常，则大肠失润；气机郁滞，上焦肺气肃降受阻，则大肠传导失职，糟粕内停，成气滞湿阻之便秘。因不属热结，也非津枯，故屡用芒硝、大黄泄下，黑芝麻、蜂蜜类润下，欲治其秘，其秘愈甚。《临证指南

第五讲　辨证心悟

医案·肠痹》某案云："舌白，不渴，不饥，大便经旬不解……皆风湿化热，阻遏气分，诸经脉络皆闭，丹溪谓肠痹，宜开肺气以通，以气通则湿自走。"又沈案云："湿结在气，二阳之痹，丹溪治在肺，肺气化则便自通。"笔者受其启迪，选用具有宣通气机，化湿运脾的三仁汤加减治之，确获不治之便秘而便自通之效。

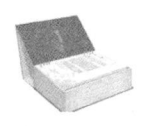

妇女更年期调理方药谈

平时在临床上经常遇到50岁左右的妇女，就诊更年期综合征。主诉：轰热、出汗、心悸、头晕、心烦、易怒、失眠、多梦等症状。经西医补充雌激素不见好转，自己服用一些中医药方，疗效也不明显。我早年治疗此症，疗效也不是很理想。有效，有不效的。曾思考了很长一段时间，才找到一个好方子，临床施治，十中八九。

早年在治疗此病时，我一般用二仙汤加减，这是上海已故名老中医张伯臾创制的，曾在全国推广流行，疗效还是有的，但临床中常出现时效时不效的情况。

更年期综合征，相当于中医上所说的，妇女"七七四十九岁天癸止"的现象。主要病机为肝肾阴虚，虚阳上亢。一般人常用六味地黄丸或知柏地黄丸治疗，亦是有效有不效。反不如二仙汤加减有效的多。我看病一向追求高效，因为此病并不是什么大病、疑难病，我觉得好攻破。考虑此病的病状病机，我还是用老办法，集中有效方剂，重复杂合组成效方。此方法乃唐代大医孙思邈的做法，我屡用屡效。

言归正传，我把名医们治疗更年期综合征用过的几个有效方子，经过临床检验，集中在一起组成一个新方，将其命名为葆青汤。

方药组成：淫羊藿、仙茅、巴戟天、黄柏、知母、当归、女贞子、墨旱莲、百合、生地黄、浮小麦、生牡蛎、生龙骨、山茱萸、五味子、麦冬、怀牛膝、生甘草、西洋参、大枣。此为基本方，随证加减。

此方一拟出，拿到临床上验证，一试即灵。运用于妇女更年期综合征的调理，疗效大大提高。治疗此类患者十愈八九，可以说是一个高效方子。

该方集中了二仙汤、二至丸、百合地黄汤、百合知母汤、生脉散、甘麦大枣汤、桂枝龙牡汤等，集调阴阳、滋心阴、平肝阳、缓肝急于一体，功用强大，照顾面广。

【验案】患者，女，48岁，西安北郊胡家庙人。经朋友介绍来诊。人面红黑，略瘦，一见面就滔滔不绝地说起来，说最近一段时间，心烦躁急，老是看啥都不顺眼，听啥都不顺耳，没事找事，老是和家人吵架，平时还阵阵轰热，出汗，心悸，失眠多梦，大便干结，月经已半年多未来。舌淡红口干口苦，脉象双关浮滑，左尺沉濡。在一位老中医处服过一段时间中药，没有明显的改善。典型的更年期综合征。

处方：淫羊藿10g，仙茅6g，巴戟天10g，肉苁蓉30g，黄柏30g，知母30g，当归10g，女贞子15g，墨旱莲15g，浮小麦30g，五味子12g，麦冬25g，北沙参30g，牡丹皮15g，栀子18g，生龙骨、生牡蛎各30g，怀牛膝15g，百合30g，生地黄30g，生甘草10g，大枣12枚。7剂，水煎服，每日3次。

1周后复诊：轰热、出汗、心悸、烦躁减轻许多，大便也不干了。效不更方，续服7剂，患者基本好转。又服10剂，诸症消失痊愈。

此证因有心烦易怒故加入牡丹皮、栀子；大便干结故加肉苁蓉，此乃活法。如失眠多梦严重者，还可加入酸枣仁、白薇等。

第六讲　杂谈医话

本讲主要表现了一个"杂"字，有医话，有随笔，有书评，有感想，有杂谈，有学术探讨等，但都是围绕着中医学而来，又和中医有着千丝万缕的联系，应是大中医的一个有机组成部分，望能引起大家的兴趣。

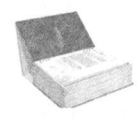

学习《伤寒论》的思路

谈起学习《伤寒论》，可以说各路伤寒大家都各有各的方法，都值得参考。但是有一种方法却谈的不多、不深、不透，这就是我自己戏称为的：以其人之道还治其人之身的方法。即用张仲景的立场、观点、方法去研究张仲景的《伤寒论》，而不是用我们现代人的立场、观点、方法去研究或臆想。要想真正参透《伤寒论》，最好方法就是把《伤寒论》还原到当时的历史背景中，从原著中的条文方子里进行逻辑推理和排列，从而得出正确结论。如从类方的比较、方后药物的加减来体会用药之法、药物含义。我们先来看从麻黄汤、麻杏石甘汤、麻杏苡甘汤的比较中能发现些什么？

首先，三方的共同症均有发热，共同之药都有麻黄、杏仁、甘草，仅有一味药不同。显然，可以看出桂枝为恶寒身痛而设，薏苡仁为风湿身痛而设，石膏为汗出兼喘而设；桂枝降逆，薏苡仁止痛，石膏清热。通过这样的类比，我们就可明确地知道桂枝、薏苡仁、石膏的药物作用，不用再做其他的分析和药书资料的论证，简洁而正确，直得张仲景心法。如果我们不是这样去做，而是采取寒热补泻、四气五味学说去分析、解释、理解，就会谬之千里，离张仲景之原意远也。

现在流行的辨证论治是隋唐以后的产物，而张仲景之方用药重病重症，唯不重后世的所谓辨证分型。张仲景用药的原则是有是症用是药，咳则五味子、干姜、细辛；腹痛白芍，寒痛附子；急则大黄，缓则甘草。书中比比皆是。

再如论中可以看到张仲景温补可与寒凉配的例子，人参配柴胡、黄芩、黄连、知母、石膏；温热配寒凉，干姜、附子配大黄、黄连、黄芩，麻黄、桂枝配石膏、知母、柴胡、黄芩配桂枝、干姜。后人注解，尽管用辛开苦降、反佐诸说释之，终嫌牵强附会，如乌梅丸、麻黄升麻汤一类大方，更是寒热补泻一起用。

这种情况在《备急千金要方》《外台秘要》中更是比比皆是。如《金匮要略》中"产后下利虚极"的白头翁加甘草阿胶汤，注家均谓阿胶为产后血虚而设，岂知阿胶本为治利之药。《备急千金要方》治利方十之八九不离阿胶，且方中往往合用涩如赤石脂、龙骨、石榴皮，温如干姜、附子、花椒，寒如黄芩、黄连、白头翁、秦皮，下如大黄，补如阿胶、当归、芍药、人参。今人观之，必如坠五里云雾中。其实，用药重症重病，不重分型功用，是汉方的特点，也是时代的背景。这一点今人学伤寒不可不知，千万不能用后人的思想去揣测古人的思路，否则就会在学习《伤寒论》的路上，南辕北辙，越学离张仲景越远。

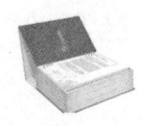

学习《伤寒论》的方法

《伤寒论》是每一个中医医生的必读宝典。可以说，凡是有成就、有经验的中医医生无有不精通《伤寒论》的。俗话说半部《论语》治天下，我说一部《伤寒》得中医。《伤寒论》不仅传给了我们具体的方药，而且更重要的是教给了我们辨证施治的科学思维。我想具体从学习《伤寒论》第27条说起。

原文：太阳病，发热恶寒，热多寒少，脉微弱者，此无阳也，不可发汗。宜桂枝二越婢一汤。

中医研究院1973年本《伤寒论语译》解释：太阳病，发热怕冷，发热时间多，怕冷时间少的，应当用桂枝二越婢一汤治疗。如果脉象微弱，这是表示阳气衰微，就不可以再用汗法治疗了。本条叙述太阳病表未解而里有热的证候和治法。

注：“脉微弱者，此无阳也，不可发汗。”这是古文自注的笔法，应当在"宜桂枝二越婢一汤"后面。"无阳"指虽有表证而无阳脉。这是阳衰，与亡阳不同。

再看桂枝二越婢一汤方：桂枝（去皮）、芍药、麻黄、甘草（炙）各十八铢；大枣四枚（擘），生姜一两三铢（切），石膏二十四铢（碎，绵裹）。

上七味，以水五升，煮麻黄一二沸，去上沫，内诸药，煮取二升，去滓，温服一升。本云当裁为越婢汤桂枝汤，合之饮一升，今合为一方，桂枝汤二分，越婢汤

第六讲 杂谈医话

一分。

注：越婢汤，《金匮要略》方。由麻黄六两，石膏半斤，生姜三两，甘草二两，大枣十五枚（擘）组成。

桂枝二越婢汤由桂枝汤与越婢汤合成。其中桂枝汤取四分之一，越婢汤取八分之一。除桂麻以外，尚有石膏。从药物的主治来分析，则本条除有发热恶寒、热多寒少的表证外，还应当有烦渴的里热现象。

桂枝麻黄各半汤、桂枝二麻黄一汤、桂枝二越婢一汤三方，都是治疗桂枝汤证经日不愈，邪郁不解的方剂，都有微汗的作用，但桂枝二越婢一汤除表邪未解外，里热也较盛，这是表里两解的方法。

上述的解释对吗？我认为值得商榷。

翻遍《伤寒论》，也找不到用桂枝汤治里热较盛的。我认为，第27条张仲景说得很明白，这是太阳病，和阳明病无关，并不存在内热。表热就是表热，"太阳病"三个字在那里明摆着，发热恶寒，热多寒少，明明指的就是在表。无阳说明表虚津液少，这里的阳并不是阳虚阳衰的概念，而是和第46条"阳气重"一个概念，是聚集于体表的津液，这是著名伤寒专家胡希恕的观点，我认为正确的。表的津液不足，是表虚，是无阳，是桂枝汤的病机。不过桂枝汤是突出的汗出，这里突出的是发热。综合起来就是一个表虚发热证。这个如果是用对举法来分析，会更容易看得明白。

我们再来看第38条大青龙汤证。

原文：太阳中风，脉浮紧，发热恶寒，身疼痛，不汗出而烦躁者，大青龙汤主之；若脉微弱，汗出恶风者，不可服之。服之则厥逆，筋惕肉瞤，此为逆也。

大青龙汤方：麻黄六两（去节），桂枝二两（去皮），甘草二两（炙），杏仁四十枚（去皮、尖），生姜三两（切），大枣十枚（擘），石膏如鸡子大（碎）。

上七味，以水九升，先煮麻黄，减二升，去上沫，内诸药，煮取三升，去滓，温服一升，取微似汗，汗出多者，温粉粉之。一服汗者，停后服。若复服，汗多亡阳，遂虚，恶风，烦躁不得眠也。

对照两方来看，一方为桂枝汤合越婢汤，另一方为麻黄汤合越婢汤。桂枝汤为表虚而设，麻黄汤为表实而设，这是不争的共识。越婢汤为清热剂也甚明。如果我们客观地来看，就会发现第27条为表虚发热而设，第38条为表实发热而设。表虚量小，表实量大，对比起来其意甚明。根本不用做其他解释，什么太阳兼阳明，表里双热，我认为都是错的。张仲景在《伤寒论》中，开篇就叙述中风和伤寒证，其目的就是教我们用对举法掌握各证各方。论中这样的写法比比皆是，这里就不列举了。

所以，学习《伤寒论》一定要用执柯伐柯的办法，一定要用张仲景指给我们的对举方法，这样才能达到"寻余所集，思过半矣"。

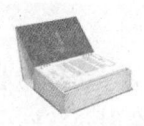

《伤寒论》中为什么《太阳病篇》最长

读过《伤寒论》的人，大多数都会提出这个问题：全书398条，"太阳篇"就占去178条，将近一半，这是什么原因呢？对此，很多学者均持"遗失说"。曰：三国两晋、南北朝战乱不已，导致张仲景文简遗失散落，故而不全。个人认为，可能不是这样的，这样的篇章结构应是张仲景的原意，也是符合客观实际的。

其一，从《伤寒论》说起。这部著作是一个外感专著，六经辨证是张仲景沿用前人并规范补充的（注：是用《黄帝内经》热病六经的名而不用其实，可以说不是一回事）。他开创了用六经分步治疗外感热病的科学施治方法。张仲景之所以在《伤寒论》中用将近一半的篇幅来论述太阳病，实因太阳病为表证，是疾病发展的初级阶段。这个阶段疾病的变化最多，兼证最多，证型最多，所以要把握好这一关键时期，把疾病消灭在萌芽状态。故而要特写大写。

外感六淫在人体时，虽说病因基本一致，但具体到每个人却不一样，类型万千，五花八门。有虚体，有实体，有热体，有寒体，有病体，有无病体，同样的病因作用于不同的人就会有不同的表现，不同的证候就要用不同方法去治疗。所以，张仲景在《太阳病篇》提出了大量的方证，诸如桂枝汤证、麻黄汤证、五苓散证、大青龙汤证、小青龙汤证、白虎汤证、柴胡汤证、陷胸汤证等一系列治法。

由于疾病变化多，方子多，篇幅自然就多。随着疾病的发展，病程进行到最后会越来越简单。君不见，《伤寒论》最后到了三阴证大多为死证，出方不外是四逆汤一类，和《太阳病篇》相比，方相对较少，道理就在这里。从西医的角度来看，死证不外乎是呼吸衰竭、循环衰竭、肾衰竭，疾病不会有太多的变化，即最后的殊途是同归的，故而治法不多，篇幅也就不多。

其二，太阳病篇，具有举例示范说明的作用，如为了说明桂枝汤的使用，仲景不厌其烦，铺陈展开，连篇累牍，反复说明，故占去篇章较多，前面说了，后面就省略，这是《伤寒论》的行文写法。《伤寒论》太阳篇已把全书的主要方子都论述了，所以占的篇幅较大，后面省略，言简意赅，其他篇幅就显得少了。

第六讲 杂谈医话

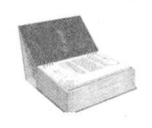

高效方组成的思路

中医治病离不了方子,尽管方子成千上万,但病情是复杂的,虽说我们掌握了一些方子,然而还是不能够达到和满足临床的需要。这是经常遇到的问题。怎么办?自古华山一条路,只有自己组方子了。但是怎么组?是自己闭门造车,苦思冥想,还是临时拉郎配,按功效找几味药放在一起?这两种方法可以说效果肯定不好。那么有没有一种既省事又疗效高的办法呢?世上无难事,只要肯动脑,办法就在手中。

已故名医何绍奇《读书析疑与临证得失》中有一段话:近20年来,又涌现出一批新型的辛凉解表方,与前述金代、明代的辛凉方相近。如羌活板蓝根汤(羌活、板蓝根)、羌活黄芩汤(羌活、黄芩)、羌蒡蒲薄汤(羌活、牛蒡子、蒲公英、薄荷)等。这些方,无论解表、清热,两方面作用都很强,也不拘于伤寒、温病,剂量也不再是"治上焦如羽,非轻不举",如羌活一般用9~15g,板蓝根用15~30g。笔者治外感初起,症见恶寒、身痛,高热不退、口渴、咽痛,无汗或汗出不畅者,尝取败毒散之荆芥、防风,竹叶石膏汤之竹叶、石膏,小柴胡汤之柴胡、黄芩,银翘散之金银花、连翘,1剂或2剂即可退热,屡经运用,故敢为读者告。自谓此方虽杂凑而成,但亦得金元之余绪,名之为"辛凉解表方",亦无不可。盖辛者,辛以解表;凉者,凉以泄热也。

已故名医焦树德《运用三合汤、四合汤治疗胃脘痛》一文中有一段话:在40多年的临床实践中,我常常使用"三合汤"与"四合汤"治疗久痛不愈,或用他药不效的胃痛顽症,每收良效。①三合汤组成:高良姜6~10g,制香附6~10g,百合30g,乌药9~12g,丹参30g,檀香6g(后下),砂仁3g。本方主治长期难愈的胃脘痛,或曾服用其他治胃痛药无效者,舌苔白或薄白,脉象弦,或沉细弦,或细滑略弦,脘喜暖,痛处喜按,但又不能重按,大便或干或溏,虚实寒热症状夹杂并见者,包括各种慢性胃炎、胃及十二指肠球部溃疡、胃黏膜脱垂、胃神经官能症、胃癌等所致的胃痛。本方是以良附丸、百合汤、丹参饮3个药方组合而成,故名"三合汤"。其中良附丸由高良姜、香附组成,主治肝郁气滞、胃部寒凝所致的胃脘疼痛;百合汤由百合、乌药组成,主治诸气膹郁所致的胃脘痛;丹参饮为丹参、檀香、砂仁三药组成,是治疗心胸、胃脘疼痛的有效良方。②四合汤组成:即在上述三合汤中,再加失笑散(蒲黄6~10g,五灵脂9~12g),4个药方合用,故名四合汤。本方主治同三合汤,但又兼有胃脘刺痛,痛处固定,唇舌色暗或有瘀斑,或夜间痛重,脉象沉而带涩,证属中焦瘀血阻滞者。

杏林薪传 — 一位中医师的不传之秘

三合汤与四合汤为焦树德家传秘方。焦树德云："痛在心口窝，三合共四合。"三合汤由良附丸、百合汤、丹参饮三首方剂组，故名"三合汤"，善治虚实夹杂、气滞血瘀寒凝所致之胃痛日久不愈者。因其人患病日久，"久病必虚""久病多瘀"，又"虚""瘀"皆能致郁，因而临证每见胃痛日久之人，多为气血同病，虚实相兼，故焦树德以三合汤治之，切中肯綮，每多效验。四合汤是于三合汤中复加失笑散以增活血化瘀之效，以治血瘀胃痛者，则更为贴切。

上述两个方子是我临床上常用的，而且疗效都很高。通过上述两则医话，我们看到名医在组方时都是很聪明的，这就是把前人有效的方子集中起来，打歼灭战，组成新方，并把它变为自己的有效验方或秘方。我们要学习这种方法，这种思路。这种方法既简单又实用，对于临床经验不多的青年中医师来说，应该更为实用和易学。

临床上，我在感觉一个方子不能贴合病机，需要组成新方时，经常用到这个方法，效果还是蛮灵的。比如我治疗丹毒的有效方子就是龙胆泻肝汤加五味消毒饮；治疗崩漏的验方就是傅山治老年血崩方加山东名医张志远治崩漏的地榆白头翁生贯众方，再加山东名医李凤翔的治崩漏的大量益母草方。几方合在一起，组成我自己的秘方。实际上这方法并不新鲜，医圣张仲景就常用。君不见柴胡桂枝汤吗？大青龙汤（实为越婢汤合麻黄汤）吗？

上述两则医话包括了两个方面的意思：组新方时，一是把两个或两个以上的效方组在一起，不作加减；二是把几个方子中的主药提出来组在一块，如名中医何绍奇辛凉解表治外感的新方，集中火力，发挥作用。第三方面上述文章中没有说，其实就是把一个名方中的主药加大药量，这也是常用的方法，诸位也不可忽视之。

【验案】刘某，男，约65岁，退休干部。2005年的10月来诊。

患前列腺增生引起尿无力，滴沥不尽。根据当时的辨证：肾阳不足兼有气虚无力。

处方：生黄芪120g，生甘草30g，熟地黄45g，山茱萸30g，怀山药30g，茯苓12g，泽泻12g，牡丹皮10g，肉桂10g，附子10g。3剂，水煎服。

此方为八味肾气丸合王清任《医林改错》黄芪甘草汤。金匮肾气丸温补肾阳，仲景书列五条：治"脚气上入少腹不仁""虚劳腰痛、少腹拘急，小便不利""短气有微饮，当从小便去之""男子消渴，小便反多，饮一斗小便一斗""妇人转胞，胞系了戾不得溺"。综观五条，原治少腹膀胱之疾居多，实为治前列腺增生之良方也。故选之。

再看黄芪甘草汤原文："治老年人溺尿玉茎痛如刀割，不论年月深久，立效。黄芪四两（生），甘草八钱。水煎服。病重一日两剂。"该方显然为气虚无力尿闭而设，故选之。

两方合用，颇合病机。本想这个方子应该迅速起效，谁知3日后该患者复诊说，有点效，但不明显。我认为是服药时间短，原方又续服10剂。又过了10余天，该患者再诊，说变化不大，但总体比没服药时强。我这人总喜欢对一些病追求速效，以取得患者信任，尤其是在坐堂行医时。所以，患者说变化不大，我思之良久，考虑需再加大力量，集中火力，争取速效，于是又添加一效方入内，即通关丸。

通关丸，又名滋肾丸、滋肾通关丸，出自《兰室秘藏》，治"不渴而小便闭，热在下焦血分也"。由"黄柏（去皮、酒洗、焙）、知母（酒洗、焙干）各一两，肉桂五分"组成。"为细末，熟水为丸，如梧桐子大，每服一百丸，空心白汤下，顿两足令药易下行故也。如小便利，前阴中如刀刺痛，当有恶物下为验"。后世医家多用本方治疗癃闭而口渴者，亦有用以治疗肾虚蒸热、足膝无力、阳痿阴汗、冲脉上冲而喘者，大都围绕"肾"来发挥本方的用途。其实，通关丸既无补肾之功，亦乏清肾之力。其功不专在肾，而专于膀胱。与其说为治肾之专方，不如称其为理膀胱之专剂。

根据我以往的经验，该方在治疗小便不利方面，也有良好的疗效。故而三方合用，再次试用。该患者服药后，反映疗效显著，尿线变粗，尿路变畅，过去的尿频也大有改观。效不更方，又服1个月余，基本治愈了前列腺增生。自此以后，我常以此方为主治疗老年性前列腺增生疾病，疗效可观，而且也成了我自己的一个秘方。

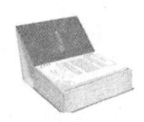

浅谈"不传之秘是药量"

前人说："中医不传之秘在用量上。"准确掌握药量的增损，对于提高临床疗效确有重要意义。

我在临床上曾治一例严重腹泻的老年妇女患者。当时出诊时，患者刚被医院诊断为预后不良，请家属及早安排后事。我接诊后，已知有几位中医看过，不外人参、茯苓、山药、甘草、罂粟壳之类，用量也就是9~15g，名之曰："虚病不可重药，轻可去实"。服后均无效果，照样腹泻。

余思之良久，轻方不效当反之。经细查，患者神情未散，胃气未断，脉虽弱但有根，现症状是喝什么泻什么，人无法坐立，大肉削尽，一派伤阴脱水之象。当务之急是想法止泻敛阴。看来附子理中汤和参苓白术散之类已很难奏效，非重剂大量之药恐难挽回生命。

于是处方重用仙鹤草200g，怀山药150g，生牡蛎150g，高丽参50g，山茱萸

60g。浓煎频服，1剂即效，3剂收功。

该方仙鹤草、高丽参补气回阳；怀山药、生牡蛎、山茱萸敛阴滋液，超大剂量使用，所以在危急中方能挽回颓势，救人于死亡之时。这些药并不名贵，又是寻常之药，其关键就在于药量，病重药重，当则显能。

以上例子说明了药物剂量的增损，对提高临床疗效具有举足轻重的影响。当然，药物用量的增损，要有理论和实践根据，要有别人用药经验的借鉴，不能盲目乱投。

近年来，关于增大剂量、提高疗效的报道屡见不鲜。《上海中医药杂志》1982年第5期《医林掇英》介绍的病例对我们不无启发。

患者患频发性室性期前收缩，每分钟停搏8～10次，经心电图确诊。以往用炙甘草汤无效，原因：①剂量小；②没有做水、酒同煎。后决定增量处方：生地黄250g，麦冬45g，桂枝45g，党参30g，火麻仁60g，炙甘草60g，生姜45g，大枣30g，阿胶30g，用水1600ml及白酒1400ml，煎至600ml左右，分3次服。服药后没有明显不良反应，只是想睡，略感头晕。第三天自觉期前收缩消失。第六天复查心电图，正常。

《上海中医药杂志》1982年第11期刊登浙江省兰溪县中医院叶敏瑞来信。叶敏瑞用《医林掇英》中的处方（即上面介绍的处方）治疗一期前收缩患者，获得显效。以前虽也用炙甘草汤，但因药量不足，未能奏效。后学了《医林掇英》经验，深服其论，放胆用之，疗效显著。因此认为，增大剂量治期前收缩的理论是有其科学性的，其实践经验也是可靠的。

近代医家张锡纯在《医学衷中参西录》中就主张单味重剂，功专力宏。书中记载用一味薯蓣饮（生山药120g，煮汁当茶，徐徐温饮）治阴虚劳热，包括劳瘵发热，或喘或嗽，或自汗，或心中怔忡，或因小便不利致大便滑泻，以及一切阴分亏损之证，均有较好疗效。

解放军251医院谢继增医师曾报道，用大剂量地骨皮治疗肺癌发热疗效好。

肺癌患者常常出现高热不退，体温持续在38～40℃，以午后或夜间为著，应用抗生素及解热药治疗均不见效。有人认为是癌性热，无法治疗。谢继增以此病证查阅有关资料，发现地骨皮有退热除蒸之效，前人以药治疗风毒、肺痨、骨蒸痨热、虚热内扰及肺火喘嗽等症。

参阅本药之意，在给一位肺癌高热不退患者治疗时，把地骨皮药量增加30g，用药5日，高热有所下降，较用药前降低0.2～0.4℃。后配伍滑石、生石膏，地骨皮增加到60g，用药仅2剂，高热已降，咳喘症稍减。由此之后，癌性热已不再侵及患者。

对此，谢继增深有体会地谈道：我觉得，古书中对地骨皮的用量似乎略嫌不足，这对发挥其药效很有影响。一般书上的常用量是在15～30g，我认为地骨皮的基本用量不能少于50g，否则疗效较差。

笔者在治疗肺结核时，根据教科书的要求，地骨皮开始的用量为15～20g，疗效不明显，后学习了辽宁名医刘树勋的经验，将地骨皮增至50～90g，迅速收到显著的疗效，一般3个月左右就能治愈。由此可见，药量的大小起着至关重要的作用。

又如，用炒麦芽断乳，古今医籍多有记载，然而临证中，有的效如桴鼓，有的用之无效。原因何在？问题的关键，还是在于用量要大，须用生麦芽180g，微火炒黄，加水浓煎频频温服，才能收到满意的疗效。

再如，黑龙江省卢芳教授临床治疗寒湿内停之泄泻，辨证配伍用大剂量苍术50g，健脾利湿止泻，无不效验，每能应手取效。

在临床实践中，投药固然不可孟浪从事，但在一定情况下，如果病重药轻，则不足以胜病。欲起千钧之石，必须有千钧之力。如果用药轻描淡写，岂能力挽沉疴！

四川名医余国俊，在治疗一例剥脱性皮炎重危症患者时，用犀角地黄汤，其中犀角用水牛角50g替代不效，果断使用水牛角200g，大剂频服，终于从死亡线上救回患者。此案充分说明"病重药重，则病当之"。

在学习名老中医经验的基础上，结合自己临床体会，我治疗头痛、便秘、脉管炎等慢性疾病时，川芎用量常达50g，当归用量达90g，黄芪用量达180g，往往应手取效。

《中医杂志》1996年第8期报道，朱树宽重用紫草90～120g，治疗银屑病50例，收效甚佳。典型案例：某男，32岁，农民。1992年5月2日初诊。患者半年前无明显诱因出现头皮突发红疹，微痒。某医院诊为过敏性皮疹，给服阿司咪唑（息斯敏）及外用氟轻松（肤轻松）等，数日后，病情未减，反而周身出现大量皮疹，上覆白屑。当地医院皮肤科诊为银屑病，治疗3个月，疗效不著，遂改投中医诊治。现患者皮疹瘙痒，夜间尤甚，伴心烦难眠。查见皮疹色红，上覆大量白色鳞屑，经抓搔剥离后，皮损基底部色红并有筛状出血点。舌质红苔薄微腻，脉沉弦有力。辨证为血热风盛，搏结肌肤，瘀而成病。

治用紫草四妙勇安汤：紫草120g，金银花90g，玄参60g，当归30g，生甘草30g。水煎。服药3剂，瘙痒大减，皮损明显减轻。继服10剂，皮损尽消，自我感觉良好。随访2年，未见复发。

朱树宽认为，紫草用量是治疗银屑病取效的关键。通过临床验证，紫草用量，9～15g偏于清热透疹；15～30g偏于凉血活血；30g以上偏于解毒化斑。但用治银屑病，唯有用90～120g，其解毒化斑之力最捷。若在进行期需用120g，在静止期需用90g，方为妥当。

李寿山主任医师善用大剂量生石膏治疗高热证。患者，男，18岁，高热数日，屡用清热解表剂而壮热不减，精神萎靡，昏睡蒙眬，时有呓语，面红汗出，身热灼手，体温39.6℃，腹胀满闷，大便4日未行，舌红绛，苔黑燥裂，脉数有力。用清热泻火兼养气阴法治疗。

处方：生石膏200g，知母15g，大黄15g，芒硝15g，生地黄25g，玄参25g，党参25g，甘草10g。水煎服。

服药4小时后，下燥屎若干，腹中舒适，继而热减神安。昼、夜连进2剂，诸症悉减，黑苔退，用竹叶石膏汤善后而愈。

《江苏中医杂志》1985年第7期误服钩藤210g却使高血压病及中风后遗症获得显效的报道，从另一个角度说明了"病重药重则病当之"。

患者患高血压病及中风后遗症，血压170/100mmHg（22.7/13.3kPa），说话不清，步态不稳，服双嘧达莫（潘生丁）、复方丹参片、罗布麻叶片等效不显。

处方：钩藤30g（另包，后下），葛根30g，丹参15g，牛膝15g，红花10g，石决明30g。7剂，水煎服。

药房配药时将210g钩藤另包成一大包。患者回家误将钩藤210g作为1剂药而煎煮（煮沸20分钟），临睡前一次服完。次晨顿觉神爽，行走稳当，自觉中风以来从未有这样轻松、舒适。煎第2剂药始觉煎错了药。复查血压：150/90mmHg（20.0/12.0kPa）。本例误服钩藤210g，却得到了显效。一般认为，钩藤1日剂量20～30g就可以了，但实践证明，大剂量服用钩藤降压效果显然高过20～30g。

从此例的误服报道中受启发，笔者在临床中经常在天麻钩藤饮中将钩藤重量施之，50～150g治疗高血压病屡屡收效。

综上所述，可以看出，在医疗实践中，"中医不传之秘在于量"的说法是客观存在的，这一点应该引起我们的高度重视，并且要大胆地在临床中不断摸索掌握药物的最佳用量。

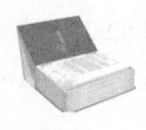

用药利弊谈

我已写了不少篇用药传奇了，主要讲的是其有效的功能和好处。实际上任何事情都有两面性，都要一分为二，既要讲有利的一面，也要讲不利的一面，正反相结合才能获得正确的认识，中药亦然。

在临床中我们常看到，讲用中药好处的经验文章较多，讲其弊处的文章较少，

第六讲　杂谈医话

这是一个遗憾和不足。为此，我想通过几个病例谈一谈这个问题，以引起诸位同道的注意。

【验案一】我曾治1例乳腺癌术后的患者，中等身高，微胖，45岁。主症：手足心发热，心悸，出汗，心烦易怒，大便略干。舌淡苔白，脉双关滑数、尺部不足。月经不调，1个月有，2个月无。辨证：肝肾阴虚，虚阳外露。用方：丹栀逍遥散合二仙汤。7剂。

二诊：除手足心发热外，其余症状均减。改方用二仙汤合三物黄芩汤。

处方：淫羊藿30g，仙茅10g，巴戟天10g，黄柏12g，知母12g，当归10g，黄芩30g，苦参10g，生地黄15g，地骨皮30g。7剂，水煎服。

用药第二天患者就打电话给我说药不能喝，一喝就吐。我问是饭前喝的还是饭后喝的。答曰：饭后。我告之，再喝时先嚼2片生姜。患者听之，再服。晚上电话又打来告知，还是不行，刚喝下去就吐出来了。我告其停服，将剩余几剂药提来，我将其中的苦参捡出，又放入姜半夏再服，未再发生呕吐现象。

此案之所以发生呕吐现象，实为苦参所为。我临床多年，深有感受。

苦参苦寒燥湿，清热杀毒效果很好，但其不良反应也甚为明显。我所用的苦参病例中约有1/3的患者发生呕吐，只要取掉苦参即好。有时必须要用时，不得不加入生半夏和大量生姜，但是仍不理想。患者反映服后虽说不吐了，但总有一种想吐吐不出来的难受劲。这说明苦参有刺激胃黏膜的作用。诸位同道在用苦参时要引起注意，以免引起不必要的麻烦。

【验案二】2010年9月间，曾治1例慢性黄疸性肝炎患者，27岁，女性，瘦高个子，面黄兼暗，眼珠黄，舌尖边红苔白腻，能食，大便略干，乏力，月经偏多、色黑，行经时略有少腹痛。

辨证：阳黄，肝胆湿热兼瘀。西医化验转氨酶和胆红素均大幅度高于正常值，明显是西医的黄疸性肝炎，即中医的阳黄证。辨证和诊断均不复杂。然而此病竟拖了1年之久。缘于曾先在西安某国医馆中医专家处治疗半年，竟然没做一次相关的化验，按气血不和治疗，后又在省中医药研究所某中医教授处治疗四五个月，亦无效，期间也未做化验确诊。我随即令其做肝功能化验，诊断为黄疸性肝炎。

此例患者根据辨证，我首先用了茵陈蒿汤合桃红四物汤加丹参，10剂，水煎服。二诊时，面色和眼珠黄均减，效不更方，继续用清湿热、活气血之法。方用茵陈蒿汤合血府逐瘀汤加丹参、黄芪、太子参。

处方：桃仁10g，红花10g，当归10g，赤芍15g，川芎10g，生地黄15g，桔梗10g，柴胡10g，枳壳10g，生甘草10g，怀牛膝10g，茵陈30g，栀子10g，酒大黄

10g，生黄芪30g，丹参30g，太子参30g。10剂，水煎服。

谁知服了2剂，患者打电话告知，这回药吃完老吐，吐得连饭都不想吃了。我告诉患者先停服，把剩余药拿来，我调整一下。而后我反复检看药方，没有发现哪味药能致呕。

思之良久，突然想起有一次嗓子痛，就随手泡了一些桔梗和生甘草喝，结果发现很难喝，直想吐。后来也曾经给其他人用过，均反映不好喝。回头再翻看《伤寒论》《金匮要略》等书，发现桔梗汤、排脓汤中的桔梗其主要作用是祛痰排脓，引药上行，现代药理研究也证实其量大易致呕吐。看来问题是出在桔梗了，于是将前药方中的桔梗去掉再服，结果未再出现呕吐。

此案给人的启示是，桔梗有载药上行的作用，不利于清利湿热，此其一误也；桔梗的主要作用是祛痰排脓，这里无须排脓祛痰，此其二误也；桔梗有刺激气管、食管和胃黏膜的不良反应，对于脾胃虚弱的患者不适应，此其三误也。实际上在临床上会经常碰到服桔梗呕吐的现象，所以诸位在用桔梗时还是注意其不良反应。

【验案三】临床上我很喜欢大量使用黄芪，该药补气托表力峻效宏，这是其长。但是该药用之不当，也能产生不少不良反应。

我曾治一位中年妇女，胃溃疡，用黄芪建中汤加减，半个月后胃痛胃酸均好转，但新增脘腹膜胀一症。我就在其方中加入厚朴、砂仁、枳壳、木香一类行气导滞之药，结果效果仍然不理想，患者说还是腹胀。听后，我思之良久，突然想起已故老中医岳美中的一则医话，其中讲到黄芪长久服用能产生腹胀，而且只有陈皮能解，其他行气宽中之药无效。心中一亮，于是提笔在原方中加入陈皮30g，干姜10g。服3剂后腹胀消失。岳老不欺我也。

此案给我的启示是，一是平时多读书有益于临床，二是即使补药也有弊端，所以用药时要心思缜密，有规有度，方为上乘用药之法。

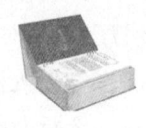

漫谈中药亲自尝试

我觉得一个好中医，除了要有深厚的理论功底，还需要有亲自实践和尝试中药的勇敢精神。俗话说：不入虎穴，焉得虎子。一些中药的药性、用量要想掌握得透彻和精确，非要亲自尝一尝不可。前贤名医大多都有此经历，故而用药治病心狠手辣，立起沉疴。反观一些中医却缺乏此种经历和精神，不敢越雷池一步，终致一生平平庸庸，无有真知灼见，技艺一般。

第六讲　杂谈医话

记得一日上午，我看到某医生诊治一中年妇女已多次，主症失眠，疗效不佳。观看了方子，是酸枣仁汤，药证相符，只是酸枣仁用量偏小。故插言：量可加大。问曰：加多少？我说在现在的10g后加个"0"即效。听我一言，该医生露出一脸惊讶，问道：行吗？我说放胆用，出了问题我负责。用后该妇女当晚就能入睡，做了一个好梦。

事后这位同行问我，这么大的用量你怎么那么有把握？我说我亲自尝过，也用过多年，从未出过事。

后来我在诊余闲聊时，就问到她尝过中药吗？她说从未尝过，用药一直遵循教科书和老师教的量。我听后甚为惊讶和感慨。随后告诉她，我之所以有些中药敢于超常规剂量使用，在于我曾尝试过百余种中药，知道某药的有效量和中毒量，知道了这些，临床上用药就得心应手，游刃有余，疗效显著。

谈一例我尝试甘遂的体验吧。

甘遂为大戟科多年生肉质草本植物甘遂的根。

《神农本草经》记载：主大腹疝瘕，腹满，面目浮肿，留饮宿食，破癥坚积聚，利水谷道。

《药性本草》记载：能泻十二种水疾，去痰水。

《本草衍义》记载：此药专于行水，攻决为用。

现代医药记录：本品峻下有毒。

对于甘遂，我在早年学习《伤寒论》时就知道，著名的十枣汤、大陷胸汤都是要用甘遂的。而且，时有听闻某老中医擅用甘遂治大病，一直想试用一下，但是苦于有毒和峻下，不敢用于患者。但对此药又耿耿于怀，割舍不下。终于有一天，鼓足勇气，自己试了一试。

对于试药我一直坚持按程序，少量逐加的原则进行，以保证安全和精确掌握有效量与中毒量。对于甘遂我也不例外。

先从0.5g服起。按要求上午空腹，第一次服1粒（由于甘遂不溶于水，只能打粉装胶囊，每粒0.5g）。1小时后无反应。又加服1粒，1小时后，腹微痛，肠鸣，急奔卫生间，一泻千里。而后5分钟1次，先泻粪，后泻水，持续1个多小时，至无物可出，但还是要泻，以致肛门红肿火辣。至此，我知道甘遂的厉害了，连忙口嚼1片硝苯地平片，5分钟停止泻泄，结束试验。

此次试药的认识：甘遂确实是一味强力泻下利水之药，用之不当易于脱水，虚人要慎用。其次，用药要先从0.5g给起，不效则依次递加，不可莽撞开始就用大剂量。再次，要准备好止泻之药，常法是喝1碗凉水，我用1片硝苯地平（心痛定），更为方便快捷。

有了这次试药的体验,我开始在患者身上频繁使用,广泛用于胸腔积液、肝硬化腹水、淋巴结核等很多疑难杂症,取得了很多意想不到的效果。再补充一点对该药的运用,要注意患者的体质,体质健壮的可以连续用药,体质弱的要用1次停2日再用,以免发生事故。

我自习医以来曾亲自尝过中药百余种,如附子、乌头、天南星、半夏、马钱子等,获得了很多书本上没有的知识。为此,我希望有志于中医的学子不妨也少量尝一尝中药,以便尽快直接地获得真知。

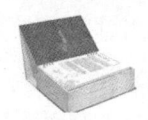

从血府逐瘀汤谈起

《医林改错》这本书很多人都读过,其中的血府逐瘀汤是最著名的,也是大家用得最多的,都知道它是活血通瘀的好方子。在这一点上,好像大家都有共识,没有异议。多年来,我也是这样认识和运用的。然而通过一篇文章的学习,改变了我的认识,拓宽了我运用该方的范围。这就是贾海忠博士《中医体悟·父子亲传实录》一书中的《神经官能症:十年一剑终开悟》一文。他突破了活血化瘀的局限,认为此方也是治疗神经官能症的好方,并在实践中运用验证了他的推断的正确性。我在临床上也运用这一法取得了成功,因病例较多就不一一举例了。

古人说:熟读王叔和,不如临证多。此说不尽然,有其正确的一面,也有其不足的一面。正确的应是:熟读王叔和,还要临证多。临床上解决不了的问题,要求助于书本;书本中解决不了的,要求助于实践。两者结合就会不断地提高自己的技术,促进自己的不断进步。下面就把这篇文章转录一下,以便大家学习,引起共鸣。

神经官能症:十年一剑终开悟

神经官能症虽然对患者的生命没有什么威胁,但患者自己感觉却是非常痛苦,严重影响患者的生存质量。这类疾病具有明显的"戏"医特点。那么,从中医角度如何认识?用什么方药?

我常用的有四张方子,其一是血府逐瘀汤,其二是桂枝加龙骨牡蛎汤,其三就是甘麦大枣汤,其四是生脉散。这四张方子往往是合起来化裁使用的。使用频率最高的就是血府逐瘀汤,这个是治疗神经官能症、抑郁症这些神经症的最基本、最有效的一个方子。为什么最终集中到这个方子上？在研究《医林改错》的时候我就发现，这张方子是调节自主神经功能紊乱的一个方子。为什么这么讲呢？血府逐瘀汤在《医林改错》里面列了以下这么多的病症，我们来一个一个回顾。

（1）头痛，各种各样的头痛，如果这个头痛没有表证，没有里证，没有气虚，没有痰饮，忽犯忽好，百方不效，用此方一剂而愈。这证明它是一个神经功能紊乱引起的，而且疗效神奇。

（2）胸痛。胸痛也有好多方子，王清任说有忽然胸痛，其他方子皆不应，用此方一剂即止。这个胸痛还不好说是什么胸痛，结合其他适应证，神经性胸痛可能性最大。你看适应证还有胸不任物，什么意思呢？就是胸部不能盖东西，压一点东西就睡不着，他举了一个例子，说江西巡抚，是一个74岁的人，夜间睡觉的时候露着胸能睡，盖上一层布都不能睡，说病了7年了，然后用此方五副痊愈。这是个什么病？是个神经功能紊乱，对不对？不可能是其他什么病。连一层布都不能盖你说是什么病？适应证还有就是胸任重物，说一个女子22岁，夜间睡觉的时候必须让她的侍女坐在她胸部才能睡，2年了，也是用这个方子三副药就好了。那么这个胸不任物、胸任重物都能治，显然是神经功能紊乱，它可以表现成任何一种形式的，用血府逐瘀汤能治好，而且效果还很好，这些都是顽固性疾病。

（3）天亮出汗。说醒后出汗名曰自汗，因出汗而醒名曰盗汗，治疗用补气、固表、滋阴、降火服之不效而反加重，却不知血瘀亦令人自汗、盗汗。用血府逐瘀汤一两副汗已。他意思是出汗实际上就是一个自主神经功能紊乱，无论你是自汗还是盗汗，尤其是盗汗更是这样，均属于神经功能紊乱。

（4）食自胸右下。就是吃东西时食物一进咽部就觉得从胸的右边往下咽，而不是从正中这样往下咽。那么这种情况也是一种神经功能紊乱的表现，说此方可效，痊愈难，这还是属一个神经精神的问题。

（5）心里热，也叫灯笼病，身外凉，心里热，内有血瘀。如果按虚热治，就愈补愈瘀；如果认为是实火，就愈凉愈凝，使血瘀更加严重。所以用这个汤三两副就可以了。那外边凉里面热，心里觉得热，身上觉得凉，也是一个自主神经功能紊乱。

（6）瞀闷，小事不能展开，就是心眼小，什么事想都想不开，想不开更是神经功能紊乱了，用血府逐瘀汤三副就好了。还有急躁，这更是神经的问题。还有夜睡梦多，依然是神经功能紊乱。

（7）呃逆，如若用了那么多治呃逆的药，什么都无效的话，速用此方，不论轻重，一副即效。这个呃逆还是一个神经性功能紊乱。

（8）饮水即呛，会咽有血滞，用此方即效。饮水即呛，脑梗死的时候可以呛，神经功能紊乱的时候还是可以呛，所以还是一个神经系统的问题。

（9）不眠，睡不着觉，夜不能睡，用养血安神药治之不效，此方若神。

（10）小儿夜啼，小孩一到夜间就哭，用此方一两副痊愈。小孩哭也没有别的病，还是个神经的问题。

（11）心跳心悸，用归脾汤等方不效，用此方百发百中。实际上这些人没有什么疾病，就是老觉得心悸、睡不着觉。

（12）夜不安，就是夜里烦躁，重者满床乱滚，一夜没有安静的时候，坐下起来，起来坐下，实际上也是神经功能紊乱。

（13）适应证，俗言肝气病，就是没有什么原因就是爱生气，也是神经功能紊乱，用此方应手而效。

（14）干呕、恶心，用此方呕立止，这是神经性恶心。

（15）晚发一阵热，就是每天傍晚的时候觉得皮肤热一阵，这还是一个自主神经功能紊乱啊，重者两副即愈。

以上所有的适应证，全与大脑、神经密切相关，这张方子根据它的适应证，我觉得是一个很好的调节神经功能的一张方子，所以我使用这张方子的频率很高。因为神经功能紊乱在人的疾病中占的比例太高了。这张方子的临床效果你已经亲眼看到了。我常把它作为一个基本方。

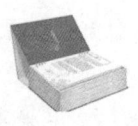

谈临床快速辨证施治的方法

一日诊治暇余，有学生问曰：老师看病又快又准，我们都来不及思考，处方已经出来，这里有什么秘诀和窍门？答曰：哪里有什么诀窍。不过是一巧法罢了。你

第六讲　杂谈医话

们在学校学的辨证施治方法是八纲辨证、脏腑辨证、病因辨证、六经辨证、三焦辨证、卫气营血辨证等，这些辨证都有一个共同特点，分步骤，走过程，一步步得出结论，故需要时间。如用脏腑辨证诊治一病，要讲究理法方药，面对一大堆症状首先要用理论分析归纳，找出病因、病位、病势、病机，理出治则，选出合适方子，再确定有效之药。这个过程哪一个程序都不能少。这个方法行不行？正确的回答是可以的，这也是一般流行的方法，我早年用的也是这种方法，无可非议。但这个方法是不是最佳的呢？恐怕不能这样说。打个比喻，我们要去北京，是走路去呢还是乘火车或坐飞机呢？从达到目的角度来说都是正确的，走路去北京也无可非议。但是要讲究速度，显然飞机是最佳选择。看病也一样，有快有慢，这除了与经验多少有关外，还有一个方法问题。

我曾见过一老中医，日诊百十人，三五分钟就把一个患者处理完了。而我早年看病，因循四诊八纲，脏腑辨证，一个患者至少要15分钟。日诊三四十人下来头昏脑涨，看到最后几个患者简直都有些草率，这是实话。难道说我的智商与老中医有天壤之别？非也！对此种现象我曾想过好长一段时间不得其解。

后来读到一本书，这就是胡希恕老中医的《经方传真》，书中讲到辨方证时说："方证是辨证的尖端。"抓住方证进行施治又快又准，并详举了大量的病例，至此才恍然大悟。临床上只要见到"呕而发热"现象就可以直接出方小柴胡汤，见到"发热而渴"就可立即想到白虎加人参汤，根本就不需要按部就班的走过程，详分析。这真是一个快捷的方法。也许有人问，你这个方法不可靠不科学，容易以偏概全，误诊误治。对于这一点我早年也曾想到过。但是胡老的话打消了我的念头，后来的实践也证明了胡老的话是正确的。

辨方证也就是现在我们说的汤方辨证。

"方证是辨证的尖端"，是说方证中就包含了六经、八纲脏腑辨证，它是辨证的具体实施。换句话也就是方证中包含了理法方药的内涵。这确实是一个妙法。直接反应，省去过程，一步到位，快速处方。现在再回头看老医日诊百十人并不是什么太难的事了，他就是掌握了这个方法，见证发药（严格说起来此证是指汤方的指征或曰症候群）。

"发热汗出、恶风脉缓桂枝汤主之""热利下重者，白头翁汤主之""手足厥寒、脉细欲绝者，当归四逆汤主之""干呕、吐涎沫、头痛者，吴茱萸汤主之"等，这个方法确实快，而且收效高。这个方法说起来简单，又好又快，但是要掌握好快速的辨证施治方法——汤方辨证，还是需要有一定的基础和条件。

什么基础和条件呢？

第一，熟悉汤方的指征也就是条文。必须是滚瓜烂熟。如小柴胡汤，最起码要记住：伤寒五六日，中风，往来寒热，胸胁苦满，嘿嘿不欲饮食，心烦喜呕……口苦，咽干，目眩……呕而发热……小柴胡汤主之等。麻黄汤，头痛发热，身痛腰痛，骨节疼痛，恶风无汗而喘者，麻黄汤主之等。记住了这些条文，临床上碰到了这些症状，直接就联系到了汤方。看到往来寒热，小柴胡汤就冒上来了，不假思索，随口而出。所以熟悉条文是关键，在这方面偷懒不得。

说到这里我要说明的是汤方辨证不是专指经方，时方一样。如舌红苔薄，眼涩口干，两胁胀痛，我首先想到就是一贯煎；气虚乏力，纳差腹胀，直接对应的就是补中益气汤等。

第二，要背熟方子，包括剂量，其基本药味和比例不能差。如小青龙汤，我是这样记忆的：桂麻姜芍草辛三，夏味半升要记牢。八味地黄丸：八四三一（地黄八两，山茱萸、山药四两，茯苓、泽泻、牡丹皮三两，肉桂、附子一两）。既要记住药味，又要记住药量，这也要下死功夫。方法灵活自便，可以用歌诀，也可以用俚语，还可以用分析分类法去记。总之一句话，一定要记住记牢，这样临床上才能快捷。

第三，要学会抓主症。要从患者众多的症状中迅速找到主症，即方子的指征。这个主症，既可以是简单的，如口苦咽干目眩，少阳证小柴胡汤；伤寒表不解，心下有水气，干呕发热而咳，小青龙汤主之。也可能是稍复杂的症候群。下面转录一篇文章，专讲怎么抓主症，希望大家好好学习。

刘渡舟：临床抓主症问题

一、理论认识

1. 什么是主症及抓主症的方法 主症就是疾病的主要脉症，是疾病之基本的病理变化的外在表现。每一种病都有它特异性的主症，可以是一个症状，也可能由若干个症状组成。抓主症方法即依据疾病的主要脉症而确定诊断并处以方药的辨证施治方法。

如临床常见的寒热错杂性心下痞证，其本质病理是中焦寒热错杂、脾胃升降失常。这样的病变必然引起心下痞、呕而下利等症状，这"心下痞、呕而下利"便是主症。临床上若见到这样的现象，医生便立刻可以确诊上述病变的存在，并处以辛开苦降、寒温并用的泻心汤，这一过程便是"抓主症"。由此可见，主症是诊断标准，也是投方指征。刘老师所谓"主症是辨证的关键，反映了疾病的基本病变，是最可靠的临床依据"，说的正是这层意义。

抓主症方法有两个最主要的特点：其一，抓主症一般不需要作直接的病机（包括病因、病位、病势、病性）辨析，病机辨析潜在于主症辨析；其二，主症多与首选方剂联系在一起，抓主症具有"汤方辨证"的特点。

2. 抓主症的意义　　刘老师对抓主症方法非常重视，评价极高。他曾多次撰文从经方应用的角度阐述这个问题。他认为"抓主症"是辨证的"最高水平"，意义很大。归纳起来，抓主症的意义主要在于这样三个方面。

（1）实用性强：历代医家虽然总结提出了不少辨证施治方法，但比较起来，其中要数抓主症方法最为实用，最为常用，使用最为广泛。这是因为它使用起来更加具体、更加简捷、更少教条、更多灵活。

（2）治病求本：抓主症方法能使中医治病求本的原则得到很好的实现。从表面上看，抓主症很有可能被理解为是一种"头痛医头、足痛医足"的肤浅的治标方法。其实抓主症不仅不是治标，而正是治本。

我们知道，疾病的"本"就是疾病之本质的、基本的病变。中医对疾病之本质病理的认识主要是通过投方施治、依据疗效进行推理而间接获得。如真武汤治之得愈者是阳虚水饮证，四逆散治之得愈者是阳气郁结证，这便是中医认识疾病本质的最主要的，同时也是决定性的方法。

历代医生在长期的临床实践中，通过这样的方法，逐渐认识到了众多病证的本质病理及反映其本质病理的脉症，也就是主症。如我们所熟知的小柴胡汤证的"柴胡七症"、麻黄汤证的"麻黄八症"及热实结胸的"结胸三症"等，便都是古代医生探索并总结出来的。抓住这样的主症，实施针对性的治疗，这就是治本。

（3）疗效理想：如上所述，抓主症体现了治病求本的原则，而且一般说来，主症又总是与最佳的方药联系在一起，所以抓住了主症就同时选择到了对证的方药，因而也就可以取得理想的疗效。必须说明的是，抓主症方法是辨证施治与专病专方两种方法的有机结合，这当然也是理想疗效的保证。

二、临床运用

1. 基础　　熟记各种病证的主症是运用抓主症方法的基础，是基本功。刘老师说，要善于抓主症就要多读书，多记书。书本中记载着临床医家的宝贵经验，记载着他们在长期的临床实践中发现的各种病证的主症。如果医生的记忆中没有储存足够的主症，那么要抓主症就只能是一句空话。他指出，《伤寒论》《金匮要略》《医宗金鉴·杂病心法要诀》及金元四大家和温病学家叶、薛、吴、王的著作具有很高的价值，其中的重点内容应该反复学习并牢记于心。他对这些书中所载的各种疾病的主症烂熟于心，故在临床上能运用自如。

2. 程序　刘老师的抓主症可以总结为"以主诉为线索，有目的地和选择性地诊察，随时分析、检合"这样一个程序。

将这一句话分解开来，也就是说围绕着患者的主诉，通过四诊方法有目的地、选择性地收集有辨证意义的临床资料，并且随时与自己记忆中的主症系统进行对照比较、分析检验，以判断两者是否吻合。

在这种诊察和检合过程中，他的思维十分灵活，充分考虑各种病证的可能性，而绝不是拘泥、刻板的。一旦收集到的脉症已经符合某个病症的主症，就当机立断，迅速处治。这里举一个典型案例来说明刘老师的抓主症方法。

患者，张某，女，40岁，1991年12月18日初诊。患者主诉上腹部痞满不舒。这是一个常见症状在很多病证皆可出现。刘老师首先考虑的是半夏泻心汤证一类的寒热错杂痞，故进一步询问呕恶、肠鸣、下利等症。当这些症状呈阴性时，刘老师转又询问冲气、胸闷、心悸、头晕诸症，以判断是否属于水气上冲病证。患者回答头目眩晕，胸闷胁胀，但并无心悸、气冲感觉。从现有的症状看来，少阳胆气不舒之柴胡证的可能性很大，故刘老师又追问口苦这一少阳病的特异性症状，并联想到太阳表气不开的合并病变，进一步询问项背强痛、四肢疼痛或麻木二大症状。诊察结果表明这些症状都是阳性的。于是刘老师抓住心下痞结、口苦头眩、胸闷胁胀而肢麻的主症，确定张某所患为太少两病的柴胡桂枝汤证，处以柴胡桂枝汤，7剂。1周后患者来述，服药1剂而通体轻快，7剂服尽而诸症大减。

这一案例清楚地反映出刘老师抓主症的完整程序。

刘老师指出，在运用抓主症方法时，必须注意以下几点。

（1）不必悉具。一般说来，书本上所记述的主症是典型的，而疾病的实际临床表现往往是变化的，在多数情况下都不像书本上记述的那样完备。这就要求医生能够以少知多，以点见面，仅仅依据少数的主要脉症即可作出诊断。

　　刘老师反复强调，《伤寒论》"但见一症便是，不必悉具"是一个具有普遍意义的原则，也是抓主症方法的一条重要原则。临床抓主症时，不可强求全部症状的出现。否则就会作茧自缚，必致寸步难行。

　　如他治一女性患者，口苦经年，此外并无他症。刘老师认为这是胆火上炎的反映，是少阳小柴胡汤证的主症，于是便抓住这个主症，投以小柴胡汤原方，服药3周而其病告愈。

　　又如他治一患儿，身面水肿而浮脉。刘老师抓住这两个主要症状，确定其病为水气外溢肌肤，遂用越婢汤加味发汗散水，1剂肿减，再剂肿消。

　　（2）删繁就简。如果一位患者的症状很多，表里上下、纷繁复杂，这时医生就不能"眉毛胡子一把抓"，而是要用"特写镜头"，抓住其中的几个主要症状，依据这几个症状投方施治，刘老师说这叫作"于千军万马中取上将之首"。

　　（3）辨别疑似。病症的主症大多是具有特异性的，但也有两两相似者，需要细心辨析。若辨之不明，轻易地依照表面上的"吻合"而"抓主症"，必然失之毫厘，差之千里。

　　如一孙姓老妪，四肢逆冷，心下悸，小便不利，身体阵阵然动摇。我辨为阳虚水泛的真武汤证，投真武汤，初服疗效尚可，续服不唯不效，反增烦躁。刘老师指出，真武汤证阳气虚衰，水饮泛滥，必见舌苔水滑，神疲乏力；今患者性情急躁，舌红脉弦，当为阳郁之证。遂改投四逆散疏气解郁，诸证大减。刘老师要求我们在抓主症时要细心，要多考虑几种可能性，就是叫我们避免因主症相似误诊。（傅延龄《杏林真传》）

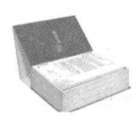

从肢厥一证谈辨证施治的重要性

　　在临床上我经常遇到下肢冰凉的患者，其中有一部分是多方求治不愈的老病号了。谈起自己的病，真是久病成医，滔滔不绝。什么肾阳虚寒，久病入络，陈寒痼疾，金匮肾气丸、四逆汤，干姜、附子，火神派，都能一一道来。把个老中医说得无言以对。单从症状上看，腰以下冰凉，常年没有一点热气，不是肾阳虚寒又是什么呢？

肾为腰之府吗？冰为寒之证吗？问题是既然证对药不错为什么不愈呢？而且我看了很多前医的处方，不外是干姜、附子、鹿茸、人参之类，甚止硫黄都用上了仍然不愈。为什么不做逆向思维呢？为什么不舍症从脉呢？一句话，思维呆板，胶柱鼓瑟。教条主义，书本主义严重。下面举一例说明。

【验案】2007年5月间，一男性，三十六七岁，系街道上联防队员，人高体壮，慕名来诊。说我全年背凉，尤其是腰以下冰凉似铁，晚上睡觉盖两三床被子还不热，再要加用暖水袋才行。曾在中医研究所、中医院专家门诊看过，吃过半年的药都治不好。又寻访民间老中医，看过几位，也是没有效果。听人介绍，找我来就诊。

问曰：吃过什么药了。人参、鹿茸、黄芪、当归、干姜、附子。特别是附子，一剂药曾用到过100g。什么金匮肾气丸啦，十全大补丸啦，补肾壮腰丸啦，追风透骨丸啦等，老多了，都没啥效果，仍然还是个冷和凉。我说那我就来看看吧，我也不敢保证能治好。患者也痛快，治治看嘛。

于是开始四诊，面色发暗有光泽，两眼有神，说话洪亮，舌质暗红苔白厚燥，脉三部弦滑有力，能吃能喝，小便黄赤发热，大便略干，口干咽燥，失眠多梦，全身发凉，尤其腰腿凉甚，着护膝。

诊后，我思之良久，断为火郁证，内热外寒，里外不通，阴阳不交。

处方四逆散合白虎汤。3剂。患者看完问曰：我这是寒证，先生怎么尽用些凉药，从未见别人用过，行吗？不会导致雪上加霜吧？我笑了笑说，姑且先服3剂再说吗。3日后患者如约再诊，说此药吃完，身上好像没有过去那么冷了。我说这就对了，你不是虚寒证而是热郁证。患者听了一惊，说从未闻也，看来你确实和别人不一样。以后又服了十五六剂药，彻底治愈，全身温暖如春。

此病例我主要想说明一个问题，临床上看病，思维切不可古板单一，一条道走到黑，要善于逆向思维。

此病例前人用了那么多热药不见效，显然是药不对证，亦不是寒证。再加之脉弦滑有力，不是沉弱无力，口干咽燥、声音洪亮、年轻力壮显然不可能是肾阳虚寒或痰饮郁积等证。所以要从反面去思考，热郁可能性大。

临床上确实有一些患者表现为一派寒象，却是热证。此屡见不鲜，一定重视辨证施治，有是症，用是药，起是方，切忌不细心辨证，见一症状就认定是某证，或人云亦云。临床上各种现象都可能出现和存在，一定要细心，活心，定心。胆大心细，方为良医。下录名医刘渡舟医话一则供参考。

第六讲　杂谈医话

黄连阿胶汤治疗肢厥

刘老从事中医临床、教学40余年，学验俱丰，深得仲景秘旨，善治内科杂证。观其治病，常常给人以茅塞顿开、赏心悦目之感，如对黄连阿胶汤的使用则可见一斑。

【验案】李某，男，43岁，干部。患者于1978年10月无明显诱因而自觉下肢发凉。厂医诊为肾阳虚证，曾予金匮肾气丸、虎骨酒、青娥丸等大量温补之药，而病情未能控制，仍逐渐发展。冷感向上至腰部，向下则冷至足心，如赤足立冰上，寒冷彻骨，同时伴有下肢麻木，痒如虫行，小便余沥与阳痿等证。曾先后在北京诸医院检查，均未见异常，并服用补肾壮阳、益气和血等中药200余剂，未能见效，于1980年1月11日转请刘老诊治。

患者素体健康，面部丰腴，两目有神，舌质色绛，少苔，脉弦而略数。问其饮食如故，大便不爽，小便短少而发黄。

初投四逆散，按阳厥之证治之，药进3剂，厥冷依然。乃反复追询其病情，患者才说出睡眠不佳，且多乱梦，而心时烦，容易汗出。视其舌尖红如杨梅，脉来又数，反映了阳虚于下而心火独旺于上之证。

刘老认为，心火上炎，无水以承，是以心烦少寐，多梦汗出；火盛于上，阳气不能下达，则水火不相交通，是以为厥，四逆散疏气通阳而不能泻上盛之火，是以服药无效，遂处以下方治疗。

处方：黄连9g，黄芩3g，白芍6g，阿胶9g（烊化），鸡子黄2枚（自备）。上五味，以水3碗，先煮三物，取1碗，去滓，纳胶烊尽，小冷，纳鸡子黄，搅令相得，分2次服下。

服药3剂后，汗出、失眠多梦等证均有明显好转，小便余沥和阳痿亦有所改善。察其舌，仍红赤而少苔，脉弦而微数，继宗原法治之。

处方：黄连9g，阿胶10g（烊化），黄芩3g，白芍9g，鸡子黄2枚（自备），牡丹皮6g。6剂，煎服法同前。

1月30日，适值降雪，寒风凛冽，但患者并无异常寒冷之痛感，腰以下厥冷证基本告愈。1个月后，据患者言，未再复发。黄连阿胶汤出自《伤寒论》第303条，原文为"少阴病，得之二三日以上，心中烦，不得卧，黄连阿胶汤主之，主治心肾不交之失眠证"。该例患者，上则见有心火亢盛的心烦、汗出、失眠多梦、舌红少苔、脉数等症；下则见有水寒之证的小便、余沥、阳痿、腰以下厥冷等症。属于阴阳上下不相交通，水火不相既济之证，故投以黄连阿胶汤交通心肾，使水火既济，阴阳调和，则下肢厥冷之证得以痊愈。

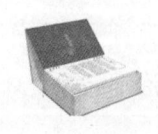

撞到南墙要回头

一日和学生交谈中，学生提到有些常见病，按一般的理法方药和汤方辨证总是治不好，不知是何原因。但是看老师治病总是得心应手，疗效显著。我笑了笑说：我观你们治病，包括一些其他医生治病时，对一些久治不愈的病，只知其常，不知其变。按常规方法和方药治疗很久，了无寸效，还坚持不变，一条道走到黑，撞到南墙也不回头。举个病例说一下。

曾治一妇女，27岁，习惯性流产，连续4次，看了不少中医，专科亦有，老中医不少，就是治愈不了。经人介绍求治于余，病人一见面就说，我看了七八个老中医了，怎么就治不好呢？这次希望就寄托于你了，再治不好就不治了。我一听倍感压力沉重。

翻阅前面诸医的方子，发现大家几乎都是一个思路，养血补肾安宫保胎法，张锡纯的加减寿胎丸之类，大量的补肾保胎药，如熟地黄、杜仲、川续断、阿胶、菟丝子等。按理说治法不错，中规中矩，怎么能不效呢？再观病妇，满面红光，两目炯炯有神，舌质微红，苔薄白，脉滑有力，少腹微感有凉，饮食二便正常。常言道，自从有了这病，阿胶大枣之类的补药和营养品就没有断过。一到怀孕后就静卧海养，但仍然是三四个月时，就流血见红，自然流产，注射黄体酮也没有用。真是防不胜防，苦恼至极。看到这里，我沉思片刻，明白怎么治了。此乃宫内寒瘀而致，应以温经散寒，活血化瘀法治之，用少腹逐瘀汤化裁，先后共服10余剂，之后，连生二子，再也没有流产。

我以此案说明，治习惯性流产之所以成功，并不是说我多高明，而是一个思维思路的问题。此案之所以大多数医者未治愈，关键在于治病只知其常，不知其变。习惯性流产的"常"是血亏肾虚，但是此案病妇，红光满面，精力旺盛，补药不断，脉滑舌红，何来血亏肾虚？何须养血壮肾？犯实实之戒！

经云：实者泻之，虚者补之。此证为瘀兼寒，瘀血不去，新血不生，少腹微凉，兼有寒邪，正是少腹逐瘀汤之证，且王清任也自言此汤专治小产，故收效颇速。

前医之所以治不好，只能说明他们定式思维太强，不知按证转变，一条道走到黑，撞到南墙也不知回头。我之所以治好此证，就是汲取了前医的失败教训，掉头转向，逆向思维，撞到南墙就回头。人家已用过是法是方不效，何苦再重蹈覆辙。临床上很多疑难杂症之所以治不好，此种定式思维的影响就是一大原因。望后来医者多思之。

第六讲　杂谈医话

> **附：《医林改错》少腹逐瘀汤中有关片文**
>
> 　　少腹茴香与炒姜，元胡灵脂没芎当，蒲黄官桂赤芍药，种子安胎第一方。
> 　　此方更有险而不险之妙。孕妇体壮气足，饮食不减，并无伤损。三个月前后，无故小产，常有连伤数胎者，医书颇多。仍然议论滋阴养血、健脾养胃、安胎保胎，效方甚少。不知子宫内先有瘀血占其地，胎至三月再长，其内无容身之地。胎病靠挤，血不能入胎胞，从傍流而下，故先见血。血既不入胎胞，胎无血养，故小产。如曾经三月前后小产，或连伤三五胎，今又怀胎，至两个月前后，将此方服三五副或七八副，将子宫内瘀血化净，小儿身长有容身之地，断不致再小产。若已经小产，将此方服三五副，以后存胎，可保无事。此方去疾、种子、安胎，尽善尽美，真良善方也。

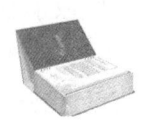

科学吸收中药西理说

　　前一段时间，治疗一例胃下垂病人，用了补中益气汤加大量枳实。事后一年轻中药师请教我，说：用补中益气汤好理解，补气升提，但对于用大量的枳实不理解。中医理论上不是讲枳实是行气破气的吗？本来病人中气都下陷了，你还用枳实，这不是落井下石吗？

　　我莞尔一笑，答曰：你只知其一不知其二。

　　我这是中西理论合用，以中为主，兼顾西学。辨证是中气下陷，用补中益气汤补气升提法，从本出发不错。但是临床起效比较慢，这是很多中医都知道的。实践证明加入大量枳实就会起效很快，原因在于，西医药理研究证实，枳实有明显的收缩平滑肌的作用。胃下垂本身就是固定胃的韧带松弛造成的，韧带也属于平滑肌一类，这就是运用枳实治疗胃下垂的道理。事实证明大量使用枳实后，靶向性更强，1周后就能见到明显效果。我不但用此法治疗胃下垂，同理还用于治疗子宫下垂及脱肛等。

　　如果仅仅局限于枳实中医理论的认识就无法理解，也就无从用起了。对于这个问题的认识，我是这样看的，人们对一个药物的认识，是一个不断渐进，不断发展，不断全面的过程。古人由于时代的局限，科技不发达的条件限制，对一些药物的认识也是不全面的，或是不正确的，这很正常。但是作为一个现代人，作为一个处在科学技术高度发达环境下的中医医生，一定要与时俱进，在继承的基础上，不断吸取和运用现代科技成果，丰富和充实发展中医的治疗手段和意识。只有这样才能发展中医，提高中医的治疗水平和疗效。不能故步自封，夜郎自大，极端排斥西医的科学成果。

纵观中医的发展史也可以看到这一点，后起的中医大家，无一不是在继承前人的基础上，吸取当时的科学认识和研究成果，创立新的中医理论于药物的新认识，比如孙思邈、李时珍、叶天士、王清任、张锡纯等皆是这样的医学大家。

我在临床上始终坚持中西并用，以中为主，吸收西医科学的研究成果，运用于治疗中，取得了很好的效果。

如我在临床上，过去治疗崩漏证（西医的功血），喜欢用补气摄血法，或活血凉血法，或收涩固脱法，或补肾填精法等，大量的黄芪、人参、阿胶、龟甲、枣皮、白芍、仙鹤草、煅牡蛎等药开上去，也能治好此病，但是总不能达到100%有效，个别的还止不住。后来研究了西医的理论和治法，吸取了西医用雌激素（黄体酮）治疗的理念，在中医的辨证方证里，有意识地加入含有雌激素的中药，诸如杜仲、川续断、胎盘、菟丝子等，疗效大幅提高，几乎可以达到100%有效。

举一病例说明：我曾治一28岁的年轻妇女，功能性子宫出血半个多月，月经淋漓不净，人头晕无力，面色惨白，恶心纳差，血红蛋白下降。脉沉细无力，舌淡苔薄白。

对此，我的处方：生黄芪60g，当归30g，熟地黄30g，红参30g，仙鹤草60g，桑叶30g，生龙牡各30g，荆芥炭10g，三七粉3g（冲服）。3剂。结果是好两天，又流血，后以此方为主加减1周，还是止不住。病人着急，我也有点沉不住气了。

经过一夜思考，决定在原方基础上吸取西医治疗功血理论，加入含有大量雌激素的中药，如杜仲炭、蚤休、菟丝子。结果2剂药后血就止住了，而且不反复。以后我用此法治疗此证，屡用屡效。

实践证明，以中为主，兼学西理，疗效颇佳。此案中用蚤休，是从中成药宫血宁中受到启发，此药之所以能治功血，关键也是其中含有雌激素，能刺激子宫内膜生长，从而达到止血的目的。

临床上我用此法，治阳痿重用仙灵脾（含有雄性激素），治哮喘重用炙麻黄（缓解气管平滑肌），治低血压重用枳实（含有升压素），治内脏疼痛者重用白芍（缓解平滑肌痉挛）等病证，疗效可靠，效果斐然。故提倡大家研究探讨，使用发展，以提高中医疗效。

第六讲 杂谈医话

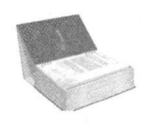

从自治吐血一证谈大黄黄连泻心汤

诊余闲谈中，经常听人说到"医不自治"这句话，言者信誓旦旦，听者无不点头称是。我却不以为然，常出反调，遭人讥笑。

我的理论是既然能治好别人的病，就应该能治好自己的病。人家是人，己亦是人嘛。自己治不了自己的病，说明两点，一是技术不高，二是没有自信，实际上是对患者不负责，轻视别人生命，珍贵自己身体。为医者如果常拿这句话遮羞自己，我们认为是医德问题，不值得提倡。

我不认为自己技术高，但坚信人病即己病，既然能治了别人的病就应该能治好自己的病。历史很多名医都是自己患病久治不愈，而自修中医自己治疗而愈，走上医学之路，黄元御、恽铁樵、岳美中等就是例子。由此可见，"医不自治"是一种谬论，不值得一提。我生病，包括家里人生病，只要我能治的，均是自己治。这是提高医技的一个很好的途径。现就自治齿衄而愈，谈谈学习经方大黄黄连泻心汤的体会。

1995年5月的一天，我因公出差到河南新乡市，经过半天多车马劳碌，晚上住到了宾馆，约8时，牙龈突然大量出血，一口接一口的唾血，甚是骇人。

我思之一会，想是去医院呢还是自己治？去医院一般是注射止血药，维生素K或仙鹤草素。这么晚了麻烦人，不好意思。干脆自己治吧。怎么治？是用云南白药还是喝汤剂？汤剂肯定快，于是想到了大黄黄连泻心汤，不用煮，方便。

刚好楼下不远有个药店，就进去买了10g酒大黄，10g黄连，急忙回到房间用开水浸渍了1小杯，约有150ml，10分钟后开始喝，一次50ml，每5分钟喝1次，共喝了1杯，20分钟后齿衄完全止住。快得令人惊讶。没想到《伤寒论》的经方这么神奇，这么速效，真令人不可小觑。以往我用经方都大剂水煮，对这种一二味的小方，尤其是泡渍的，绝少用到，认识也不深刻。

自此以后，彻底转变了观念，不管大方小方，经方时方，偏方单方，只要有效，尽管拿来一用，不能存偏重大方正方之念。

大黄黄连泻心汤出自《伤寒论》第154条，原文为："心下痞，按之濡，其脉关上浮者，大黄黄连泻心汤主之。"

《伤寒论》第164条："伤寒大下后，复发汗，心下痞，恶寒者，表未解也。不可攻痞，当先解表，表解乃可攻痞。解表宜桂枝汤，攻痞宜大黄黄连泻心汤。"

《金匮要略》："心气不足，吐血衄血，泻心汤主之。"（方内有黄芩）

大黄黄连泻心汤方：大黄二两，黄连一两。

上二味，以麻沸汤二升渍之，须臾绞去滓，分温再服。

注："麻沸汤"即开水。水沸时，水面气泡很多，浮动如麻，故名。

方解：本方可以清热泄痞。大黄用量只有承气汤的一半，又只用开水（麻沸汤）泡一泡而不煎煮，目的不在泻下，与黄连同用，可清胃中邪热而泄痞气。

此方清泻上焦头面之火很灵，虽说张仲景《伤寒论》中叙述过简，但是后人运用基本上都不出清上焦火盛而致的各种衄症，如鼻衄、目衄、齿衄、肌衄等。

我在临床上治疗鼻衄、舌衄、吐血等症，不论虚实，均用此方，或单用，或加入复方中，都能收到很好的疗效。特别要注意，此方要用开水泡渍，单服或兑入复方中，不能随其他药一起煎，此点尤为重要，切记。

对于虚实寒热等问题，我是从汤方辨证角度使用，有是症，用是药，这是《伤寒杂病论》中一个很常用的原则，所以不顾其他。对于这一点只是自己的认识，不一定对。

对于这个方子的认识，我认为已故伤寒大家陈亦人先生分析论述得比较深刻透彻，我在1987年读先生《〈伤寒论〉求是》一书时就有深刻印象，故有上述自治1例。现将此段高论献给大家。

热实痞证

热痞的病机是热聚于胃，胃气壅滞。由于不是有形的实邪内结，所以虽然心下痞满，按之却濡软不硬。但这仅是与结胸证有形邪实的心下痞硬比较而言，假使胃气壅滞的程度严重，也可能心下痞硬。

热痞的脉象既可能是沉紧，也可能是关上浮，同是热痞，何以会有截然不同的脉象？前者表明热结胃脘，后者标志着胃热独盛，这是一证多脉，临床常常有这种情况，脉虽不同，而所主病机是一致的。然而必须结合证候具体分析，单据脉象不可能得出正确的诊断。

治疗热实痞证，何以不用辛寒、甘寒，却用苦寒的大黄黄连泻心汤？这是因为辛主散，辛寒药物能达热向外，适用于无形散漫之热，痞证乃邪热内聚，所以不用。甘主滋，甘寒药物能滋养津液，适用于胃阴虚而余热未尽，痞证热壅气滞，胃阴不虚，所以不用，甘寒腻滞，有恋邪之弊。苦主燥，能直折壮火，清泄内聚之热，所以治疗热痞宜用苦寒。据此使用芩

第六讲 杂谈医话

连已能胜任，何以又用大黄？

痞非有形热邪内结，而且病位偏上（肠府未实），岂不虑诛伐无过？《论》中已有"阳明病，心下硬满者，不可攻之"（第205条）的禁例。岂不是自相矛盾？要知本方之用大黄，不同于承气汤。吴又可曾将大黄与黄连比较，得出"黄连苦而性滞，寒而气燥，与大黄均为寒药，大黄走而不守，黄连守而不走，一燥一润，一通一塞，相去甚远。"大黄与黄连黄芩配伍，目的在于增强清泄痞热作用，而不是泻下有形之结。如何才能收泄痞之功，避免泻下之弊？

不用煎剂，改用浸剂，有着重要意义。法以"麻沸汤二升渍之，须臾绞去滓，分温再服"，这样就变苦寒沉降为轻扬清淡，取其气而不取其味，既可避免药过病所，又可提高泄痞效力，从而达到扬长避短，受功免弊。

徐灵胎称赞"此又法之最奇者，不取煎而取泡，欲其轻扬清淡以涤上焦之邪。"这里有一个值得注意的问题，必须掌握浸泡的时间，所谓"须臾"即片刻的意思，假使泡的时间略长，就达不到轻扬清淡的要求。至于原文方中药仅大黄黄连两味，林亿校定时提出"恐是前方中亦有黄芩"。可是后世注家的意见不一。根据庞安常《伤寒总病论》载大黄黄连泻汤方中有黄芩，应当以有黄芩为是。由于本方有轻清泄降之功，所以临床上用以治疗吐血、衄血、眼目赤肿、口腔生疮，以及湿热黄疸等，都有一定疗效。

本人曾治肺结核大咯血数例。皆是咯血反复发作，多次注射脑垂体注射液，咯血均暂止复作，颇感棘手。根据患者咯血鲜红，咳嗽头汗，时时火升面红，胸脘痞闷，不欲进食，大便干结不畅，舌红苔酱黄而腻，脉数有力，诊断为肺胃蕴热，气火上逆，遂用大黄9g，黄连3g，黄芩9g，开水渍泡须臾，去滓分多次频服，服药后咯血之势渐缓，由鲜血转为暗红色血，大便依然不畅。续方增入全瓜蒌12g，海浮石12g，黛蛤散15g，茜草炭9g。连进3剂，痞除便畅，火升面赤消失，咯血全止，继续观察2周，咯血未再发。

按大黄黄连泻心汤止血不如脑垂体注射液快速，但效果持久，又非垂体注射液所能及。然而该方所治为热实证，若气阴已伤，则不可使用。治宜补气摄血，或兼敛阴止血。必须辨证用药，方能避免虚实实之弊。（陈亦人《〈伤寒论〉求是》）

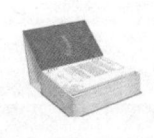

我喜欢读的几本书

经常有人问我学中医要读哪些书？我确实很难回答，不是谦虚。我一生读的书很多很杂，文史哲过去常读，40岁之后主要是读中医书。这方面的书，一生大约泛读的有几百本，但喜欢的没几本，现列出来供学中医者参考。

《伤寒论》《金匮要略》《神农本草经》《千金要方》《外台秘要》《医林改错》《医学衷中参西录》《温病条辨》《名老中医之路》《近代中医流派经验选集》《诊余集》《读书析疑与临证得失》《经方传真》《时方妙用》《时方歌括》《辨证玉函》《温病方证与杂病辨治》《名老中医医话》《杏林真传》《著名中医学家的学术经验（二）》《吴鞠通医案》《临证本草》《中华名医特技集成》及一套《中医临床家》等。

也许有人会问我怎么不见你提《黄帝内经》《难经》及阴阳五行方面的书。是这样的。我主要是从事临床的，治病主要为了取得疗效，非研究理论的。《黄帝内经》《难经》之学，懂些就行了，况且这类书纯理论又夹杂些玄学，掌握不好极易走偏误入虚玄，解决不了实际问题。现实中常见一个病用《黄帝内经》之理解释的头头是道，但就是不能重复验证。说明什么呢？中医从某种角度来看就是经验医学，其重点在于方药，掌握住这一点就可以看病，理论再多不精通方药也白搭，这是我个人的观点。

第七讲　医林采撷

本讲是余读书笔记中的一部分，也是余学中医历程的一部分，主要以选取名老中医医话为主。这也是余比较偏爱的一部分，对余一生的临床影响比较大。余不喜看别人评注的医案，总有隔靴搔痒之感，揣测臆想，离作者的原意甚远。医话则不同，那是医者本人用药、施方、认证的体会，可靠性大，且一般是医者本人一生最得意之处，最有把握之点。余在读中医函授教材时，最大的感受就是枯燥无味，不好理解，不好记忆。相反医案医话，尤其是医话，通俗易懂，妙趣横生，引人入胜，爱不释手。我从医话中一味一味中药的学，一个一个方子的记，一条一条的思，一案一案的理，积少成多，验于临床，很快就掌握了中医的基本技能。随着阅历的增多，时间的推移，经验自然而然地就多了。现就利用这一讲，部分还原余学中医的过程，以供后学者参考。

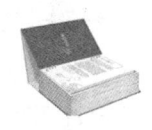

麻黄临证功效多

麻黄的三大功用：发汗、平喘、利水。在临床上疗效是可靠的。四川省万县郑惠伯主任医师的多年临床经验认为，麻黄的功用远远不止上述三种，其用途甚广。麻黄除用于治风寒表证、外感喘咳、风水浮肿等证之外，对重症肌无力、面部神经麻痹、多发性神经根炎后遗症、遗尿及子宫脱垂等病，也都有很好的疗效。但并非单用麻黄治之，而是在辨证立法的基础上，于方中加入麻黄，即见奇效。

重症肌无力，属于中医痿病范围。1959年郑医师曾治一例。患者系女教师，30余岁。其咀嚼肌、吞咽肌、眼肌都麻痹，每日饭前必须注射新斯的明才能咀嚼吞咽。中药曾用温补脾肾之类，如黄芪、附子、党参、白术、仙茅、淫羊藿、当归、川芎及人参再造丸，疗效不明显。后于方中加入麻黄，剂量由6g增至15g，患者病情大有好转，最后不用新斯的明亦能自己进食。

面部神经麻痹，中医谓风中经络，多以牵正散为主，辅以针灸治疗，有一定疗效，但收效缓慢。郑医师曾治何某，已用牵正散加味及针灸治疗1周无效，便在原方（白附子、全蝎、僵蚕、蝉蜕、防风、荆芥、当归、川芎、桂枝、白芍、白芷）中加入麻黄、葛根，服3剂，患者颜面即牵正。此后，凡遇此病，开始就加入麻黄，疗效明显提高。

治疗多发性神经根炎后遗症，将麻黄加入补阳还五汤中，经多例的临床观察，均获较好的疗效。

遗尿是小儿常见病，多为肾气不足，膀胱虚寒。常用方如缩泉丸、桑螵蛸散，有一定的疗效，但很难迅速奏效。如加入麻黄，收效即快。

用麻黄治子宫脱垂，乃四川忠县黄天星医师用加味乌头汤治风湿痹时，于无意中治愈老年妇女多年不愈的子宫脱垂（三度下垂），后在当地推广，曾治愈近百例二至三度子宫脱垂。其方中有麻黄24g，他曾将麻黄减量，则疗效较慢；若去麻黄，则基本无效。其方如下：黄芪24g，麻黄24g，川乌、草乌各15g，川芎12g，白芍12g，黄芩12g，生地黄15g，甘草6g，蜂蜜60g。

麻黄的以上妙用，古今已有所论，并非独创。至于麻黄的广泛运用，尚有不少新的苗头，如用于心律过缓、抗变态反应、脑血栓等。麻黄的临床应用，还有一些奥妙，则非管窥所能见其全貌也。（《岐黄用意·巧治疑难杂症》）

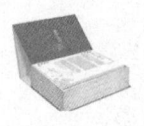

大汗用大剂麻黄取效之验谈

麻黄发汗、麻黄根止汗之说，几乎尽人皆知，"有汗不可用麻黄"亦成为戒条。而大汗用重剂麻黄取效者亦有之。

江西名老中医姚荷生教授于抗日战争期间曾遇一位40余岁患者，男性，常近酒色，炎暑外出经商，中途步行，双足灼热难忍，于清溪中欣然洗濯，顷刻间足痿不能任地，遂抬回家中，延姚诊治。见其榻前堆置毛巾甚多，频频拭汗，尤以下肢为甚，但双足不冷，亦不恶风，口微渴，食、纳、二便及神色、舌苔均无特殊表现，尺沉稍欠流利。姚老根据季节、病史判断其属于《黄帝内经》所谓"湿热不攘"则生痿躄者无疑。但据大汗、脉尺沉及患者的生活史，当夹有肾虚。以苓桂术甘汤合二妙散化气行湿兼清热而不碍正虚之法，自以为考虑周全，私心窃慰。谁知患者连服6剂，仅汗出稍减，足痿毫无起色。患者焦急难耐，欲请"草药郎中"，但此医常以猛药

第七讲　医林采撷

治疗顽疾，又未敢轻易领教，故而拜托姚老主持判定。姚自忖无能速效，半出虚心，半出好奇，不得不于另室窥之。未几，草医果来，一见未及问病，即指患者足曰："你这是冒暑赶路，骤投冷水得的啊！"姚已叹其诊断之神，及闻其不但确有把握治愈，并刻期3天下床行走，更觉得有观其处方之必要。见其药用满纸，几达廿余味，反复玩味，似不出麻黄、杏仁、薏苡仁、甘草大法，另草药外敷未见写处方。患者处方后，对麻黄用至2两深有顾虑，草医有所察觉而申言："照本意要用4两，你们害怕，今用2两决不可少"。为此，患者坚称如姚老不做主，决不进服。姚老根据现场见闻，再三考虑，该草医既然认识本病的发病原因，用药又无原则性错误，况大汗用麻黄《千金》早有先例，但恐万一大汗亡阳，嘱其预备人参末，以防不测。患者闻之，认为有备无患，立即进药，与此同时也敷了草药。服药后大汗顿减，下床行走，一如预言。姚老叹服之余，只有暂时归功于无法探询之外敷草药。谁知不久，气候更加炎热，居室主人之姨妹，素业冒暑营生，突遇暴雨，双足痿废，其子背负登门求诊于姚老，亦见其汗出淋漓。仓促之间，乃授前例而用之麻杏苡甘汤合三妙散（麻黄连根节用量仅24g）1剂，翌晨患者即能步行复诊，取效之速，超出前例。细思本例与前例比较，起病为短，但并未使用外敷草药，可见原以为归功于外敷草药，其实未尽然。现在虽时隔40余年，姚老对此仍念念不忘。

考古代名医善用麻黄者，首推张仲景。从其配伍的麻黄方剂来看，无汗用麻黄的方剂固为多数，但有汗用麻黄的方剂亦有成例，如麻杏石甘汤证之"汗出而喘"、越婢汤证之"续自汗出"等，不过两方有汗用麻黄皆以石膏配伍，而且石膏的剂量超过麻黄剂量的1/3或1/2。石膏为里药，麻黄为表药，里药重于表药，自然就影响了麻黄解表发汗的作用。而草医所开的处方并无石膏，麻黄剂量又远远超过了历代文献。如此大剂量的麻黄不仅未发汗，反倒起到了止汗的作用，这对麻黄的用量和功用，确实是一个新的发现，说明麻黄既能发汗又能止汗，具有双向的作用。汗出有虚实之分、闭脱之异，凡表虚自汗、阳虚自汗、阴虚盗汗及一切脱证的自汗，麻黄当在禁例。上述两个病例，凡遇暴热暴冷使人体经络、腠理骤然闭阻，以致邪正相搏过甚，内闭已极致汗出淋漓，这种汗势出之较猛，通过大剂麻黄使经络腠理之闭阻得以疏通，从而汗出自止。或许有人问，闭证多无汗，何以反汗出？我认为，闭证有轻重缓急之分，如属骤用剧烈刺激者多为重闭证，物极必反，内闭过甚，正邪相搏，故反汗出。因此，辨证必须明病机，才能达到审证求因，审因论治的目的。（龚子夫《长江医话》）

按：通过上两则医话，我从中学到了在治面瘫的牵正散里加麻黄，以提高疗效。加麻黄治遗尿、用麻黄治汗出哮喘也是受后案启发。但是麻黄的发汗、平喘、利尿的基本功用也是要记住的,这方面的案例很多。总之,要学会运用每种药的用药思路和增加使用的广泛性。

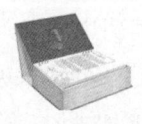

全蝎用于缠腰火丹止痛

皮肤病痒者居多,疼痛者间或有之,唯有缠腰火丹(南方称为蛇丹)疼痛显著,尤以老年患者为甚。余早年在家乡行医,曾遇七旬老翁患此证,经前医用龙胆泻肝汤治疗,疱疹虽平而痛如锥刺经久不除,乃求治于余。遂拟全蝎30g,研末分为10包,早、晚各服1包。药后其子来告,疼痛逐渐缓解。又嘱继服前药30g。仅服2料,痛止病愈。

考全蝎辛平,有毒,入肝经。本草诸书均言其有息风镇痉、解疮肿毒之功,有用以治半身不遂、口眼㖞斜者,有治小儿惊痫抽搐者,有治破伤风者,亦有治诸疮肿毒者,诸说不一,但未见用此药止痛的记载。缠腰火丹乃湿热毒邪为患,热偏盛者投龙胆泻肝汤,湿盛者用除湿胃苓汤,大多获治。然而,往往由于湿热未尽,余毒未解,滞留经络,遗痛不止。今取全蝎以剔解毒邪,毒解络通故能止痛矣。

自从摸索到用全蝎粉可止痛的经验后,治疗很多缠腰火丹后遗神经痛的病例,均获显效。若患处久留色素沉着,可配桃仁、红花、赤芍等药;若病发于头面者,可配菊花、蔓荆子、钩藤等药。(《医话医论荟要·朱仁康医话》)

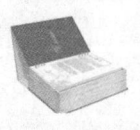

谈酸枣仁功用与用量

余善用酸枣仁,临证不论何疾只要伴有心烦不眠之症,可用之。酸枣仁镇静安神的作用,早为历代医家所重视。远在汉代,张仲景即应用酸枣仁汤以治疗"虚烦不得眠"。后世医家对酸枣仁的作用也屡有阐述,认为本药有养心宁神的作用,故亦多用治疗不寐等症。近代许多药理学家经过实验证实,酸枣仁确有较好的镇静安眠作用。可知古今医者对酸枣仁的药理作用尽管探讨途径不同,但对其镇静安眠功能已无异议。然而用量方面,古今医者单剂用量极小,未有超过15g者,晚近更有人提出,本药如一次用量超过50粒,即有发生昏睡、丧失知觉、使人中毒的危险。余根据《名医别录》酸枣仁能"补中,益肝气,坚筋骨,助阴气,能令人肥健"的记载,并结合本人多年来用药的实践经验,认为酸枣仁不仅是治疗失眠不寐之要药，且具有滋补强壮作用，久服能养心健脑，安五脏，强精神。并认为"酸枣仁用至50粒即有中毒"的说法不足为凭。余治疗神经衰弱、酸枣仁为必用之品，其用量除根据体质强弱、病情轻重而酌定外，一般成人一次用量多在30g以上，甚至可达75～90g，用量5～6倍于他人。实践证明，只要配伍得宜，大多可应手取效，且无不良反应。余之经验，在神经衰弱的治疗中，如能根据病情和体质酌情应用重剂酸枣仁，实乃取得良好效果的关键。反之，墨守成规，迷于用多中毒之说，则常因病重药轻，杯水车薪，乃延误病情。总之，正由于余善用酸枣仁，友人将此与张锡纯善用石膏并提，说余用酸枣仁，犹如张锡纯善用石膏也。在酸枣仁的用法上余常喜欢生、熟并用，乃宗《本草纲目》"熟用疗胆虚不得眠……生用疗胆热好眠"的论述。余认为酸枣仁生、熟之差，在作用上有兴奋或抑制的不同作用之故。（《名老中医医话·刘惠民医话》）

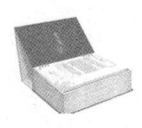

金钱草能化石

新中国成立以前，有位西医名家缪永祺，对膀胱结石（俗称砂淋或石淋），用中医古方治疗，"曾屡次试验，实无效果可言"。所以，缪氏主张"唯西医之剖取术，至为可靠"。1919年7月，缪大夫去香港，途经石龙处拜访了老友陈紫泉，见其呻吟在床，问其故。

陈曰："今患砂淋证，本欲函请先生来调治，今适来，甚佳。前20余天，小便刺痛不利，滴沥而下，而今不独不愈，且渐甚。延数医治之，皆无寸效。"

缪大夫以手抚其腹，确为尿潴留，于是到石龙友人处借导尿管以排尿，顺便用尿管探其膀胱，果探得二石。一大如核桃，一大如雀卵，坚实而圆。陈请缪氏为其治疗。

缪告之："欲根治之，必须剖取。"

陈答："吾宁死，亦不愿就此麻烦之治疗。"

缪云："除此之治法外，实无别法可以根治。"

缪去香港，2个月后，返道经此，再访陈某，陈欣然有喜色，取一小白钱罐给缪看。

"罐中何物？"陈问道。

缪观之，曰："内有半罐极细之砂，此砂何处而来？"

陈答："先生前言吾之砂淋，除西法剖取外，实无他法。今则不用剖取，只服

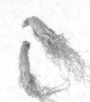

一味草药,而能将膀胱内之砂石打碎而出。此即由小便溺出之砂也。先生轻视中医,特留以待先生之研究也。"缪讶其神奇:"余意砂在膀胱内,又如是之大且坚,虽用药直浸此石,亦难使其化至如是之微。假如虽有药能化至如是之,必不能入口,可入口之药,焉能有此之猛力。即使有此之猛力,坚硬之石可化,岂人身之柔软脏腑不能化呢?余有此疑团于心,故不信其言也。可否为余再一探乎?"

陈答:"可。"

于是,缪大夫又借来导尿管插入膀胱内探之,确不能探得二砂石,始信其言不谬而讶其药之奇。

缪问:"此为何药?"

陈答:"受一客人口传,即取出数扎与吾看,乃金钱草也,你可将此草带回,为将来之试验。其用法乃用一扎,约十两重,煎一大壶水,作茶饮,越多饮越妙,吾不过饮五六大壶,而竟获愈矣。"

缪氏将此药带回后,遇一小便刺痛之人,以至点滴不出,经探其膀胱,探得有石二三枚,如荔枝核大,即给予金钱草3扎,服后出砂颇多,小便刺痛大减,服三四次后,溺已无砂而愈。1924年4月,缪氏又遇一农人,患砂淋七八年而来求治,经探查膀胱内有鹅卵大结石,椭圆形,另有2枚如龙眼肉核大,经用金钱草4大扎煎服后,溺出砂粒甚多,再服而愈。缪氏从此深信金钱草确有化石功用,改变了原有的认识。(《名医用药佳话》)

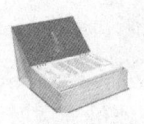

对慢性鼻窦炎治疗的思考

笔者十几年前因患慢性鼻窦炎,终日头痛鼻塞,服药罔效,又行上颌穿刺,针锤并举,苦不堪言,却均未获效,几欲辍学。同窗好友曰其父善治此疾,遂前往就诊。诊查方毕,书予一方曰:"服20剂。"方为:苍耳子、黄芩各15g,白芷、薄荷、辛荑、桔梗各10g,连翘20g,金银花30g,麻黄8g。笔者观是方,类似诸药,服之不少矣,心颇疑之。至煎服10余剂,尚如饮淡水,未见寸功,意欲改辙。然思之所嘱,且将剂尽,观其所以。孰料药始服尽,次日早晨,出鲜黄浊涕1盏,鼻腔霍然通畅,冷风入鼻,头目清爽,沉疴顿失。遂又依原方照服数剂,鼻病迄今未发。每忆及此,感慨万分,故虽时隔10余载,记忆犹新。

思之本案,笔者体会最深的就是针对顽疾,认准病情后须守方不移,坚持到底,一病一证,必有其主方正治,不得弄巧成拙。诚为岳美中老先生所言"临证须守拙

第七讲 医林采撷

勿巧"，此实乃数十年经验之谈耳。(《张根源方药妙用》)

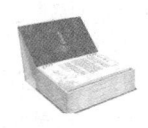

如何对付难治性耳鸣

耳鸣一症，让人们十分关注，因为一般人认为耳鸣就是肾虚的表现。患者就诊时第一句话就说："我肾虚！"再追问其所苦，他才说出是"耳鸣"，可见"肾虚耳鸣"的中医说法多么深入人心。

不可理解的是，在我们中医界，一些医生治疗该病也把补肾作为首选。一时间，"六味地黄丸"卖得很火，听说大多被耳鸣患者买了，而服用后乏效者，反说六味地黄丸是假药。

耳鸣一症多见，也难以根治，因而耳鸣一症成了游医、虚假广告和骗子们的主攻目标。现代医学有各种检查方法，但至今没有特效疗法。对于耳鸣，中医有许多解释，除肾虚之外，还有很多引起耳鸣的原因。

根据耳鸣音调不同可辨虚实。如《类证治裁》说："由火者其鸣甚，由肾虚者其鸣微。"《景岳全书》说："凡暴鸣而声大者多实，渐鸣而声细者多虚。"也有因为肝胆火热所致者，如近代医家唐宗海就说过："耳虽肾窍辨声音，绕耳游行是胆经，时辈不知清木火，漫将滋肾诩高明。"耳鸣之因非独肾也。

《素问·脉解》载："阳气万物盛上而跃，故耳鸣也。"阳气上乘，下元虚衰可致，而肝胆实火也可盛上，因此，明代医家孙一奎在《赤水玄珠》中肯定地说"耳鸣必用当归龙荟丸"。这句话给难治性耳鸣提供了"一根稻草"，笔者在临床上用过多次，确有良效。

考当归龙荟丸，原名龙脑丸，出自《黄帝素问宣明论方·卷四》，药用当归、龙胆、大栀子、黄连、黄柏、黄芩各一两，芦荟、青黛、大黄各半两，木香一分，麝香半钱。上为末，炼蜜为丸如小豆大，小儿如麻子大。生姜汤下，每服20丸。治肝胆实火证，耳鸣初起，头晕目眩，大便秘结，小便赤涩，脉象弦滑有力，舌质红赤，舌苔黄者。遣用本方时，先用水煎服3剂，麝香市场上难寻真者，可用石菖蒲10g代之。3剂之后，马上服蜜丸，疗程在3个月以上，服至脉平苔薄时方停。此外，《外科正宗》的聪耳芦荟丸与当归龙荟丸组成稍有出入，也可以治疗"肝胆实火，耳内蝉鸣"。

东垣曰："头痛耳鸣，九窍不利，肠胃之所生也。"《灵枢·口问》说："人之耳中鸣者，何气使然？岐伯曰：耳者宗脉之所聚也。故胃中空，则宗脉虚，虚则下溜，

脉有所竭者，故耳鸣。""肠胃不足，故气弱不充。伤寒及大病之后多有此症，以补中益气汤治之。"（《赤水玄珠·耳门》）

笔者受东垣甘温益气则通气的影响，临证若遇气虚清阳不升之证，不用补中益气汤，而用益气聪明汤。此方《脾胃论》未载，而源自《东垣试效方》，由黄芪、甘草各半两，芍药一钱，黄柏一钱（酒制，锉，炒黄），人参半两，升麻、葛根各三钱，蔓荆子一钱半，每服三钱，水二盏（400ml），枣李一盏（200ml），去渣温服，临卧、近五更再煎服之。功能益气升阳，聪耳明目。主治脾胃失养，饮食不节，清阳不升，头目昏蒙，耳鸣、听力减退，确有升阳开窍之效，对于久治不愈的耳鸣可以试用。

值得注意的是，近年的社会环境安定而富足，不似东垣时代的动乱而饥寒交迫。即使有中气不足者，也多为疾病所致，少有食不饱肚者。实际上，有大量的饱食终日，缺乏运动的痰湿阻滞致清阳不升者，这类人胃中不是空虚，而是胃中阻塞，气机不通，也可见气短乏力、耳鸣不聪，并见舌淡而腻，脉濡而模糊者，遣用益气聪明汤加荷梗、石菖蒲、豆蔻等芳香化湿开窍药后有明显疗效。

明代医家刘纯在小结耳鸣一症之治疗时说："凡耳鸣症，或如蝉噪之声，或是钟鼓之响，或如闭塞。此是痰火上升，郁于耳中而为鸣，郁甚则壅闭矣，治宜清痰降火。又有因大怒而得，宜顺气聪耳汤（出自《观聚方要补》卷七，由枳壳、柴胡各二钱，乌药、木通、青皮、川芎、石菖蒲各一钱，甘草五分组成。功效为聪耳，主治因恼怒而耳鸣）。有因于风而得，其鸣如轮车轰然，或气掉眩，宜祛风芎芷散，热则加酒芩、连翘。有肾虚耳鸣者，其鸣不甚，滋肾丸、虎潜丸、大补阴丸、八物汤加黄柏、知母……饮酒人耳鸣宜木香槟榔丸。"其所出方药可作参考。

对于肾虚证之耳鸣，临床确也不少，多为年老体弱，气衰退者。正如《灵枢·海论》说："髓海不足则脑转耳鸣，胫酸眩冒。"精脱者耳聋……液脱者，筋骨屈伸不利，色夭，脑髓消，胫酸，耳数鸣。此种耳鸣多伴有耳聋，其听力是逐渐下降的，可视阴阳虚的具体情况，遣用左、右归饮加磁石、五味子、龟甲。

耳科中医干祖望老先生认为：对耳鸣的问诊，必须分清音调与音量，但患者不知音调、音量之别，可问他如蝉鸣、火车声、沸水声、风吹声等后，再予以分析。如蝉鸣调高而量小，一只蝉鸣固如此，如一群蝉噪，自然调高量大了。飞机声，近者调高量大，远者调低而量小了。

此中的大、小、微、弱体验，完全是患者的感觉，耳鸣好否？好了多少？也是一种感受。因此，在耳鸣治疗中，若病情明显好转时则应鼓励其去适应耳鸣，并逐步忘记。当然，现代医学有一些检测方法，可以为诊断提供依据，但对于中医临床多无实际意义。

此外，耳鸣虽属小病，一般不会危及生命，但影响生活质量，长年鸣响，常有"郁病"相伴。因此，不论血瘀、肝火、痰火、肾虚、气虚所致者，如若配伍理气解郁之品，如香附、郁金、合欢花、合欢皮等，可使气通则鸣声减。(《老医真言》/王辉武著)

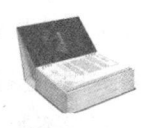

桑皮治鼻衄之想到

重用一味桑皮治鼻衄，虽衄血盈盆，亦可止之。笔者屡见于文，试之果有良效。初以为桑皮本有止血之功，只是罕为提及，然而遍查数部本草，只言其清肺热、平咳喘、利水消肿，未言其止血。遂思其止衄之功出于其泻肺热之效。然临床上桑皮对外伤出血，或无肺热之衄血亦显其功，故不能骤下断语。《本草纲目》论及桑皮特点，言其长于利小便，然而利尿何以能止血？

某日治腹泻，采用利小便以实大便法，霍然想到"津血同源"，津液注于脉中即成为血液组成部分，津液渗于脉外则可使血液浓缩，其气化而出，则为尿为汗，故曰"血尿同源"。故想到过利尿可以使血液"浓缩"，达到"稠血""实血"的目的，而血稠则凝，此或为桑皮止衄之缘由。但"利尿止血"一说，古今未曾有云，岂能轻易立足。验之临证，用多味利尿药以止血止衄，竟得收功，此可为佐证乎？

中医学的不少治则治法，皆师法于自然。除"利小便实大便"外，他如"提壶揭盖""釜底抽薪"等，虽为朴素的形象比拟及推理，实则出于很丰富的临床实践。"利尿止血"一说虽欠圆通，改为"利尿实血、利尿稠血"则可解释桑皮止血之功。然此终为笔者之管见，不揣疏陋，商请同道，为谬之乎？(《张根源方药妙用》)

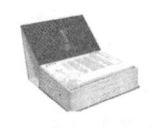

盆腔积液的治疗

【验案】患者，女，30岁，河南人。面部有黄褐斑，体型偏瘦，面黄无光泽。唇黯红。脉弦滑，左关稍涩，舌边有瘀斑，苔厚腻，微黄。月经来时有血块，白带多，有气味。纳差，失眠。月经来时头晕，小腹胀。妇科检查：盆腔积液，卵巢囊肿。

处方：猫爪草50g，急性子30g，茯苓30g，泽泻20g，桂枝12g，猪苓30g，白术20g，牡丹皮30g，桃仁12g，白芍10g，乌梅10g，薏苡仁100g，制附子20g，败酱草

50g。

8剂后排出秽浊之物甚多。患者甚怕，告之勿惊，此得效也。并云盆腔积液已经好转。患者不信，检查后果然盆腔积液已不复存在。检查的医师也惊奇不已。其实何奇之有？辨证用药准确，随时都有这种惊奇的事发生的。

乃于上方去薏苡附子败酱散，加穿山甲、皂角刺（代）。20剂后卵巢囊肿也愈。患者黄褐斑也消失得无影无踪，脸色也变得红润艳丽。

按：患者当时面部有黄褐斑，体型偏瘦，面黄无光泽，唇黯红。在临床上，只要有黄褐斑的女性，十有八九都会有湿滞血瘀。患者的症状也符合我们望诊的推断。一般来说我喜欢用经方。简单有效。本例所用之方中有五苓散，有桂枝茯苓丸合当归芍药散，还有以薏苡附子败酱散为主的大杂方。其中桂枝茯苓丸合当归芍药散是近代经方大师赵明锐的用药经验。而桂枝茯苓丸合薏苡附子败酱散又是倪海厦老师的方法。具体到我自己的独特经验，就是猫爪草、急性子、乌梅的应用。三者具有通散消之效。我在临床比较讲究升降相须，通涩互济，寒热互佐，攻补并用。这也是处方之要点。用急性子、乌梅的思路，我的观点，一是两者都是果实，有以核引核之妙；二是女子以血为本，血，肝藏也，傅山也善从肝调妇科，这两味药，一急一缓，符合肝阴而用阳和木曰曲直的特性；三是量要大。我曾用此类方治疗乳腺增生3剂就愈。另外，就是薏苡附子败酱散的大量运用，盆腔积液才会好得那么快。（河南祝俊波医案）

附：朱良春用药经验集

猫爪草擅化瘀散结，并解毒消肿。猫爪草为毛茛科植物小毛茛的块根。味甘、辛，性微温。归肝、肺经。有化痰散结、解毒消肿之效。一般应用于瘰疬痰核、疮、蛇虫咬伤。朱老认为，该品味辛以散，能化痰浊，消郁结，凡因痰（痰火、痰气、痰瘀、痰浊）所致的病证，皆可用之。爰举数端，以供参考。

1. 腮腺肿瘤　腮腺癌隶属古典医籍"腮疽""流痰"等范畴，多因痰浊凝滞，毒犯腮腺所致。朱老以化痰解毒、软坚消肿为法，猫爪草与牡蛎、夏枯草、蛤蚧、僵蚕、紫背天葵、赤芍、川贝母、山慈姑、石见穿相伍，肿痛明显加蜈蚣。

【验案】周某，女，58岁，南通市先锋镇农民。左腮区有一约4cm×4cm肿块，固定质硬，左下颌淋巴结约15cm×15cm。病理切片诊断

第七讲　医林采撷

为左腮腺圆柱形腺癌Ⅱ级。因家境贫困，不愿手术，经用上药治疗而愈，随访3年未复发。

2. 结节性红斑　又称皮肤变应性结节性血管炎，好发于女性，大多损害小腿，也可累及臀部、大腿。皮损呈结节状，略高出皮面，由淡红渐变紫红色，伴有烧灼性疼痛，并以病程延绵，反复发病为特征。若治疗不当，难以奏效。朱老从痰热瘀滞、阻塞经脉论治，常用猫爪草与山慈姑、连翘、桂枝、桃仁、赤芍、牡丹皮、茯苓相配，每多应手收效。

若热重者加水牛角、生地黄。但朱老告诫，切不可过用苦寒凉药，以免抑遏阳气，结节难消。方中少佐桂枝，意在通阳走表，化气散结。

3. 急、慢性支气管炎　由呼吸道炎症、黏膜水肿、分泌物增多导致呼吸道狭窄、平滑肌痉挛，而引起咳嗽、咳痰、哮喘等症状。朱老认为，本病虽不独缘于痰，但又不离乎痰。务求辨证准确，莫把炎症皆当热。在分清寒热虚实的同时，勿忘祛痰。曾拟订猫爪草、金荞麦、紫苏子、虎耳草、蒸百部、黄荆子为基本方：偏热者，加鱼腥草、黄芩；偏寒者，加细辛、干姜；阴虚者，加百合、沙参；阳虚者加蛤蚧、补骨脂等。随证加减，疗效相得益彰。

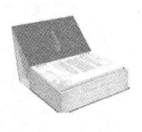

道地枸杞子是百姓的冬虫夏草

古道瘦马按：对于枸杞子我是情有独钟，原因是我从40岁就开始服用，一直坚持到现在，总的感觉是每天精力充沛。前两天换眼镜时，验光师说你的视力保持得很好，现在还1.3，不简单啊。我笑了一笑，我自己明白得力于常服枸杞子。十几年过去了，所以敢说这个话。前两天看《口述中医》时刚好有一篇文章和我有同感，故录之。

最近一段时间，冬虫夏草成为热点话题。实际上，价格比黄金还贵的冬虫夏草，跟普通老百姓还是有很大距离的。但我们也想进补，也想延缓衰老，改善体质。那么，有没有老百姓吃得起、保健效果又很好的药材呢？有！

我今年80岁，腰不弯眼不花，看书看报不需要戴老花眼镜。我还是浙江省中医院、杭州方回春堂等中药房的药材质量顾问，对方一有事情，不管是多么热的夏天还是大冬天，自行车一跨，随叫随到，平时连个感冒什么的都没有。

谈养生之道,不到80岁不要谈。现在医疗卫生条件这么好,经济条件这么好,70多岁随便活,不稀奇的。到80岁了,还骑辆自行车上下班,还能像五六十岁的时候那样全身没有毛病,那个时候再来谈养生之道。

中医学认为,人体内血液的流动就像潮水的涨落一样,是有变化规律的:中午的时候,血液到达指尖,这个时候指尖会特别怕痛,刺破的话呢,血就会流得特别多;晚上的时候如果手指刺破,流的血就不会像中午的时候那么多,也不会那么痛了。到了晚上10点以后,血液流到哪里去了呢?流到肝里面去了。肝是藏血的器官——肝藏血,劳累了一天的血,该"回家"休息了,这个时候,人就应该跟着血的节奏,上床休息。再怎么有事,晚上10点之后,一定要上床休息,一定不要拖过12点。但是年轻人做不到啊,深夜12点有的人在看书,有的人还在酒吧里没有回家呢!

10多年前,我从浙江省中医院退休了。也就是从那时起,每天早上起来以后,吃一把枸杞子,分量是多少呢?30g。到今天,已经10多年吃下来了。1天30g,10天就是300g,1个月就是900g,1kg吃不到1个月,1年差不多要吃下去十多千克。方回春堂药房的人都知道,我买枸杞子都是成箱买。买枸杞子不仅要求正宗,而且颗粒要大,要饱满,外表没有褐色斑点,色泽绛红,这样的枸杞子才是一流的,吃下去才会有效果。南方产的枸杞子粒小、核大、味苦,不能干嚼。最近一两年,我一直在杭州方回春堂买,这里的枸杞子是目前杭州药店里最好的,枸杞子特别大,直接从宁夏运过来,属于道地药材。10年枸杞子吃下来,正宗不正宗,我一吃就知道了。

张锡纯(1860—1933年)是近代中国第一家中医院——立达医院院长,精通中西医学,他在临床医学上有很深的造诣,疗效卓绝,屡起沉疴危症。张锡纯与张山雷、张生甫人称"三张",为公认的名医。张锡纯50岁开始因心中燥热,每晚临睡前嚼服枸杞子30g,收到很大效果。亲身的体会,使他在晚年的时候竭力号召大家用干嚼枸杞子的方法祛病延年。

干嚼枸杞子最早记载在《外科全书》中,据书中记载,有人在睡前干嚼枸杞子30g,治疗夜间口渴症;有人用枸杞子嚼服,每次15g,治疗精子异常;还有人把枸杞子烘干研成粉末,治疗萎缩性胃炎,均有良好效果。所以,干嚼枸杞子的养生方并不是我首创的,而是古已有之,只是一般人很少知道罢了。

关于枸杞子的传说很多,常见的有"打老儿丸"的故事:一位官员到山里视察,途中见一少女用鞭子抽打一个老太婆,老人不但不反抗,还点头称是。官员认为少女打老人有伤伦理风化,便上前问话。少女说,她今年200多岁,打的是自己的女儿,因为不听家教,所以打她。这位官员感到很惊奇,问她为啥200多岁还青春年少?

第七讲 医林采撷

她回答说,每日吃枸杞子,春天吃苗,夏天吃茎,秋天吃果,冬天吃根皮,所以能翻山越岭。而这个女儿不肯吃枸杞子,所以身体虚弱,未老先衰,刚才就是为这事责打她。听得官员目瞪口呆。

枸杞子又名仙人杖。世传山东蓬莱市南丘村多枸杞子,高的有数米,其根盘结坚固,村里的人多长寿,是因为取枸杞井水饮用的缘故。润州(今镇江)开元寺水井旁有一棵枸杞子树,人们就称这口水井为"枸杞井",认为"饮其水,甚益人也"。这在《本草纲目》中也有记载。

在《刘松石保寿堂经验方》中,记载有"地仙丹"一方。说是从前有个姓张的赤脚大仙,从一位老人那里得到一张秘方,服用后寿达百余岁,走路健步如飞,白头发也变黑了,掉了的牙齿重新复生,而且性功能强盛。该方的用药十分奇特,用春天的枸杞叶200g,夏天的枸杞花50g,秋天的枸杞子250g,冬天的枸杞根皮500g,分别阴干后,用黄酒浸一夜,取出沥干,加工成细末,再加工成药丸,每次1丸,每日2次,从而起到延年益寿的功效。

据历代本草记载,枸杞子有养肝明目的功能,养生家及民间都推崇用枸杞子明目。缪希雍在《本草经疏》中对枸杞子的明目机制做了分析,指出枸杞子为肝肾真阴不足、劳乏内热补益的要药,而老人阴虚者占十之八九,所以枸杞子是益精明目的上品。

枸杞子润而滋补,兼能退热,为益阴除热的上品。近代医家张锡纯以亲身体会强调枸杞子确有退热的功效。他这样说,从50岁以后,无论冬天、夏天,每晚睡觉时都在床头放一壶凉水,每次醒来,感觉心中燥热,就饮凉水数口,直到天亮,壶中剩下的水就不多了。但是,只要在睡前嚼服枸杞子30g,凉水就可以少饮1杯,而且早上起来感觉心中格外舒畅,精力格外充足。从这方面可以看出,枸杞子是滋补的良药,并确有退热的功效。

年纪大了,人往往有阴虚症状,比如缺少津液、口干咽燥、便秘、五心烦热(手心、足心、心胸部)、盗汗或失眠等,其中以肝肾阴虚多见。肝肾在生理上是密切联系的,所以肝肾阴虚的症状经常同时出现,如眩晕、头胀、耳鸣、视物不清、失眠、五心烦热、遗精、腰膝酸痛、舌红少津、脉搏细速或者细小无力等,可见于贫血、月经不调或者急性热病的末期。凡是有这些症状的,都适合服用枸杞子。

枸杞子最主要的功能是滋补肝肾,使人延缓衰老,增强性功能和生殖能力,增强免疫力,促进造血功能,降低血脂、血压、血糖,保肝护肝,调节神经等。《本草汇言》对枸杞子补肾益精的功能推崇备至,说服用枸杞子能使"气可充,血可补,阳可生,阴可长,火可降,风湿可去,有十全之妙用"。据统计,从汉代到清代的

243

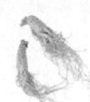

32部代表性医学著作中，记载枸杞子有延年益寿作用的处方共384张，其中补肾方占60.7%，单味中药使用较多的药物中就有枸杞子。

枸杞子是补肾益精、养肝明目的佳品，是理想的强身延年珍品。人到中年后，由于精血的亏损，会出现神疲乏力、畏寒烦热、眩晕耳鸣、视物模糊、听力减退、性欲减退、夜尿频多、尿有余沥、须发脱落及高血脂、动脉粥样硬化、阿尔茨海默病、骨质疏松等，服用枸杞子可以祛病延年、增强体质、延缓衰老。

枸杞子有滋阴润肺、生津止渴的功效。2000多年前的经典医籍《神农本草经》就有枸杞子"主消渴"的记载。古代名医认为，枸杞子是治疗"渴而引饮，肾病消中"的良药。明代名医张景岳则称枸杞子能"尤止消渴"。现代研究证实，用枸杞子防治糖尿病确实有效。动物实验发现，宁夏枸杞提取物可使大鼠的血糖持续降低，糖耐量显著增高，这可能与枸杞子中含有胍的衍生物有关。有人将枸杞子蒸熟，每日2次，每次10g嚼服，发现对2型糖尿病有一定的疗效。

民间有"离家千里，莫食枸杞"的说法，指的是枸杞子有很强的填精益肾作用，能明显增强性功能。枸杞子味甘、性平，有补益肝肾、精血的功效。而精为性及生殖的基础，精得补益而强盛，性功能障碍也能得到治愈。现代研究证实，每日服用枸杞子50g，连续服用10天，可使男性血中睾酮含量显著升高，能促进女性排卵，增强性功能，提高生殖能力，对各种不孕不育均有良效。枸杞子能补肝肾精血之不足，是有效的补血药物。王秉衡的《重庆堂随笔》说："《圣济总录》以一味枸杞子治气短，余谓其专补心血，非他药所能及也。"中医学认为，心主血，血液是在心气的推动下，才得以在血管中流动。所谓心血，多涵盖了广义上的血。明代名医张景岳也将枸杞子列为补血主药。现代临床已将枸杞子作为治疗各种血液病的药物。在缺铁性贫血、白细胞减少症、粒细胞缺乏症、再生障碍性贫血、特发性血小板减少性紫癜、白血病等疾病的治疗中，枸杞子均作为主药或在复方制剂中与其他药物配伍使用。

明代医家张景岳曾说："枸杞子味重而纯，故能补阴；阴中有阳，故能补气；能明耳目，填精固髓，健骨强筋。"中医理论认为，人的记忆力与精血有关，精血旺则记忆灵，精血衰则记忆钝。肾精肝血不足，不能上充于脑，是记忆力减退的主要原因。枸杞子有良好的滋补肝肾精血的作用，精血旺盛了，大脑的思维活动有这个物质基础，所以能保持大脑的年轻。（徐锡山口述、单友良采写《口述中医》）

第七讲 医林采撷

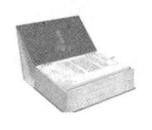

活血降压茺蔚子

余在年轻时，曾随登封中岳名医耿彝斋先生（时年74岁）学习数月。他善治病，常用茺蔚子治疗高血压病。问其作用，他仅言四字：祛瘀导滞。后在临床实践中逐渐体会到此言凿凿。祛瘀者，退瘀也；导滞者，使"滞"有疏通之机。换言之，即可使上部瘀滞下行消散。后又读朱师墨先生所编著的《施今墨医案验方合编注笺》一书，更使我深信茺蔚子的"祛瘀导滞"之功。具体到临床功效，以活血降压尤为突出。

茺蔚子，即益母草之子。味辛、甘，性凉，无毒，入心、肝二经。明代李时珍《本草纲目》说此物"顺气活血，养肝益心，安魂定魄""行血甚捷"。清代何本立《务中药性》明确指出，本品"去瘀生新"。施今墨先生善用茺蔚子治疗高血压病，他所拟制的高血压速效丸，主药即是茺蔚子。施氏治疗高血压主一"通"字，认为茺蔚子、牛膝之类药物，"顺而导之，使血液不致上窜，则脉络贯通，上下之血液均衡，血压自然恢复正常"。笔者受前辈经验启发，也常用茺蔚子治疗高血压病。凡高血压出现心肝火旺、脑络不和之证，见头痛目胀，视物昏花，心烦失眠，可采用之。头痛者，配夏枯草、川芎；目胀者，配野菊花、昆布；眼生翳膜者，配青葙子、石决明；心烦失眠者，配栀子、酸枣仁。并拟茺蔚子汤（茺蔚子15～30g，夏枯草15～30g，怀牛膝10g，赤芍15g，炒川芎5g），用于高血压病，每获良效。

【验案】谢某，女，44岁。于1996年7月就诊。

有高血压病史8年。经常出现头痛目胀，面部烘热，失眠，脉弦细紧，舌质暗红，舌苔薄白偏干，血压148/98mmHg（19.7/13.1kPa）。属心肝血热、脉络瘀阻。治宜清心凉肝，通络降压。

处方：茺蔚子25g，夏枯草25g，怀牛膝10g，赤芍15g，炒川芎5g，女贞子30g，墨旱莲30g，丝瓜络30g。

服3剂后，头痛目胀明显减轻，血压130/90mmHg（17.3/12.0kPa）。于上方加野菊花30g，焦栀子5g，酸枣仁15g。又服8剂，症状基本消失，血压125/83mmHg（16.6/11.1kPa）。

前人认为，茺蔚子于瞳孔散大者不宜服用，妊娠期亦慎用。（《毛德西临证验集粹》）

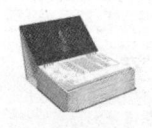

陈皮治白苔需大量

《本草纲目》中盛赞陈皮"通滞"之功,谓:"苦能泄能燥,辛能散,温能和。其治百病,总是取其理气燥湿之功。同补药则补,同泻药则泻,同升药则升,同降药则降。脾乃元气之母,肺乃摄气之仓,故橘皮为二经气分之药,但随所配而补泻升降也。洁古老人云:陈皮、枳壳利气而痰自下,盖此义也。同杏仁治肠胃气秘,同桃仁治大肠血秘,皆取其通滞也。"

古人的描述总会给我们一种向往,潜意识中我们会认为临证用上陈皮(橘皮),对于"滞"一定会战无不胜的。很多关于痰、湿、食积滞的经典名方中也都选用了陈皮,比如平胃散、二陈汤、六君子汤、保和丸等,但是临证既久,发现对于白滑苔、白腻苔、白厚苔、白粉苔、白涎苔,苦辛温的陈皮使用处于一种可有可无的状态。于是在对于古人论述失望的同时,也冷落了陈皮,直到有一天读到胡希恕老先生的讲述。

胡希恕讲:陈皮可以用到20~30g。这是个最常用的药,没什么大的量,多用没关系,它不是破气。古人治哕逆用橘皮汤,陈皮配生姜,这是《金匮要略》上的,它有下气、镇咳、进食的一些作用,能够治咳嗽,能够进食,亢进食欲,所以治胃病的时候也常用,大量用没关系的。有哕逆、咳,或者不爱吃东西,特别是小孩子干嗽,没有痰,都可以用小柴胡汤加橘皮,大量加,挺好使。《金匮要略》还有个大黄橘皮汤,针对伤食,吃荤,大便秘结。橘皮这个药不同于用泻药,胃里有积滞,必须用它,它对胃起作用。有宿食、大便不通甚至于呃逆,有柴胡证就用大柴胡汤加橘皮,不现柴胡汤证就用调胃承气汤加橘皮以泻(以上根据《胡希恕讲柴胡剂的应用》一文整理)。

对于陈皮,胡希恕老先生在讲座中反复强调了"多用没关系,大量用没关系的""大量加,挺好使",笔者用量小也许就是古人的赞美和临证无效之间反差的症结所在。有了这样的思考,笔者开始在原来用陈皮的方子中加大用量,如给一个舌红、苔薄、舌上有白涎的男性青年处方为:草果3g,厚朴6g,大腹皮9g,龙胆9g,竹茹6g,生姜12g,枳壳10g,生栀子10g,滑石12g,甘草6g,川木通10g,黄芩12g,车前子12g,大黄3g,茵陈12g,陈皮30g。原先用陈皮6g迟迟不变的舌上白涎明显减退。给一个口干、舌尖红、舌面水滑、舌苔中根白苔明显的中年女性处方为:陈皮30g,半夏12g,乌梅30g,生石膏45g,柴胡18g,茯苓12g,黄芩9g,甘草6g,南沙参18g,生姜9g。7剂后口干没有加重,而用陈皮12g时顽固不变的白苔退

第七讲　医林采撷

去一半。这样的例子还有很多，可知陈皮大量使用，的确是从临证中来，绝非虚语。

临证望到的是白苔的变薄，而实际反映的是胃中积滞的减轻和胃功能恢复。从这点来看，对于慢性病"治病就是治脾胃"的战略来说，陈皮的这种应用之法是何等的重要。

当然，使用陈皮，特别是大量使用时，一定要注意其禁忌证。谈到禁忌，笔者认为《本草从新》所论最为直截了当，其谓"无滞勿用"。

还有一个问题是，《中华人民共和国药典》中陈皮（用法与用量）一项里明确写着"3～10g"。《中华人民共和国药典》的作用是安全而有效地指导临床用药，如此小的剂量，安全是做到了，但是与胡希恕老先生的讲述相比，这个有效性能够实现吗？中医的生命力在于疗效，以安全为前提求疗效，过于保守的剂量规定将不利于中医临床疗效的发挥。（《银屑病广汗法治疗心路》/张英栋著）

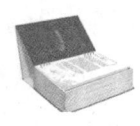

谈益智的作用

益智味辛，性温，主要功用为温脾肾，燥脾湿，摄涎唾，缩小便。

脾胃虚寒，腹中冷痛，呕吐腹泻，涎多泛酸等症，可用本品补脾阳燥脾湿，常配白术、黄芪、砂仁、木香、茯苓等同用。

益智有摄涎唾的作用。我曾治疗一位26岁男性病人，主要症状是严重流口水，每夜都把枕头浸湿半边，每日需洗晒枕头，两三年来很痛苦。用益智配合苍术、茯苓、诃子、半夏、陈皮等随证加减，服用五六剂，即止住涎水。供参考。

益智配乌药为末，用山药糊为丸，名缩泉丸，常用于治疗遗尿、小便频数、夜间尿多等症，每次可服2钱，1日2次，温开水送下。如加入桑螵蛸、五味子、山茱萸、补骨脂等同用，则效果更好。配补骨脂、肉豆蔻等，可用于脾肾虚泻；配高良姜、丁香，治胃寒呕吐（水多涎多者）。

覆盆子补肾缩小便的作用大于益智，益智燥脾摄涎唾的作用大于覆盆子。覆盆子涩性大，益智燥性大。用量一般1～3钱。一切燥热证尿色黄赤而且尿道疼痛的尿频数者均不应使用。（焦树德《用药心得十讲》）

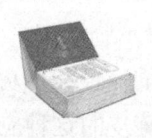

洋参附子汤抢救阴竭阳脱危症

历来救治脱证元气欲涣者，必用大剂独参汤拯之，古人认为本方能"回阳气于垂危，却虚邪于俄顷"。甚者气阳并脱，气促身冷脉微，当急投参附汤，"瞬息化气于乌有之乡，顷刻生阳于命门之内"。两方药简效宏，确能扶大厦于将倾，是中医有效的急救抢险之剂。

但在临床上，或时值盛暑，或素体阴虚，大汗大吐大泻后，常见阴竭于内阳脱于外之候，症见身冷脉伏，但口舌干燥，烦冤不宁，倘率投参附，是速其危也，盖阴竭宜济之以水，如救涸泽之鱼，为刻不容缓之计，反投以燔炭，其必死无疑。屡见凡阴竭阳脱之证服用参附，药下旋踵即逝，因人参、附子同用，只能回阳益气，但不能生阴济涸，是以偏济偏，重耗其阴。因此，通过临床摸索，将别直参改用西洋参，配合附子，迅拯欲涸之气阴，急救将脱之元阳，使天地合德，阴阳相抱，从而挽回败局，出险入夷。一味之易，方义迥然，临证用以救治多种阴竭阳脱危候，屡建殊功。其方虽小，厥功甚巨，录之以备同道参考。

【验案】刘某，女，41岁（追忆病案）。时值霍乱流行，患者迭经土法括揪拔罐，进服理中、四逆等回阳之剂，病情日益加剧，现气息奄奄，一身冰冷湿润，脉伏难寻，指纹枯瘪，病起于2日前大吐大泻之后。视舌质，淡而干枯无津，舌体萎缩。由于疫疠从清道而入，挥霍缭乱，清浊混淆，大吐伤阳，大泻伤阴，势已阴竭阳脱，离决之变，危在瞬息，急予大剂生气阴、回元阳，以冀万一。

处方：西洋参15g，淡附子15g。隔水炖熬，调羹徐徐灌饲。1剂。

翌晨，家人来邀，喜告昨进药汤，夜半语能出声，并思糜饮果汁。后诊，病人脉已隐约可测，四肢略温，口舌略润，改予连梅汤调理而安。（《顾丕荣疑难病诊治探幽》）

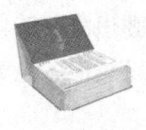

重用防己消腹水

防己为防己科多年生木质藤本植物粉防己（汉防己）的根。苦、辛，寒，归膀胱、肾、脾经。功效祛风湿、止痛、利水消肿。《神农本草经》曰："主风寒湿症，热气诸症，除邪，利大小便。"《本草拾遗》曰："汉防己主水气，木防己主风气，宣通。"《本草求真》曰："防己辛、苦，大寒，性险而健，善走下行，长于除湿、通络、利道，能泻下焦血分湿，及疗风水要药。"王老善于应用汉防风治疗水肿及肝硬化腹水。兹举例如下。

【验案】王某，男，54岁。患乙型肝炎、肝硬化腹水，在开滦某医院住院治疗，西医给予利尿、补充蛋白等支持疗法，疗效不佳，症状时好时坏。于2007年6月27日慕名来王老处就医。

刻诊：患者消瘦，语言低微，行动困难，腹胀如鼓，脐突，阴囊肿胀，舌质淡红、苔略腻，脉沉缓。王老通过四诊合参，辨证为肝肾阴亏，脾虚水湿内停。

处方：西洋参粉6g，苍术30g，怀牛膝30g，川牛膝30g，冬瓜皮24g，墨旱莲30g，车前子30g（包煎），焦山楂、焦神曲、焦麦芽各9g，鸡内金18g，汉防己40g。7剂。

7月6日二诊：患者双下肢水肿减轻，阴囊处水肿减轻，仍腹胀、脐突，王老认为药已见效，继用前方。汉防己加至60g。7剂。

7月13日三诊：患者双下肢水肿已消退，阴囊已无水肿，腹胀减轻，脐仍突起，前方加葶苈子24g。继用7剂。

王老认为，肝硬化腹水，中医病因病机为肝肾阴虚，气滞血瘀，脾虚失运。此急症理应攻逐水邪，应用峻猛之药，如十枣汤、舟车丸之类，此类药虽可解一时之快，但易出现如上消化道出血之类坏证，应缓缓图功。王老在几十年临床过程中应用此方（消水汤），重用汉防己，治愈肝硬化腹水患者无数。（《王国三临证经验集》）

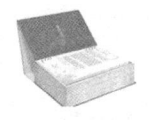

大枣重用，功在补血

中药方中用大枣者很多，但无论中外医家多忽而不谈。前日老师谈及近日读书有得，说最近所读医案中感到很多医家都十分重视对大枣的运用，且对《伤寒论》中大枣的用法也有些新的理解，认为大枣虽是平常药物，因用之得法而产生了不平常的功用。

古代医家中用大枣得法乃至立法的当首推张仲景。因《伤寒论》曾撰用《神农本草经》，其用大枣当是以之为依据。《神农本草经》谓大枣"主治心腹邪气，安中养脾，助十二经，平胃气，通九窍，补少气少津液，身中不足，大惊，四肢重，和百药。久服轻身长年。"由此观之，《伤寒论》中大枣的应用大致有以下几种情况：一是"和百药"，用于调和药性，如常与有毒之药同用；二是"安中养脾，助十二经"，如常与生姜、人参同用于中焦疾病的治疗；三是"补少气少津液，身中不足"，如在炙甘草汤中重用大枣30枚之多，岳美中先生认为是"为保摄津液而设"，老师

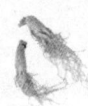

以为还当有补益心气的作用。

在此基础上再来看老师的处方,对其用大枣也有了一些理解。常将大枣作为一味重要的补血药,用于补血方中。当证候恰当时,其用量可用至20g,以治疗常见的各种血虚之证。如果与仙鹤草30g同用,以治疗放化疗后贫血更有特殊疗效。老师说江浙一带医家多用。曾遵嘱试用于数例此类患者的治疗,一般经治月余即见效果。对一些面色萎黄、精神不振、月经量少的妇女患者,当其不便服用汤剂时,以单味大枣泡服,经一段时间治疗后症状可有明显改善。张锡纯先生认为大枣"津液浓厚滑润,最能滋养血脉,润泽肌肉",这一评价在临床应用中是可以被重复的。老师还将大枣作为健中之品,用于健脾安胃。其用法是依据《温病条辨》,在去核的大枣内放入如枣核大小的生大黄粉后,将大枣裹面煨透熟,捣烂内服,每次2枚,每日2次,用于治多种原因引起的慢性消化不良或小儿疳积及小儿厌食等。我也曾以此法试用于数例食欲缺乏、面色萎黄或有浅淡白斑的小儿,结果都还不错。

古书中还有不少对大枣的应用实录,如《经效产宝》载:大枣14枚烧焦研粉,以童便调服,治"妊娠心腹绞痛";以米饮调服,则"治脏躁自悲自哭自笑"(《证治准绳·女科》);与冰片2分同研为粉,吹患处可治口疮(《疡医大全》)。《得配本草》中还有"治卒心痛诀云:一个乌梅二个枣,七枚杏仁一处捣,男酒女醋送下之,不害心痛直到老。"现代研究认为,大枣是一味滋养强壮药物,主要是能改善人体对多种过敏原的适应能力,较长时间服用之后对一些过敏性疾病有一定的疗效。

另外,老师以为大枣味甘滋腻,易碍胃气,对脾湿较甚者不适于重用,用之不当可致腹胀。对此我有过经历。有一朋友的表妹因直肠内脱垂想以中药调理,我应手即处以补中益气汤,黄芪与大枣剂量都不小,结果服药的当晚腹胀,竟不得安卧。后来仍以原方去大枣,减黄芪,加苍术,调治数月而安。再则因其性温入血,易于动血,所以血热或阴虚出血者应该慎用。老师早年曾治一崩中患者,初治之下,即由崩转漏,病症大减。但续治之下,虽多法试用,也总是不得全功。细询之下才得知患者自以为大枣补血,日啖十余枚以为补养,致血不能安。老师嘱其停服而血止。古书中还有"杀乌附。忌葱鱼同食"的记载,不知真实与否,尚待验证。

如此看来,对大枣这样一种常用药也是马虎不得的。(杨国汉《戴裕光医案医话》)

第七讲　医林采撷

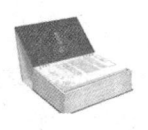

甘草重用方能见效

"甘草之功用如是，故仲景有甘草汤、甘草芍药汤、甘草茯苓汤、炙甘草汤；以及桂枝、麻黄、葛根、青龙、理中、四逆、调胃、建中、柴胡、白虎等汤无不重用甘草，赞助成功。即如后人益气、补中、泻火、解毒诸剂，皆倚甘草为君。必须重用，方能见效，此古法也，奈何时师每用甘草不过二三分而止，不知始自何人，相习成风，牢不可破，殊属可笑。附记以正其失。"（汪昂《本草备要·卷一·草部》）

汪昂论药，多遵古法，肯定"前人识见深远，不易测识"，对时医"背弃古法"深感痛心，常常引述前人之训并结合己见加以论证和阐发，或慎思明辨以纠正时弊，或提出创见以嘉惠后学。上文中，他对时师"每用甘草不过二三分而止"且相习成风颇不以为然，引举仲景重用甘草诸方加以论说。陶弘景曾说："此药最为众药之王，经方少有不用者。"《伤寒论》《金匮要略》共223个方中，有164个方用了甘草，其中炙甘草汤、桂枝汤、甘草泻心汤、甘草干姜汤，每方每剂各重用甘草至4两（今约合55.68g），用量最轻的防己黄芪汤也用至半两（今约合6.96g）。仲景重用甘草主要是益气温中、甘缓缓急、斡旋升降。其次是调和营卫、健脾和胃、平调寒热。小量甘草主要是助麻、桂解表。甘草含有甘草甜素、乌热酸、甘草素、异甘草素、甘草苷、新甘草苷、甘草酸、淀粉、胶质等多种成分，具有肾上腺皮质激素样作用，消炎、抗变态反应、抗组胺、抑制胃酸分泌、解除肠胃痉挛、镇咳、镇痛，增强其他清热解毒药物抑菌作用等，作用广泛而明显。实验研究证明，甘草1~2g在药方内起调和作用，用到5~10g就有温胃养心的功能，用到30g以上就有类似激素样反应了。故而以甘草调和诸药、辅助解表及增效解毒等，"二三分"用量一般而言确也足矣。但凡虚寒内里之证，需甘辛化阳、补中温阳、温肾助阳以促其阳生阴长者，均有必要重用甘草，乃至调和营卫、健脾和胃、止咳化痰也当以甘草为重，总当以大剂量使用而能发挥出其本身所特有的疗效为要旨。（《新安医学医论医话精华》）

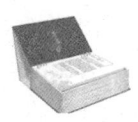

秀才学医，笼中捉鸡

古云：不得为良相，则为良医。夫医与相，位分虽殊，而其济人利物之功则同耳。虽然医者意也，神而明之，存乎其人，非博学多闻，格物穷理之微者不能臻夫精妙也。余承乏南越，奉养吾母于官舍，炎方风候既殊，而吾母又常苦臂痛，偏求医药未得霍然。余每早夜切祝日安，得遇缓和其人者，俾吾母康且健乎。癸亥岁朱子凝阳自江左来粤，余初未之闻也。既闻之复阻于人言，未之深信也。去冬来端州，余始与之接叩其中，诚所谓博学多闻，格物穷理之微者，而于农轩一道，尤得其精妙。乃延视吾母，初诊之日未可轻言病源也，再诊之曰：吾得之矣！此气郁血虚证，医者误风治耳。遂以舒补之剂进，而吾母即获稍安。时余有入贺之役，再拜以情告，留其在端调理，而朱子毅然任之无难色。余汲汲往返三阅月而事竣，既归署，见吾母颜色沃如，精神倍健矣，此又朱子意气过人者。于是越中士大夫争相延致，而朱子所投辄效。因自笑曰：吾非医也，苟于人有济，即目为扁鹊仓公何不可者，乃出其生平所辑奇方示余，欲镂版传播，俾夫遐陬僻壤卒有阴阳之患者，不至求药如金而望医如帝。朱子之用心可谓至矣。然服药求效，只济于一时，而却病延年务讲求诸平日。盖嗜欲不节，非以卫生神形役，非以养性七情六欲动为牵制，非以达观复于急救之外，辑饮食、修养、格物三种，其仰稽天候，俯察地脉，悟生理之自然，识物性之万变，悉于是书备之噫。朱子以济人利物之心，寓之于医而行之以正，其功讵谓出良相下哉！以语朱子，其必以余为知言也，夫吴中韩作栋题。（朱本中《急救须知·韩作栋序》）

俗语说：秀才学医，笼中捉鸡。唐代著名书法家张旭在看了公孙大娘舞剑器以后，草书艺术突飞猛进。达·芬奇的名画《最后的晚餐》和《蒙娜丽莎》能够流传千古，除了得益于他精湛的艺术造诣以外，还与他对人体解剖学知识的素养有密切的关系。诗云："用笔不灵看燕舞，行文无序赏花开。"同样，历代名医之所以能成大器，也都是在雄厚的传统文化基础上触类旁通而成正果。（《新安医学医论医话精华》）

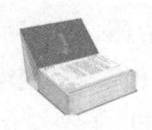

小青龙汤的故事

古道瘦马按：小青龙汤是《伤寒论》中的名方，临床上用的频率很高，疗效也很显著。伤寒大家刘渡舟讲得最好，这是我的认识。临床上我特别偏爱小青龙汤，桂麻姜芍草辛三，夏味半升要记牢。伤寒表不解，心下有水气，干呕发热而咳……很好掌握。下文讲得更通俗易懂，故录之。

小青龙针对的是什么症状呢？是感冒后，在心下有水气。怎么来理解呢？就是在胸腔里有大量的水不能及时的转化掉。本来水应该往下走，肺就是一个冷却器，水气遇冷应该变成水往下走，或者是变成水蒸气通过汗液排泄掉。但现在这两条路

第七讲　医林采撷

出现了问题。由于受风寒，皮肤毛孔都关闭了，汗液不能排泄，皮肤就影响肺的功能，水也不能顺利地往下走了，于是就聚集到心下这个部位。水气停留在心下这个部位，不能被机体正常的运化，不能转化成正常的津液，所以津液就不足，出现口渴的现象。有的时候还有小便不利的情况。小便少，是因为这个水在心下停留，导致了膀胱的功能失调。

其他表现出来的症状就是干呕、发热、口渴、气喘、咳嗽、痰多（这个痰是比较稀的痰，白色或者没有颜色），有时候咳嗽得不能睡觉。有时候患者脸色很黑，面部有水肿的现象。

现在这种情况比较多，一个原因就是输液造成的。本来受了风寒，应该发一下汗，把风寒赶出来就好了，但是患者却去输液了。这样风寒随着输液一起往体内走，首先影响的就是胸腔这个部位。所以好多人感冒了去输液，然后可能就不发热了，但是面色很苍白，胃口也不好，怕冷，特别是咳嗽长期不好，有时候会绵延1个多月。这个时候用小青龙汤效果非常好。

特别是秋冬季节，很容易感冒，如果出现了上述这些症状，大家可以用一下小青龙汤。

处方：麻黄3g，桂枝5g，炙甘草5g，白芍5g，半夏5g，细辛6g，干姜5g，五味子6g。3剂，水煎服。每日3次。

这个方子虽然叫小青龙，不过比较猛，一般说应用不要超过5剂。因为这个方子比较燥热，所以不能经常服，有的时候患者要是用多了，有可能出现鼻子出血的问题，不过这个方子里面有些药物的量都降低了。里面的细辛稍微多一点，但是如果少了的话，治疗咳嗽效果就不好了。有一句俗话，叫作"细辛不过钱"，其实原来指的是在散剂中用的，作汤剂的时候量这么少可能就没有疗效。

小青龙汤证在宏观上的表现就是身体体表有寒，里面有水气。也就是说外有寒，里有水。对于老年性慢性支气管哮喘、慢性支气管炎等疾病，如果符合这个原则都可以用，都会有很好的疗效。

以前有一个朋友，12月感冒了，当时天气比较凉，肯定受的是风寒，一感冒马上就去医院里输液，后来热慢慢地退了，但是咳嗽越来越厉害，咳嗽得不能睡觉，脸憋得通红，再去做检查，成肺炎了。于是换上更高级的抗生素，一输好多天，肺炎好像有越来越厉害的表现。后来电话问我，我当时在外地出差，就开了这个小青龙汤。先让他用了3剂，等我回来问他，说服完1剂咳嗽就开始好转，3剂药服完去检查，肺部的炎症就吸收得差不多了，然后过2日就慢慢恢复了。

上面这个案例是本来受风寒感冒了，输液的时候液体在体内运化不了，这个水都存在胸腔了,所以检查肯定是不正常的。

如果风寒感冒的时候,去吃银翘片或者其他的治疗风热感冒的药,也会造成这种情况,原理是差不多的。

另外还有另一个朋友,不知道什么原因,就是老咳嗽,特别是到了晚上,一声接一声的咳嗽,根本不能睡觉。正好我们在一起吃饭,她当时连话都说不出来了,嗓子都哑了,非常憔悴。诊断后就开了2剂小青龙的加减方。晚上她回去就吃,结果第1剂药吃了不到20分钟,声音就恢复正常了。她很高兴地给我打电话,说:没有想到你还很神呢。(来自网络,作者不详)

古道瘦马注:我临床上用量比这大,诸位可以自己掌握。不必局限于此文中的用量。

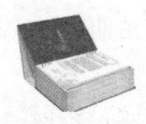

鸡内金善治闭经

古道瘦马按:临床上我很喜欢用鸡内金治闭经,主要用于气血虚型闭经和脾虚型闭经,疗效很好。不是单用而是加在复方中,用量一般是15g。此法仍然是从《医学中衷参西录》那里学来的。下文也有这个意思,故录之。

凡是杀过鸡的人都知道,鸡"胃"里有一层金黄色角质内壁,那就是"鸡内金"。将其剥离后,洗净晒干,可入药。药用时,研末生用或炒用。当然,鸭内金、鹅内金也可入药,但效果都不及鸡内金。

中医学认为,鸡内金的功能主要有三:消食积、止遗尿、化结石。小儿暴食以后,腹部胀满,不思饮食,呕吐腹泻,可以用鸡内金2个,微微炒黄,研成极细末,用开水分5次冲服;小儿遗尿,则可用鸡内金15g、桑螵蛸15g、黄芪15g、牡蛎10g、大枣5g,煎水服,每日1剂,3~5日即可见效;胆结石、膀胱结石,凡是颗粒不大的或泥沙样结石,用开水冲服生鸡内金粉,每次3g,每日3次,不到1个月便会有显著的疗效。不过,如果使用金钱草煎汁冲服,效果会更佳。

其实,鸡内金还善于治疗女性闭经,这一点许多人并不知晓。近代著名医学家张锡纯在他所著的《医学衷中参西录》一书中载有《论鸡内金为治女子干血痨要药》一文。所谓女子干血病,便是一种顽固性的闭经。文中详细阐述了鸡内金治疗闭经的机制,认为使用鸡内金功效在于健脾以助生化之源,使其气血生成旺盛,上注于肺。肺朝百脉,输布周身五脏六腑,下注血海,其血海满盈不溢,自无经闭之虞。其瘀滞不通者,亦可达活血而瘀自去之目的。更神奇的是,鸡内金不但能消除脾胃之积,

第七讲　医林采撷

而且无论脏腑经络何处有积，鸡内金皆能消之，故鸡内金治闭经毫无开破之弊。

根据鸡内金治疗女性闭经的机制，我们可以根据患者的具体情况而灵活应用。对于闭经时间较长、身体消瘦、面无血色、不思饮食而属脾胃虚弱者，应以党参、白术、茯苓、黄芪、当归、甘草为主，佐以鸡内金，使脾胃健壮，气血充盈，闭经则愈。对于精神抑郁、肝气不疏而引起的闭经，可用柴胡、赤芍、川芎、香附、枳实、川牛膝等行气药，同时服用生鸡内金粉，使气行则血行。对于瘀血阻滞引起的闭经，则可口服生鸡内金粉配以桃仁、红花、熟地黄、当归、川芎、白芍等，疗效甚佳。

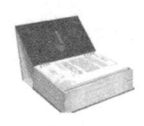

当代名医用甘草特色

甘草是本草王国中的"国老"。古人云："诸药中以甘草为君，功能调和诸药，遂有国老之号。"南北朝时，陶弘景对"国老"的解释为："国老即帝师之称，虽非君而为君所宗。"明代李时珍还赞美说："甘草协和群品，有元老之功，普治百邪，得王道之化，可谓药中之良相也。"不管叫"国老"也好，称"良相"也罢，这都说明甘草是本草王国应用最多的药物。

历代用甘草，均以炙甘草治脾胃气虚，生甘草清热解毒。然而，近代一些中医专家跳出传统，各显新招。这些著名老中医应用甘草的经验，为中医学又增添了一分光彩。

已故盐山名医张锡纯认为，古方治肺痈初起，单用粉甘草4两，煮汤饮之者，恒有效验。对此，张锡钝又有发挥，他的经验是，对于肺结核之初期，咳嗽吐痰，微带腥臭者，恒用生甘草为细末，每服1钱半，用金银花3钱煎汤送下，每日服3次，屡屡获效。

蒲辅周用"甘草油"，可谓一绝。其法是用大甘草，刮去皮切细晒干，勿用火焙，研成细粉末，经纯洁芝麻油（或纯洁菜油亦可，花生油及其他杂油俱不可用），用磁缸或玻璃缸，将香油盛入缸内，再纳入甘草粉，浸泡三昼夜，即可使用。此方一切火毒疮疖以及溃久不愈之溃疡俱效。如遇初起之疔疮，阴部溃疡，厚涂于上，干时再涂，能泻火消肿止痛。蒲辅周说："我曾用数十年，颇有效。小儿暑天热疖疮，其效显著。经过数十年，用之满意，疗效好，价廉。"

借助甘草"清热解毒"作用，治疗疮疖痱毒和脓肿，中医研究院阎孝诚颇有心得。阎孝诚曾于1965年夏在山西巡回医疗，治疗不少疖肿和痱毒患儿，初用一般清热毒的黄柏、蒲公英、紫花地丁之类，虽获效于一时，但多反复。后改用生甘草

30g，马齿苋30g，忍冬藤30g，生大黄30g。共研细末，每次服10g，1日服3次。重者水煎服，按上药剂量，每日1剂。一般5～7日获愈，很少复发。从此以后，阎孝诚应用上方治各种皮肤感染病，每每获效。

对荨麻疹、湿疹、紫癜等过敏性疾病，重用甘草治之，效果也很好，一般3～5岁儿童用量可达30g。不仅如此，阎孝诚还善用甘草调理一些慢性疑难杂症。以炙甘草30g，灵芝30g，紫河车粉30g，共研细末为丸，每丸重6g，每日3次，每次1丸，用于哮喘缓解期、肾病综合征减用或停用激素之时及再生障碍性贫血的辅助治疗，疗效均较理想。

另用炙甘草30kg，黄精30kg，益智30kg，石菖蒲30kg，熬膏，兑入生晒参、紫河车细面各6kg，搅匀，烘干后压片，每片0.3g，每服6～10片，每日3次，功能益气补精，治疗五迟五软，大脑发育不全及久治不愈、反复发作的癫痫，实属独特。

古人云："呕家忌甘。"而河南中医学院的郑颉云却不以为然，他常用生甘草30g，生大黄3g，伏龙肝15g，专治热吐证，临床表现为食入即吐，吐物酸臭，便干，舌质红，苔黄厚，脉滑数，一般1～2剂即能止吐。(《名医用药佳话》)

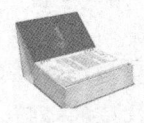

对牵牛子的认识

牵牛子（又名二丑）为峻下之品，因有小毒，辛辣猛烈，临床应用不能不令人三思而行。

近年来，牵牛子在临床中应用比较广泛。在肾炎、尿毒症水肿、肝硬化腹水等危笃疾病中，牵牛子每每大显身手，疗效堪称满意。我认为无论中焦湿热壅滞之症，或是食积潴留之候，皆可用牵牛攻之、逐之、消之。治疗这类疾病，我主张用熟牵牛。此药经过炮制，一可减其毒性，二可缓其燥烈，三可去其辛辣刺激之味。总之，凡有食滞之象可用之；基本剂量为15g，体质强壮者可用至30g，不必诚惶诚恐。几年来，我按上述剂量治疗一些患者，并未出现意外情况。现举两例证明。

1972年国庆节前夕，家母因过食膏粱厚味，当夜脘腹剧痛，辗转反侧、痛苦万分，经吞服开胸顺气丸1包暂缓症状。次日仍胃痛胁痛不已，嗳腐厌食，腹部胀满，尿道涩痛，溲中带血，舌质绛，苔黄腻，口渴思饮，脉象弦滑有力，一派食积停聚，湿热蕴结之象。家母当年已是82岁高龄，病情发展如此迅猛，阖家惊骇。我反复思量，如投鸡内金、三仙等消导之品，恐怕病重药轻，贻误病机。考虑再三，遂与消食和胃之品中，加入熟牵牛子20g，仅服1剂，症状大减。继服1剂，病趋稳定遂停服汤剂，仅以米粥调理而告痊愈。

本市某自行车管理所李某，男性，现年20岁。6年前因颜面及四肢水肿，腹部胀满如鼓向我求医，经医院诊断为"肾炎合并尿毒症"，住院治疗月余未效。观其脉症，已属湿热蕴毒传入脏腑，气血衰微之候。我拟用扶正与祛邪兼并法，在清热解毒、通关利湿、扶正益气之品中，重用熟牵牛子30g。该患服药2小时许，排尿一小水桶（约1000ml），诸症豁然减轻，后继续治疗，方药随加减，竟获全愈。以上两例说明，临床中应用牵牛子，必须辨证准确，药症相符，要胆大心细，当机立断，只有药达病所，牵牛子才会兀见殊功。（《名老中医医话——刘绍勋医话》）

古道瘦马按：我过去不会用牵牛子一药，总觉得药猛力峻，只适合肝硬化腹水一类，自从读了这则医话后，才开始在食积中运用，效果特佳。完全没有书上说的推墙倒壁之功，相反却起到了药廉效宏的作用，比神曲、山楂、麦芽好用，诸位不妨临床一用。

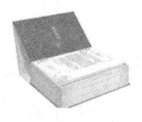

血竭是治颈、腰椎病的特效药

中医传统是医药不分家，历来精于医者必精于药。知医识药，两者不可或缺。正如《本草思辨录》所说："人知辨证难甚于辨药，孰知方不效，由于不识证者半，由于不识药者亦半。证识矣而药不当，非但不效，而且贻害。"

今日中药较古人更为复杂，野生家种、真假伪劣、产地不同、等级差别，上化肥、打农药以及非其时采摘等，皆严重影响疗效。开药方是医生的事，进药是药房的事，效与不效，孰是孰非？再者，书本上的经验是别人的，要想变为自己的，非亲身实践不可。我因自己和家人得颈椎病和腰椎病，从20世纪80年代中期开始研究这两个病。但治起来总是有时有效，有时无效，让我百思不得其解。有一次做药时，我的司机告诉我以前的血竭不好捣，现在的血竭一捣就碎；还有另一位女药工说，以前血竭特黏，染到手上不好洗，现在的血竭不那么红，黏到手上也好洗了。通过这个偶然发现，我才恍然大悟：问题出在血竭上。于是我三下云南，五去安国，花了七八年时间反复试验，经过了多次失败，走了不少弯路，报废了一批又一批药品，最后总算弄明白了：那么多种血竭，虽然都是正规厂家生产，都有国家规定的质量标准，但只有那种外表看起来颜色鲜红、摸起来黏手不易洗、捣时不易碎的血竭治这两种病才有效，其他一概无效。药品选对后，再治这两个病才开始得心应手。我老伴儿1992年在省中医研究所摄X线片时医生说，她颈椎的骨刺是往下长的，是最能引起疼痛的、比较严重的那一种，经过我断断续续的治疗，不久即消除了疼痛。上个月做 CT 检查除了颈椎生理弯曲有点改变外，基本正常，骨刺居然消失了！我父亲70多岁时，得了颈椎病，我给他治好后，直到他88岁去世时都未复发。我自己的颈椎病和严重的腰椎间盘突出也治好了。十几年来经我治好的这两种病有几百人，基本未复发，连我自己都感到十分惊奇。我想如果我单凭书本上的知识而不是在选药、辨药上亲自去实践，恐怕不会有这样好的疗效。所以我对药的感情很深，每到药店发现我所需要的那种血竭，总是有"众里寻他千百度，蓦然回首，那人正在灯火阑珊处"的感觉而激动不已。"纸上得来终觉浅，绝知此事要躬行。"陆游在《冬夜读书示子津》中的这两句诗，实在也应该成为我们中医的座右铭。（郭博信《名师与高徒》）

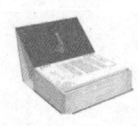

神奇鸡鱼汤，可抵白蛋白

最近在报纸上看到的消息，说现在人血白蛋白不仅价格昂贵而且还很难买到，这就不由得让我想起了姚正平老前辈的"鸡鱼汤"和他治疗低血浆蛋白性水肿（肾病型水肿后期）所用的补养肝脾、益气养血的一个汤药方。那还是将近30年前，我刚出校门不久的事，我在病房主管了一个姓徐的慢性肾小球肾炎的病人，因他属于肾病型，故血浆白蛋白非常低，他的水肿虽然给用了健脾补肾、温阳利水等汤药，后来也给用了激素和免疫抑制药，但就是不消，颜面和腹部肿胀严重，脐部似乎都要冒出来一样，足肿得连鞋也不能穿了。没办法我就晚上在家查资料，结果发现了姚老先生治疗低血浆蛋白性水肿的方法，那时候也不太会辨证，就照葫芦画瓢原方照搬。没想到喝了汤、用了药后他的尿量大增，水肿一天比一天见消，五六天就完全消退了，后来我院遇有小儿肾病水肿找我会诊我都让他们配合鸡鱼汤，可以说屡用屡验。现把其方和鸡鱼汤用法转录于下，对于经济有困难的低血浆蛋白性水肿（肾病型水肿后期）、肝硬化腹水（其汤药应另辨证拟定）患者均不妨一试。

肾病型水肿后期。辨证：精血虚亏，肝脾不足。

立法：补养肝脾，益气养血。

处方：生黄芪30g，当归12g，熟地黄9g，党参9g，白术9g，茯苓15g，阿胶12g，鹿角胶12g，炙甘草3g，肉桂3g，紫河车9g。水煎服，每日2次。

方解：本方系十全大补汤加减。用四物汤去川芎以和肝养血，四君子汤健脾益气，为了通过补益肝脾，以促进机体分解合成作用，产生体内所需之营养物质用黄芪、肉桂温养气血，阿胶、紫河车等血肉有情之品，以补益精血。此为治本之法。补充动物蛋白的方法：鲜小鸡1只（250g左右）切块，加生姜3片，用白水慢火煮8小时，煎汤后去油，煮肉时不加佐料和食盐，每次喝汤200ml，1日2次，饭前1～2小时服。鲜鲤鱼一尾切段，加生姜3片，不加佐料和咸味，煮1小时，每次喝200ml，每日服2次，饭前服。

按：众所周知，肾病后期到了氮质血症期，由于尿素氮、血肌酐多增高，原则上西医多强调禁止进食大量蛋白质食物，所以有可能在应用上要有所顾虑，为解除大家的疑虑而大胆应用，故姚正平老前辈说："这里要特别一提的是，这类病人非蛋白氮经常有所增高，按常规的说法，非蛋白氮高是禁止高蛋白饮食的，还要给低蛋白饮食，我们过去看到了许多尿毒症病人，当肾衰竭时，吃大量蛋白的确会使非蛋白氮升高，但处于低血浆蛋白性水肿时，从实际出发，可选择对病人有利的治疗方案，这类病人虽然非蛋白氮高，并非尿毒症肾萎缩时期所致肾衰竭而引起的蛋白质分解产物堆积，而是由于久病蛋白质缺乏造成体内蛋白代谢负氮（平衡），大量消耗身体组织蛋白的结果，表面上看补充大量动物蛋白似乎会使非蛋白氮升高，而且因为血浆蛋白的低下，会使肾功能恶化，尿少，但透过现象看本质，主要矛盾是低蛋白血症，实践证明大量补充蛋白质后，纠正了蛋白质代谢的负氮平衡，机体本身组织消耗减少，促进了新陈代谢，使血浆蛋白升高，肾本身营养改善，肾功能恢复，反而使非蛋白氮下降，这是运用辨证法治疗肾炎的一点体会。"（吉林省中医院风湿科原主任杨福民老中医口述）

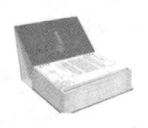

痿病诊疗妙论

古道瘦马按：关于痿病的治疗，古人前贤论述很多，我尤为欣赏的是《诊余集》中余听鸿的论述，并笃信其说，按其原则治疗无不收效。故特此推荐此文，飨于中医学子。

治痿诸法，《证治准绳》各书言语甚为纷繁。以余思之，用法当简，唯干、湿二字足矣。如花卉菜蔬，过湿则痿，过燥则痿，人之痿而不振，亦唯干、燥二字尽矣。

看痿之干湿，在肉之削与不削，肌肤之枯润，一目了然。如肉肿而润，筋脉弛纵，痿而无力，其病在湿，当以利湿祛风燥湿。其肉削肌枯，筋脉拘缩，痿而无力，其病在干，当养血润燥舒筋。余治痿症甚多，今忆两条，未尝不可为规则也。

治翁府船伙钱姓，至上海骤然两足痿软无力，不能站立。就诊于余。诊其脉带涩兼数，按之数更甚，口中臭气不堪，小便短赤，茎中涩痛。问其上海宿妓否？答曰：住宿两宵。可曾受湿否？曰：因醉后在船篷上露卧半夜，即两足痿软，不能起立。余见其两足微肿，扪之微热。余曰：此乃酒湿之热内蒸，露湿之寒外袭，化热难出。又房事两宵，气脉皆虚，湿毒流注于经络。即进以草薢、猪苓、赤苓、泽泻、薏苡仁、木通、黄柏、牛膝、土茯苓、牡丹皮、甘草梢、桑皮等，服三剂，两足渐能起立。后以北沙参、麦冬、石斛、薏苡仁、甘草、茯苓、草薢、牛膝、知母、黄柏、桑皮、桑枝等，再服四五剂，步履如常。此治湿热流注之痿也。

琴川小东门王姓，年十七八。素有滑泄遗精，两足痿软，背驼腰屈，两手扶杖而行，皮枯肉削。彼云：我有湿气，已服三妙汤数十剂，罔效。余曰：瘦人以湿为宝，有湿则肥，无湿则瘦。观其两腿大肉日削，诊脉两尺细软。《难经》曰：下损于上，一损损于肾，骨痿不能起于床。精不足者，补之以味。损其肾者益其精。如再进苦燥利湿，阴分愈利愈虚，两足不能起矣。进以六味地黄汤，加虎骨、龟甲、鹿筋、苁蓉，大剂填下滋阴。服十余剂，两足稍健。再将前方加线鱼胶、鹿角霜等，服十余剂，另服虎潜丸，每日五钱，两足肌肉渐充，步履安稳。（诊余集）

附：网友交流

金鉴：第一病例可以说"痿病无寒"，大凡痿病或感于外邪，或损于内伤，或耗于劳倦，必有热于内，亦无论虚实之热，必有伤津耗液之变，故治痿不可大辛大热，热则助纣为虐，加重病症。痿病治疗慎用辛温：痿病源于津液亏耗，故不可大辛大热。若气阳不足，可平补阴阳，阴中求阳，不可速。第二病例是阴血不足、精髓不充。若阴血不足濡润当滋补；若精髓不充当补髓填精。所谓"阳明者胃也，主纳水谷，化精微以滋养表里，故为五脏六腑之海，而下润宗筋，主束骨而利机关"。《医宗必读·痿》指出了健脾和胃、补益后天，促进气血生化之源，调理并引导气血溜荣注输，以濡养筋脉肌肤，应是治疗之根本。

两病例补充食疗法。

第一病例食方：大麦（去皮）60g，薏苡仁60g，土茯苓90g。同煎为粥，煮熟后去土茯苓，常服。主治湿热浸淫痿证。

第二病例食方：烤干牛骨髓粉300g，黑芝麻300g。略炒香后研为细末，加白糖适量合拌，每次服9g，每日2次。适用于肝肾亏虚痿证。

第七讲　医林采撷

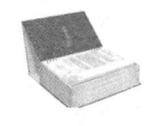

妊娠诊断

古道瘦马按：学中医，除了要懂理论，会用药，还要掌握一定的技术。妊娠诊断，按说这门技术已没有大的作用了，用试纸一测就行了（实际上有时还是测不准，我临床常遇到，明明妊娠一两个月了，试纸就是不显示，对辨证用药很有顾虑），有时还觉得真不如把脉方便。况且有些人还要考考中医，以测水平高低，所以不妨学一点这方面的小技巧。

下面介绍几种常用的，也是有效的方法供大家参考。

1. **指脉孕征**　是表现在指脉搏动中的一种妊娠征象。从其搏动的部位，可以诊断妊娠的月数。

（1）诊断要点：妇女停经，而在两手中指、环指的两侧指脉，呈放射状搏动的，为妊娠征象。脉动显于第一指节的，为妊娠2～3个月；脉动显于第二指节的，为妊娠5～6个月；脉动达于第三指节，为妊娠8～9个月；脉动至指末，为胎足10个月。

（2）诊断方法：受检者取卧位，伸手平放。检查者用拇指、示指呈弧形，箝按其手指的两侧指脉，从第一指节，渐向指端按压。

（3）注意事项：①检查前，受检者必须休息10～20分钟；②按压时，用力必须均匀，应行轻按、重按对比动作；③正常人手指脉不易触及；④孕妇指脉搏动已达第三指节，但突然消失的，为胎死之候。

2. **神门脉**　神门脉的出现，是妇女妊娠的一种征象。神门为手少阴心经的腧穴，位于掌后锐骨端的凹陷处，正常人此处脉动不易及。

（1）诊断要点：妇女停经，在其两手神门穴，呈圆滑性搏动有力的，即为神门脉。

（2）诊断方法：受检者取坐位或卧位，手平放，检查者用示指按压神门穴，进行诊察。

（3）注意事项：①检查前避免剧烈运动，禁忌注射或内服促进血循环的药物（以下天突脉、指甲孕征等均同）；②检查应细心进行，指诊按压时应进行轻按、重按对比；③男子在神门穴能触及脉动的，多为神经衰弱症。

3. **天突脉**　天突脉的出现，是妇女妊娠的一种征象。天突是任脉腧穴，位于颈结喉下，胸骨切迹上缘之内方凹陷处。正常人此处无脉动感觉。

（1）诊断要点：妇女停经，在天突穴觉有脉动的，为已妊娠2个月以上；若脉动明显，而肉眼可见，为妊娠在4个月以上。

261

（2）诊断方法：询问受检者，在天突穴有无脉动感，检查者可用手指触摸，也可让受检者抬头以观察脉动情况。

4. **指甲孕征** 是呈现在指甲上的一种妊娠征象。

（1）诊断要点：妇女停经，按压其拇指指甲，呈红活鲜润的为孕征，暗滞的为月经病。

（2）诊断方法：受检者取正坐位，伸手露出拇指指甲。检查者用拇指按压其指甲，一按一放进行观察。

5. **乳晕孕征** 是呈现在妇女乳晕部的一种妊娠征象。从乳晕的色泽、大小，可以判断怀孕的月数。

（1）诊断要点：妇女停经，乳房膨胀，乳头起晕而色褐的，为妊娠的征象。晕大3分，为胎有3个月；晕大5分，为胎有5个月。余类推。晕至寸许，正圆不偏，为胎足10个月。

（2）诊断方法：受检者取正坐位，解衣坦露胸部，向着阳光进行观察。

（3）注意事项：结合乳房膨胀情况，进行判断。（《几种中医简易诊断法》）

古道瘦马按：上述方法再结合脉象，诊断妊娠八九不离十。各位可以慢慢参悟，即可掌握。

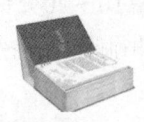

肺气肿简易诊法

肺气肿的临床症状以有慢性支气管炎史、气短、动辄气急为主，一般均依赖听诊、X线透视作为诊断依据。我有一简便的诊断方法，即观察患者拇指的变化，若指腹松弛，按之凹陷若瘪，可以断之无疑，用以临床屡试屡验。曾予一位归国华侨治病，待主诉症状毕，我即察其拇指情况，并告曰："你有肺气肿。"其人甚为诧异问："此次回国之前，刚做检查明确诊断，你何以能明之？"我说："根据观察你的手以断之。"患者赞不绝口，连声称颂中医学之伟大。

以拇指验肺气肿之有无，并非出于我之发明，追溯至50年前，我年轻时曾遇到一位民间医生，善治吐血，窥其诊病时必察拇指，以辨肺病之有无，并能洞悉病位之在左在右。当时甚疑，习医后方深悟其意，手太阴肺经之脉，至大指内侧边少商穴处，大指赖肺经经气濡养，肺主一身之气，气行则血行，肺气肿之形成，每因肺气不足，不能将精微输送于末梢，五指之中尤以拇指最为丰满厚实，并易于察觉。数十年来沿用此法以验肺气肿，乃由此受到启发而来。（《长江医话》）

古道瘦马按：此法为老中医朱锡麒所传，我在临床常用之，十分灵验，故介绍之。